Homöopathie

für Frauen

Daniela Haverland,
Reinbek

112 tabellarische Auswahlhilfen

für die Kitteltasche

Deutscher Apotheker Verlag Stuttgart

Anschrift der Autorin

Daniela Haverland
Klaus-Groth-Str. 2a
21465 Reinbek

Bibliografische Information der Deutschen Nationalbibliothek
Die Deutsche Nationalbibliothek verzeichnet diese Publikation in der Deutschen Nationalbibliografie; detaillierte bibliografische Daten sind im Internet unter http://dnb.d-nb.de abrufbar.

ISBN 978-3-7692-4628-5

© 2008 Deutscher Apotheker Verlag
Birkenwaldstr. 44, 70191 Stuttgart
www.deutscher-apotheker-verlag.de
Printed in Germany
Satz: Dörr + Schiller GmbH, Stuttgart
Druck und Bindung: Auer, Donauwörth
Umschlaggestaltung: Atelier Schäfer, Esslingen, unter Verwendung eines Fotos von Mauritius Images, Mittenwald

Vorwort

Homöopathische Beratung und Anwendung nehmen einen immer größeren Stellenwert ein. Die Patienten gehen verantwortungsvoller mit ihrer Gesundheit um und suchen Alternativen zur Schulmedizin.
Frauen als Anwenderinnen der Homöopathie sind eine stetig wachsende Gruppe. Aus eigenem Interesse oder über die Behandlung ihrer Kinder haben sie erste Berührungen mit der Homöopathie und greifen nach positiven Erfahrungen immer öfter zuerst zum Globuli-Fläschchen. Dieses Buch soll helfen, bei speziellen „Frauenbeschwerden" die Beratung und die Selbstbehandlung zu unterstützen.

Frauen durchlaufen Zeit ihres Lebens spezielle hormonelle Wandlungen und Lebenssituationen. Sie haben ganz spezifische Erkrankungen und Beschwerden, für deren Behandlung eine schwer zu differenzierende Anzahl homöopathischer Mittel zur Verfügung steht.
Anliegen dieses Kitteltaschenbuches ist es zum einen, bei der Beratung in der Apotheke die sichere und schnelle Auswahl der geeigneten Arznei zu unterstützen und Hinweise für die Anwendung zu geben. Manche Indikationen sind dabei so komplex, dass ein kurzes Gespräch nicht zur umfassenden Analyse des Problems genügen kann. Die/der Beratende wird aber dennoch – auch bei schwierigen Anwendungsgebieten – als kompetenter Ansprechpartner für die Kundin fungieren können.
Zum anderen soll das Buch natürlich auch der interessierten Frau „zu Hause" dazu dienen, sich einfach und verständlich über die Möglichkeiten der Selbstbehandlung mit homöopathischen Mitteln zu informieren. Dazu wurden – nach Indikationen gegliedert – Entscheidungshilfen erarbeitet, die die Arzneiauswahl leiten. Im Anschluss wird die Dosierung erläutert und alle Mittel werden einzeln genauer besprochen. Einen ganz besonderen Schwerpunkt des Buches bildet das komplexe Thema der seelischen Berschwerden.

Selbstverständlich können alle Mittel, wenn die Symptome passend erscheinen, auch bei Männern angewandt werden. Vor allem im Teil der organischen Beschwerden (z.B. Kopfschmerzen, Reizmagen) findet „Frau" häufig auch ein passendes Mittel für ihren Mann.

Das Buch beinhaltet auch einige Kapitel, die Arzneien zur Behandlung chronischer Beschwerden (z.B. Migräne) oder Arzneien zur konstitutionellen Behandlung (z.B. Ängste oder Schüchternheit) vorstellen. Neben der homöopathischen Beratung in der Apotheke oder der Selbstbehandlung soll man aber nie vergessen, dass die Homöopathie eine ganzheitliche Heilmethode ist, und dass vor allem bei chronischen Beschwerden meistens eine Anamnese und Therapie durch einen homöopathischen Arzt oder Therapeuten vonnöten ist. Mit den angegebenen Potenzen und der Dauer der Anwendung kann immer, soweit grundsätzlich die Voraussetzungen für eine Selbstmedikation erfüllt sind, ein Versuch der Behandlung unternommen werden. Wenn aber auch nach einem weiteren Mittel kein Erfolg festzustellen ist, sollte zur weiteren homöopathischen Therapie ein Fachmann aufgesucht werden.

Diejenigen, die sich noch mehr mit den homöopathischen Mitteln beschäftigen möchten, verweise ich auf das Literaturverzeichnis.

Ich danke dem Deutschen Apotheker Verlag und insbesondere meiner Lektorin Frau Marion Schmidt, die mir die Möglichkeit gegeben haben, dieses Buch zu verfassen.

Auch dieses Mal haben mir meine kompetent-kritischen Beraterinnen, Frau Luise Baumann und Frau Wiebke Brose, bei der Fertigstellung des Buches geholfen. Ich danke beiden sehr für alle Vorschläge und Korrekturen und für die in dieses Projekt geflossene Zeit.

Reinbek, im Herbst 2008   Daniela Haverland

Inhalt

Einführung

Das Buch besteht aus drei thematischen Teilen:

Teil I   Hormoneller Wandel

Teil II   Seelische Beschwerden

Teil III   Organische Beschwerden,

die entweder alphabetisch (Teile I und II) oder nach dem bewährten Kopf-zu-Fuß-Schema in indikationsbezogene Kapitel untergliedert wurden.

Jedes Kapitel ist nach einem festen Schema aufgebaut:
Einer kurzen Einleitung folgen Hinweise zur Abgrenzung der Arzneien. Hier wird die Gewichtung der Unterscheidungsmerkmale der einzelnen Arzneien kurz erläutert. Wenn z.B. die Ursache der Beschwerden bekannt sein sollte, so ist dieses Merkmal immer stärker zu gewichten als Leitsymptome oder Modalitäten (Verschlimmerung oder Besserung von Symptomen).
Die anschließende Tabelle bietet einen schnellen Überblick über die für die Indikation passenden Mittel und ermöglicht zugleich die Auswahl des für die Patientin geeignetsten Präparates. Dazu werden die Arzneien in der ersten Spalte gemeinsamen Symptomgruppen zugeordnet, um in der zweiten Spalte mittels typischer, arzneiweisender Symptome weiter differenziert zu werden. Die dritte Spalte nennt die zugehörige Arznei. Stehen zwei oder drei Arzneien zur engeren Auswahl, so kann auf den folgenden Seiten mithilfe weiterer Symptome und Modalitäten die Arzneifindung konkretisiert und abgeschlossen werden.

Nach der Übersicht über die Arzneien werden Hinweise zur Dosierung der Arzneien und zur Dauer der Anwendung gegeben.
1 Gabe entspricht dabei 5 Globuli, 5 Tropfen oder 1 Tablette.

Generell gilt, je akuter die Beschwerden sind, desto häufiger sind die Gaben und desto schneller sollte auch eine Besserung eintreten. Wenn keine Besserung festzustellen ist oder sogar eine Verschlechterung eintritt, sind die Grenzen der Selbstmedikation erreicht.

Ist eine Besserung zu verzeichnen, wird die Arznei abgesetzt oder die Abstände zwischen den Gaben verlängert.

Zu beachten ist:

▶ Es kann während einer homöopathischen Therapie zu einem Symptomenwechsel kommen. Dann muss auch die Arznei gewechselt werden.

▶ Bei einer anfänglichen Verschlimmerung (Erstverschlimmerung) aller Symptome muss die Arznei zunächst abgesetzt werden. Nach ½–1 oder 2 Tagen (je nachdem, wie akut der Zustand ist) kann die Einnahme mit geringerer Potenz bzw. weniger häufigen Gaben fortgesetzt werden.

▶ Die Einnahme der Arzneien erfolgt mit 15–30-minütigem Abstand zum Essen und Trinken. Tabletten und Globuli sollen langsam im Mund zergehen gelassen werden.

In der Regel spielen Verzicht auf Tee und Kaffee sowie die Vermeidung der Anwendung mentholhaltiger Produkte (z. B. Zahncreme) in der akuten Dosierung mit niedrigen Potenzen keine entscheidende Rolle.

Es gilt,

▶ Kaffee- und Teegenuss auf das normale Maß zu reduzieren,

▶ 30 min Abstand zum Zähneputzen einzuhalten,

▶ auf stark mentholhaltige Produkte (z. B. Bonbons, Mundspülungen, Einreibungen) zu verzichten.

Im abschließenden Präparateteil eines jeden Kapitels werden alle Arzneien in alphabetischer Reihenfolge ausführlich mit Leitsymptomen, Ursachen, Modalitäten und Geist-Gemüt-Symptomen vorgestellt.

Im Teil I und III findet man zunächst die Leitsymptome, gefolgt von Ursache, Modalitäten und Geist-Gemüt-Symptomen.

Im Teil II (Seelische Beschwerden) werden die Geist-Gemüt-Symptome an erster Stelle vor den Leitsymptomen genannt, da diese oft für die Auswahl ausschlaggebend sind.

Zu jeder Arznei werden in blauer Schrift noch weitere Hinweise zu Charakterzügen und Besonderheiten der Arznei genannt. Dies soll helfen, die Arznei besser zu verstehen.

In einem Anhang am Ende des Buches sind alle Mittel mit den passenden Indikationen noch einmal in einer Übersicht zusammengefasst.

Teil I

Hormoneller Wandel

Der hormonelle Wandel ist ein großes Thema im Leben einer Frau. Er beginnt mit dem Erwachen der Hormone in der Pubertät, prägt über viele Jahre den monatlichen Zyklus und findet sein Ende in den Wechseljahren. Dazwischen stellen Zeiten von Schwangerschaft und Stillzeit den Hormonhaushalt auf den Kopf.

Viele Beschwerden in der Frauenheilkunde sind eng mit der hormonellen Lage und deren Änderungen verknüpft. Der erste Teil dieses Buches befasst sich mit den häufigsten Problemen in der Pubertät, in Schwangerschaft, Stillzeit und Wochenbett, mit Mensturationsbeschwerden und Beschwerden in den Wechseljahren.

1 Pubertät

In der hormonellen Entwicklung stellt die Pubertät für viele Mädchen eine sehr wechselhafte Phase der Neuorientierung der Gefühle und des Körpers auf dem Weg zum eigenen „ICH" dar. Sanfte Hilfe bei eintretenden Beschwerden bieten homöopathische Mittel.

1.1 Akne

Meist stellt die kosmetische Auffälligkeit bei Akne das größte Problem für die jungen Mädchen oder Frauen dar. Häufig ist ein hormoneller Zusammenhang zu sehen, manchmal können auch Stress oder bestimmte Nahrungsmittel die Auslöser sein. Vor allem bei der hormonell bedingten Akne kann die Homöopathie sehr gut helfen.

Abgrenzung der Arzneien:

Das Hauptsymptom zur Auswahl der richtigen Arznei ist der Zusammenhang mit der Periode. Wenn dies nicht zutrifft, sollten der Status der Entzündung und die Modalitäten hinterfragt werden, um die einzelnen Arzneien voneinander abzugrenzen.

Unterscheidungs-merkmal	arzneiweisende Symptome	passende Arznei
schlimmer vor der Periode	fettige Haut an Stirn und Augenbrau-enansatz; schlimmer durch Wärme	Natrium chloratum D12
	wechselnde Symptomatik; unregel-mäßige Periode	Pulsatilla D12
	Pickel meist um die Mundpartie; Pig-mentflecken; schlimmer durch Kälte	Sepia D12
	trockene, schuppige Haut mit vielen Pickeln; schlimmer durch Waschen	Sulfur D12
schlimmer während der Periode	wechselnde Symptomatik; unregel-mäßige Periode	Pulsatilla D12
	braune, harte Flecken; schlimmer durch Wärme; nervöse, unruhige Mäd-chen	Kalium bromatum D12
	ohne besondere Symptomatik; Pickel evtl. auch in der Achselhöhle	Juglans regia D6
beginnende Entzün-dung; noch keine sichtbare Eiterbil-dung	rote, geschwollene Pickel; sehr berüh-rungsempfindlich; Verschlimmerung durch Wärme	Belladonna D6
fortgeschrittene Entzündung mit Eiterbildung; schlimmer durch Kälte	schnell entwickelnde, schmerzhafte Eiterpickel; berührungsempfindlich	Hepar sulfuris D12
	langsam entwickelnde Pickel; Haut mit Neigung zu Eiterung und Narbenbil-dung	Silicea D12
schlimmer durch Waschen und durch Wärme	trockene, schuppige, juckende Haut; viele kleine Pickel	Sulfur D12
	große, schmerzhafte Pickel mit dunklem Rand	Sulfur jodatum D12

Dosierung:

Akute Beschwerden (ein Hautbild, welches sich innerhalb von wenigen Tagen oder Stunden gebildet hat, z.B. in Zusammenhang mit hormoneller Schwankung) können am ersten Tag mit 5-mal einer Gabe und danach 2–3-mal täglich einer Gabe bis zur Besserung behandelt werden.

Bei weniger akuten Beschwerden, auf die das Arzneimittelbild passt, 2-mal täglich eine Gabe für einen Zeitraum über 3–6 Wochen. Bei Besserung absetzen; wenn die Beschwerden schlimmer werden, erneut mit der Einnahme beginnen.

Belladonna D6

Leitsymptome:
- schmerzende Pusteln
- brennende Entzündung mit roter, heißer Haut
- stechende, klopfende Schmerzen
- sehr berührungsempfindlich

Verschlimmerung:
- Wärme
- Alkoholgenuss
- Berührung

Bei entzündeten Pickeln vor der Eiterung; kann den weiteren Verlauf stoppen.

Hepar sulfuris D12

Leitsymptome:
- große, beulenähnliche Pickel auf Nase, Gesicht, Décolleté und Rücken
- Eiterpickel
- stechende, splitterartige Schmerzen

Verschlimmerung:
- Kälte
- Berührung

Bei beginnender Eiterung; für Mädchen mit allgemein unreiner Haut.

Juglans regia D6

Leitsymptome:
▶ viele kleine Pickel an Kinn, Schultern, Brust, Rücken und in den Achselhöhlen
Verschlimmerung:
▶ während der Periode
▶ nach Genuss von Nüssen

Bewährtes Mittel bei jungen Mädchen, wenn kein anderes Mittel besser passt.

Kalium bromatum D12

Leitsymptome:
▶ bräunliche, harte Knoten
▶ juckende Flecken
▶ dicke, zusammenlaufende Pusteln
▶ Pickel auch am Rücken, an der Brust, Wange und Hals
Verschlimmerung:
▶ während der Periode
▶ Wärme
Geist-Gemüt-Symptome:
▶ nervöse, unruhige Mädchen
▶ unruhiger Schlaf, unruhige Träume

Die Mädchen sind nervös, unruhig, zappelig; Hände und Füße sind ständig in Bewegung. Sie haben häufig Schwierigkeiten mit dem Sprechen, z. B. Verhaspeln oder Stottern. Abheilende Pickel neigen zur Narbenbildung mit Juckreiz.

Natrium chloratum D12

Leitsymptome:
- ▶ Akne auf der Wange
- ▶ Mitesser im Gesicht
- ▶ Eiterpickel auf dem Rücken
- ▶ fettige, ölige Gesichtshaut, vor allem in Stirn- und Augenregion
- ▶ andere Gesichtspartien eher trocken

Ursache:
- ▶ Genuss von Meeresfrüchten

Verschlimmerung:
- ▶ vor der Periode
- ▶ Wärme
- ▶ Alkoholgenuss
- ▶ Stress

Geist-Gemüt-Symptome:
- ▶ zurückhaltend und sensibel
- ▶ introvertiert mit dem Drang, alleine zu sein

Ein Aknemittel, welches unabhängig von der Gemütsebene aufgrund der Leitsymptome gewählt werden kann. Falls die Gemütsebene arzneiweisend ist, bitte auch Teil I, Kap. 1.2 beachten.

Pulsatilla D12

Leitsymptome:
- ▶ Mitesser, Pusteln, Pickel im Gesicht und am Rücken – mal ist es hier schlimmer, mal dort, die Beschwerden wechseln
- ▶ kalte Füße, friert viel

Ursache:
- ▶ hormonelle Schwankungen
- ▶ Ausbleiben oder Verspätung der Periodenblutung

Verschlimmerung:
- ▶ vor und während der Periode

- Genuss von fettem Essen, Schokolade, Kuchen, Eis
- bei Wärme, aber auch Unverträglichkeit von Kälte

Geist-Gemüt-Symptome:
- wechselhafte Stimmung
- weinerlich und anhänglich

Häufig für Mädchen mit hellen Haaren, blauen Augen und rundlichen Formen. Wenn die Gemütsebene im Vordergrund liegt, bitte auch Teil I, Kap. 1.2 beachten.

Sepia D12

Leitsymptome:
- Hautausschläge um Lippen, Mund, Nase
- erdige, gelbliche Gesichtsfarbe mit Pigmentflecken
- juckende Flecken, schlimmer nach der Periode
- Akne auch auf Wangen und Rücken

Ursache:
- hormonelle Störung
- Genuss von Meeresfrüchten

Verschlimmerung:
- vor der Periode
- Kälte
- Stress

Geist-Gemüt-Symptome:
- Überforderung, die mit dem Wunsch nach Distanz und Alleinsein einhergeht
- fühlt sich gestresst und ausgenutzt, alles ist zur Zeit zu viel

Häufig für schlanke, dunkelhaarige Mädchen. Wenn die Gemütsebene im Vordergrund liegt, bitte auch Teil I, Kap. 1.2 beachten.

Silicea D12

Leitsymptome:
- Eiterpickel, die sich nur langsam entwickeln
- unreine Haut mit Eiterungsneigung
- Aknepickel hinterlassen Narben
- fröstelnde Patientinnen mit Neigung zu Schweißabsonderung an Händen und Füßen

Verschlimmerung:
- Kälte

Jede kleinste Wunde eitert bei diesen Patientinnen, was meist sehr lange dauert. Silicea fördert hier die Eiterung und die Abheilung.

Sulfur D12

Leitsymptome:
- raue, trockene, unreine Haut
- rot, juckend, schuppig
- viele eitrige Pickel und Mitesser
- rote, trockene Lippen

Verschlimmerung:
- in der Bettwärme
- durch Waschen
- vor der Periode
- Alkoholgenuss

Bei lang andauernder, therapieresistenter Akne als bewährtes Mittel zur Anregung des Heilungsprozesses. Achtung: bei der Wahl von Sulfur kommt es häufig zu einer Erstverschlimmerung. In diesem Fall das Mittel zunächst absetzen und nach Abklingen der Beschwerden mit der Einnahme fortfahren. Eventuell auch Teil I, Kap. 1.2 beachten.

Sulfur jodatum D12

Leitsymptome:
▶ große, schmerzhafte, eitrige Pickel mit dunkelrotem Rand
▶ unreine Haut mit schlecht heilenden Entzündungen
▶ eitrige, harte Akneknoten
Verschlimmerung:
▶ in der Wärme
▶ durch Waschen

Dieses Mittel ist Sulfur sehr ähnlich, auffallend ist die Größe der Pickel, die sehr schlecht heilen und zum Abkapseln neigen.

1.2 Arzneien für die konstitutionelle Ebene

Oft berichten Mädchen und deren Angehörige über Gereiztheit, Weinerlichkeit, Desinteresse, Egoismus oder Ähnliches. Im gewissen Rahmen sind dies normale Reaktionen, werden sie jedoch zur Belastung, so kann man homöopathische Hilfe anbieten – vorausgesetzt, auch die Pubertierende ist mit der Einnahme einverstanden.
Die aufgeführten Arzneien sind in dieser Lebensphase der jungen Frau von besonderer Bedeutung und können helfen, wieder eine innere Balance herzustellen. Sie sind nicht zur Dauergabe während der gesamten Pubertätsphase gedacht, sondern nur vorübergehend in besonderen Situationen.

Abgrenzung der Arzneien:
Die Übersicht weist auf besondere Leitsymptome der Gemütslage hin, ein genaueres Arzneimittelbild findet sich auf den folgenden Seiten.

Unterscheidungs-merkmal	arzneiweisende Symptome	passende Arznei
schnell gelangweilt – immer auf der Suche nach Abwechslung	Probleme in der Schule; Probleme mit dem Wachstum; schnell erschöpft	Calcium phosphoricum D12
	bösartig, aggressiv; Drang nach waghalsigen Unternehmungen	Tuberculinum bovinum D12
schüchtern, lieb und nett	kann sich nicht öffnen; eher traurig; zieht sich gerne zurück; mag keinen Trost	Natrium chloratum D12
	geprägt von Stimmungsschwankungen und dem Bedürfnis nach Gesellschaft und Trost	Pulsatilla D12
egoistisch und willensstark	bösartig, aggressiv; Drang nach waghalsigen Unternehmungen; Neigung zu Atemwegserkrankungen	Tuberculinum bovinum D12
	unordentlich, chaotisch, schmutzig; Neigung zu Hauterkrankungen	Sulfur D12
reizbar	Probleme in der Schule; Probleme mit dem Wachstum; schnell erschöpft	Calcium phosphoricum D12
	Suche nach Distanz und Freiraum; lehnt ihre Weiblichkeit ab; gleichgültig gegenüber Familie und Freunden	Sepia D12
	ständige Suche nach dem „Kick"; kann bösartig und aggressiv werden	Tuberculinum bovinum D12
weinerlich und wankelmütig	Neigung zu Magen-Darm-Beschwerden; Unregelmäßigkeit der Periode	Pulsatilla D12
schnell beleidigt und nachtragend	kann sich nicht öffnen; mag keinen Trost; möchte alleine sein	Natrium chloratum D12

Teil I – Hormoneller Wandel

Dosierung:
Bei Bedarf 2-mal täglich eine Dosis geben. Die Einnahme nicht länger als 3 Wochen durchführen und, wenn möglich, während der Periode mit der Einnahme pausieren. Wenn bereits nach kürzerer Zeit eine Besserung eingetreten ist, die Patientin sich also wieder in ihrer „seelischen Mitte" befindet, kann das Mittel abgesetzt werden, um es dann bei Bedarf erneut anzuwenden.

Calcium phosphoricum D12

Leitsymptome:
▶ Neigung zu Erkältungen
▶ zu schnelles Wachstum, evtl. mit Beschwerden (Wachstumsschmerzen) einhergehend
▶ Schulängste mit körperlichen Beschwerden (Kopf-, Bauchschmerzen) vor allem bei zu großer Belastung

Besserung:
▶ nach dem Ausschlafen
▶ durch Ruhe und Bequemlichkeit

Verschlimmerung:
▶ durch schlechte Nachrichten
▶ Kälte
▶ im Frühjahr (während der Schneeschmelze)

Geist-Gemüt-Symptome:
▶ unzufrieden, schnell gelangweilt und verdrießlich, mürrisch, reizbar
▶ schnell genervt, alles ist zu eintönig, sucht ständig Abwechslung
▶ klagen, jammern, aber nie aggressiv und bösartig

Für hochgewachsene Mädchen mit immer wiederkehrenden Infekten, die schnell erschöpft und anfällig bei schulischen Belastungen sind.

Natrium chloratum D12

Leitsymptome:
▶ Neigung zu Akne mit fettiger Stirnpartie und ansonsten trockener Haut
▶ Verlangen nach Salz
▶ Neigung zu Kopfschmerzen, die durch Sonne und Licht schlimmer werden
▶ Beschwerden durch Kummer und enttäuschte Liebe

Besserung:
▶ frische Luft
▶ kühles oder kaltes Bad
▶ alleine sein

Verschlimmerung:
▶ Wärme und geschlossene, warme Räume
▶ Trost

Geist-Gemüt-Symptome:
▶ hilfreich, gehorsam, pflegeleicht, ernst, traurig, unterdrückte Emotionen
▶ schweigsam und verschlossen, zieht sich zurück und mag keinen Trost, mag nicht in den Arm genommen werden
▶ schnell beleidigt und sehr nachtragend, kann sich über Kleinigkeiten maßlos aufregen

Oft das Mädchen mit sehr kühlen, distanzierten Eltern, welches sich nicht geliebt fühlt und aus dieser Situation heraus perfektionistisch und zwanghaft korrekt wird.

Pulsatilla D12

Leitsymptome:
▶ Unregelmäßigkeit der Periode (meist verspätet)
▶ schwache Verdauung mit Aufstoßen, Magenschmerzen, Blähungen
▶ wenig Durst

- ▸ friert ständig, mag aber keine Wärme
- ▸ Neigung zu Schulkopfschmerzen in überheizten Räumen

Besserung:
- ▸ Gesellschaft
- ▸ frische Luft

Verschlimmerung:
- ▸ Genuss von fettem Fleisch (Schweinefleisch), Backwaren, Eis
- ▸ vor und während der Periode
- ▸ in warmen Räumen

Geist-Gemüt-Symptome:
- ▸ wankelmütig und unentschlossen, Wechselhaftigkeit im Verhalten und in der Meinung
- ▸ anhänglich, weinerlich und trostbedürftig – mag nicht alleine sein
- ▸ harmoniesüchtig mit Bedürfnis nach „Nestwärme"

Das zarte, meist blonde, feingliedrige, schüchterne Mädchen, welches „himmelhoch jauchzend – zu Tode betrübt" schnellen Stimmungsschwankungen ausgesetzt ist.

Sepia D12

Leitsymptome:
- ▸ Neigung zu Ohnmachtsanfällen, instabiler Kreislauf
- ▸ Neigung zu Verstopfung
- ▸ schwache, kurze Periodenblutung
- ▸ dunkel pigmentierte Haut

Besserung:
- ▸ Tanzen
- ▸ Sport und kräftige Bewegung

Verschlimmerung:
- ▸ Trost und körperlicher Kontakt
- ▸ Kälte, kaltes Wetter

Geist-Gemüt-Symptome:
- ▸ negative Einstellung

▶ schwermütig, launisch, lustlos, reizbar
▶ Bedürfnis nach Distanz und Freiraum
▶ kühl, reserviert und gleichgültig, vor allem gegenüber Familie und Freunden
▶ nimmt ihre Sexualität nicht an – sucht Ablenkung im Sport oder Betätigung in sozialen Projekten

Die sportliche, maskulin wirkende Einzelgängerin, die schlecht mit Widerspruch umgehen kann.

Sulfur D12

Leitsymptome:
▶ Neigung zu trockenen, juckenden Hautausschlägen und Akne
▶ unangenehmer Körpergeruch
▶ Verlangen nach Süßigkeiten
▶ leichter Schlaf, häufig wach zwischen 2 und 5 Uhr
▶ großer Durst auf kalte Getränke
Besserung:
▶ Kratzen
▶ frische Luft
Verschlimmerung:
▶ Hitze
▶ Bettwärme
▶ Waschen
Geist-Gemüt-Symptome:
▶ unordentlich, chaotisch, schmutzig in der Körper- und Raumpflege
▶ egoistisch, nimmt sich was sie braucht, rücksichtslos
▶ sehr neugierig, begabt für Wissenschaft und Technik aber Neigung zum „Faulsein"
▶ willensstark und extrovertiert, wird oft zur Gruppenführerin

Mädchen mit schlampigem Aussehen, Neigung zu Hautproblemen und Mangel an Disziplin. Andererseits geprägt durch Lebensfreude und Mut.

Tuberculinum bovinium D12

Leitsymptome:
▶ Neigung zu Atemwegserkrankungen
▶ Neigung zu Allergien: Heuschnupfen, Katzenhaare

Besserung:
▶ frische Luft
▶ in den Bergen
▶ warmes, trockenes Wetter
▶ in Bewegung sein

Verschlimmerung:
▶ in geschlossenen Räumen
▶ am Meer
▶ Sturm, Kälte, Nässe, Zugluft

Geist-Gemüt-Symptome:
▶ ständiger Drang nach Spiel, Sport, Abenteuer, Veränderung
▶ unzufrieden, reizbar, aggressiv, v. a., wenn man sie auf ihrem Weg einschränkt
▶ bösartig, kaltblütig und egoistisch, wenn es um die eigenen Bedürfnisse geht

Meist großgewachsene, schlanke Mädchen mit feinen, regelmäßigen Zügen – sehen aus wie Porzellanpuppen, benehmen sich aber nicht so.

2 Menstruationsbeschwerden

Beschwerden im Zusammenhang mit der Mensturation können sehr vielfältig sein: schmerzhafte Blutung, ausbleibende Blutung oder auch die verstärkte Periodenblutung. Eine wichtige Indikation ist auch das prämenstruelle Syndrom, welches sehr gut homöopathisch behandelt werden kann. Nachfolgend werden die wichtigsten Bereiche menstrueller Beschwerden und ihre passenden Arzneien vorgestellt.

2.1 Amenorrhö

Eine ausbleibende Periodenblutung (Amenorrhö) muss ärztlich abgeklärt sein, bevor eine homöopathische Therapie infrage kommt.

Abgrenzung der Arzneien:
Bei der Amenorrhö oder der verspätet einsetzenden Periode sowie bei der plötzlich aufhörenden Blutung steht die Suche nach der Ursache im Vordergrund.
Falls hier keine passende Arznei zu finden ist, bitte auch Teil I, Kap. 2.5 beachten.

Unterscheidungs-merkmal	arzneiweisende Symptome	passende Arznei
hormonelle Umstellungen, Stillzeit, Wechseljahre, Pillenpause	weinerliche, launische Stimmung; sehr trostbedürftig und anhänglich	Pulsatilla D12
	reizbar, gleichgültig gegenüber der Familie; fühlt sich überfordert, sucht Wärme	Sepia D12
	reizbar, eifersüchtig und geschwätzig; kann keine Wärme vertragen; sehnt Blutung herbei	Lachesis D12
	vor den Wechseljahren; Spannungsgefühl in der Brust	Conium D6
Ärger	lebt den Ärger aus; ist streitsüchtig und wütend	Chamomilla D6
	schluckt den Ärger hinunter; seltene Wutausbrüche	Staphisagria D12
Kummer, Schock, Trauer	„zu Tode erschrocken", Todesangst, Panik	Aconitum D12
	Tod, Verlust, Liebeskummer; häufiges Jammern und Seufzen	Ignatia D12
	frisst den Kummer in sich hinein; ist enttäuscht von ihren Mitmenschen	Staphisagria D12
	Sorgen und Erschöpfung aufgrund von Krankheit (auch eines Angehörigen) o. Ä.	Acidum phosphoricum D12
Durchnässen, Unterkühlen oder extreme körperliche Anstrengung		Dulcamara D6
Übergewicht, Ernährungsfehler	träge und verzagt; wund machender Ausfluss	Graphites D12

Dosierung:
Die jeweilige Arznei am ersten Tag 5-mal, danach 2-mal täglich für maximal 14 Tage geben bzw. bis die Blutung einsetzt. Dann die Arznei absetzen und den nächsten Zyklus abwarten.

Acidum phosphoricum D12

Leitsymptome:
- ausbleibende Periode
- Erschöpfung (Tagesschläfrigkeit)
- Konzentrationsstörungen

Ursache:
- Folge von Sorgen und Kummer
- Folge von Erkrankungen, die körperlich geschwächt haben

Besserung:
- Wärme
- kurzer Schlaf

Verschlimmerung:
- geistige/körperliche Überanstrengung

Geist-Gemüt-Symptome:
- gleichgültig, apathisch, mag keine Gesellschaft
- voller Kummer und Sorgen, traurig, mutlos

Aufgrund eines erschöpfenden Ereignisses setzt hier die Periode gar nicht erst ein.

Aconitum D12

Leitsymptome:
- Periode zu spät mit spärlichen Blutungen

Ursache:
- Folge von Schock, Schreck, Ängsten
- Folge von großer emotionaler Belastung

Aufgrund eines plötzlichen, schockierenden Erlebnisses hört die Periode plötzlich auf oder setzt sehr spät ein.

Chamomilla D6

Leitsymptome:
▶ Periode zu spät oder ausbleibend
Ursache:
▶ Folge von Ärger
Verschlimmerung:
▶ abends
▶ allgemeine Wärme
Geist-Gemüt-Symptome:
▶ streitsüchtig, reizbar, launisch, ungerecht und überempfindlich
▶ man kann ihr nichts recht machen
▶ neigt zu Wutausbrüchen

Auslöser ist, wie auch bei Staphisagria, der Ärger. Hier ist jedoch die Stimmung der Frau ausschlaggebend für die Arzneimittelwahl.

Conium D6

Leitsymptome:
▶ Periode spät oder ausbleibend
▶ Spannungsgefühl in den Brüsten
▶ verhärtete Brustknoten
Ursache:
▶ Folge von hormoneller Umstellung vor den Wechseljahren

Knoten in der Brust müssen immer gynäkologisch abgeklärt werden.

Dulcamara D6

Leitsymptome:
- plötzliches Aufhören der Periode
- allgemein leichte Erkältungsneigung

Ursache:
- Folge von extremer körperlicher Anstrengung
- Folge von Durchnässen und Unterkühlung

Die Periode hört plötzlich auf. Wenn die Regel aufgrund eines grippalen Infektes bzw. einer Erkältung nicht einsetzt, so ist Rhus toxicodendron D12 das Mittel der Wahl.

Ignatia D12

Leitsymptome:
- ausbleibende oder stoppende Periode

Ursache:
- Folge von Kummer und Verlust
- Folge von Trauer
- Folge von Tadel

Geist-Gemüt-Symptome:
- Seufzen, Jammern

Der Tod oder Verlust eines Angehörigen, aber auch frischer Liebeskummer können die Ursache für die Beschwerden sein.

Graphites D12

Leitsymptome:
- verspätete Regel, abgeschwächt und kurz
- Ausfluss reichlich, scharf und wund machend
- Neigung zu Übergewicht und Ernährungsfehlern
- Neigung zu Erkältungen

▶ Neigung zu nässenden, krustigen Hautausschlägen mit gelblichen Absonderungen

Geist-Gemüt-Symptome:
▶ träge und verzagt
▶ trübe, vergesslich, tagesschläfrig

Frostige, träge Frauen, zur Bequemlichkeit neigend und zu eventuellen Problemen mit Verstopfung.

Lachesis D12

Leitsymptome:
▶ verspätete oder ausbleibende Regel
▶ mag nichts Enges am Körper
▶ neigt zu Hitzewallungen
▶ Unterleibsschmerzen

Ursache:
▶ hormonelle Schwankungen
▶ vor den Wechseljahren
▶ monatliche Pillenpause oder nach langer Einnahme der Pille

Besserung:
▶ mit dem Einsetzen der Regel

Verschlimmerung:
▶ durch Beengung
▶ Hitze, Wärme

Geist-Gemüt-Symptome:
▶ reizbar, streitsüchtig, eifersüchtig, geschwätzig, immer unter Hochdruck

Die Frau sehnt ihre Regel herbei, da es ihr dann schlagartig besser geht und somit auch ihre Geist-Gemüt-Symptomatik wieder besser wird.

Pulsatilla D12

Leitsymptome:
- ▶ keine Regel gleicht der anderen (Rhythmus, Stärke, Dauer)
- ▶ harte geschwollene, schmerzhafte Brüste
- ▶ Ausfluss ist dick, mild, rahmartig, gelbgrün

Ursache:
- ▶ hormonelle Schwankungen
- ▶ vor den Wechseljahren
- ▶ monatliche Pillenpause oder nach langer Einnahme der Pille
- ▶ Stillzeit

Besserung:
- ▶ an der frischen Luft
- ▶ durch Trost

Verschlimmerung:
- ▶ Hitze, Wärme
- ▶ stickige Räume

Geist-Gemüt-Symptome:
- ▶ weinerlich, „nah am Wasser gebaut"
- ▶ trostbedürftig mit der Suche nach Nestwärme

Für trostbedürftige, weinerliche Frauen mit stets veränderlichen Symptomen. Glücklich in der Schwangerschaft und Stillzeit.

Sepia D12

Leitsymptome:
- ▶ Schmerzen, die zum Kreuzen der Beine zwingen, Senkungsgefühl
- ▶ Schmerzen beim Geschlechtsverkehr, Abneigung dagegen

Ursache:
- ▶ hormonelle Schwankungen
- ▶ vor den Wechseljahren
- ▶ monatliche Pillenpause oder nach langer Einnahme der Pille
- ▶ erschöpfende Stillzeit

Besserung:
- ▶ Ruhe
- ▶ kräftige, körperliche Tätigkeit (Tanzen, Sport)
- ▶ Wärme

Verschlimmerung:
- ▶ Kälte
- ▶ Stress

Geist-Gemüt-Symptome:
- ▶ reizbar, überfordert
- ▶ fühlt sich missbraucht und ausgenutzt
- ▶ gleichgültig gegenüber der Familie

Frauen, die mit ihrer Situation (Stillzeit, Beruf, Ehe usw.) überfordert und auf der Suche nach Distanz und Selbstverwirklichung sind. Die Pflichten des Alltags werden mit Zähneknirschen erfüllt, sie hegen einen tiefen Groll darüber.

Staphisagria D12

Leitsymptome:
- ▶ Periode zu spät oder ausbleibend

Ursache:
- ▶ Folge von (heruntergeschlucktem) Ärger
- ▶ Folge von Demütigung, Tadel und Kummer
- ▶ Folge von Mobbing

Geist-Gemüt-Symptome:
- ▶ schüchterne, sensible Frauen
- ▶ fressen Ärger in sich hinein, bis sie irgendwann mit einem Wutanfall reagieren

Staphisagria-Frauen reagieren enttäuscht und entrüstet auf das Verhalten ihrer Umgebung und können z. B. nicht verstehen, wie man so niederträchtig oder verletzend sein kann.

2.2 Dysmenorrhö

Ungewohnt schmerzhafte Blutungen müssen ärztlich abgeklärt werden, da z. B. eine Hormonstörung, Myome, Endometriose oder sogar eine Frühschwangerschaft oder Bauchhöhlenschwangerschaft vorliegen kann.

Abgrenzung der Arzneien:

Bei der schmerzhaften Periodenblutung sollte man hinterfragen, wann die Schmerzen beginnen, wie die Schmerzcharakteristik ist und welche Modalitäten arzneiweisend sind.

Unterscheidungs-merkmale	arzneiweisende Symptome	passende Arznei
vor der Periode	blitzartig einschießende Unterleibs-schmerzen, besser durch Krümmen und Wärme	Magnesium phosphoricum D12
	schmerzende Brüste; Druckgefühl in der Gebärmutter	Pulsatilla D6
	in den Oberschenkel ausstrahlende Schmerzen	Viburnum opulus D3
vor und während der Periode	krampfartige, pulsierende Unterleibs-schmerzen, die nach unten drängen	Belladonna D6
	Schmerzen, die in den Rücken aus-strahlen, von Hüfte zu Hüfte	Cimicifuga D6
	blitzartig einschießende Unterleibs-schmerzen, besser durch Krümmen und Wärme	Magnesium phosphoricum D12
	krampfartige Schmerzen, schlimmer durch Stress und Ärger	Nux vomica D6
	heftige, nach unten drängende krampfartige Schmerzen; weinerlich, launisch	Pulsatilla D6

▶

Unterscheidungsmerkmale	arzneiweisende Symptome	passende Arznei
während der Periode, besser durch **Wärme**	Schmerzen, die in den Rücken ausstrahlen, von Hüfte zu Hüfte; Nackenschmerzen	Cimicifuga D6
	schneidende, kolikartige Schmerzen, besser durch Krümmen	Colocynthis D6
	herabdrängende, krampfartige Schmerzen; alles schlimmer durch Kummer, Trauer, Ärger	Ignatia D6
	begleitet von massiven Kreislaufbeschwerden und/oder Durchfall, Übelkeit, Erbrechen	Veratrum album D6
während der Periode, **schlimmer durch Wärme**	krampfartige, pulsierende Schmerzen, die nach unten drängen; starke heiße Blutung	Belladonna D6
	wehenartiger, unerträglicher Schmerz	Chamomilla D6
	begleitet von Kopfschmerzen	Gelsemium D6
während der Periode mit **besonderen Symptomen**	je schwächer die Blutung, desto stärker der Schmerz	Caulophyllum D6
	Schwächegefühl und Kraftlosigkeit	Cocculus D6
	unerträglicher Schmerz; wälzt sich nachts hin und her	Coffea D6

Dosierung:

Ab dem Einsetzen der Beschwerden anfangs 5-mal täglich eine Gabe, später bei Besserung 3-mal täglich eine Gabe, bis die Beschwerden abklingen.

Belladonna D6

Leitsymptome:

▶ Unterleibskrämpfe vor und während der Blutung
▶ druckempfindlicher Unterleib
▶ pulsierende Schmerzen während der Periode
▶ starke, heiße Blutungen
▶ heißer Kopf, eventuell Migräne oder Kopfschmerzen, kalte Hände und Füße

Besserung:

▶ durch Überstrecken nach hinten
▶ Ruhe

Verschlimmerung:

▶ jegliche Berührung des Unterleibs oder Bauchs
▶ Gehen, Hinlegen
▶ Überwärmung

Sehr intensive, plötzliche, nach unten drängende Schmerzen. Die Frau möchte vor Schmerz am liebsten laut aufschreien.

Caulophyllum D6

Leitsymptome:
- ▶ krampfartige Schmerzen während der Periode
- ▶ Schmerzen strahlen weit in die Brust oder in die Beine aus
- ▶ je schwächer die Blutung, desto stärker der Schmerz
- ▶ Schmerzen sind kurz, aber erschöpfend

Caulophyllum hat zudem Bezug zu rheumatischen Beschwerden der kleinen Gelenke, eventuell kann die Patientin dies bestätigen.

Chamomilla D6

Leitsymptome:
- ▶ wehenartige Schmerzen während der Periode
- ▶ in Oberbauch, Rücken und Oberschenkel ausstrahlend
- ▶ häufig verbunden mit Hitzewallung und Schwitzen

Besserung:
- ▶ Umhergehen
- ▶ Wärmflasche (lokale Wärme)

Verschlimmerung:
- ▶ abends, nach dem Zubettgehen, zwischen 21 und 24 Uhr
- ▶ allgemeine Wärme
- ▶ Ärger

Geist-Gemüt-Symptome:
- ▶ wütend durch den Schmerz, der für sie unerträglich erscheint
- ▶ streitsüchtig, reizbar, launisch, ungerecht und überempfindlich

Die Unerträglichkeit des Schmerzes ist hier das Leitsymptom: „Ich kann die Schmerzen nicht ertragen, bitte helfen Sie mir".

Cimicifuga D6

Leitsymptome:
- ziehende Schmerzen vor und während der Periode
- Schmerzen, die in den Rücken ausstrahlen oder von Hüfte zu Hüfte ziehen
- je stärker die Blutung, desto stärker die Schmerzen
- Nackenschmerzen
- unregelmäßige Periode

Besserung:
- Wärme
- Zusammenkrümmen

Verschlimmerung:
- Kälte

Geist-Gemüt-Symptome:
- nervös, ruhelos, geschwätzig aber auch niedergeschlagen

Stetiger Wechsel zwischen körperlichen und psychischen Beschwerden. Die psychischen bessern sich auffallend, sobald die körperlichen Schmerzen einsetzen.

Cocculus D6

Leitsymptome:
- Krampfartige Schmerzen mit Auftreibung des Bauches
- Beschwerden schlimmer durch Schlafmangel oder Übermüdung
- Kraftlosigkeit und Schwäche, kann kaum stehen und sprechen
- Periode häufig zu früh

Verschlimmerung:
- Schlafmangel
- Essen

Die Schwäche und Kraftlosigkeit hält auch häufig noch nach der Periode an.

Coffea D6

Leitsymptome:
► unerträgliche Schmerzen, die zur Verzweiflung bringen
► Periode zu früh, zu lang und stark
► Überempfindlichkeit des gesamten Genitals, äußeres Jucken

Verschlimmerung:
► nachts
► nach Aufregung

Geist-Gemüt-Symptome:
► sehr nervös, kann nicht abschalten
► reagiert empfindlich auf Aufregung und bevorstehende Ereignisse

Die Frau wälzt sich nachts vor Schmerzen hin und her, jede Aufregung fördert den Schmerz.

Colocynthis D6

Leitsymptome:
► schneidende, kolikartige Schmerzen, die zum Zusammenkrümmen zwingen
► Schmerzen erst mit Beginn der Blutung
► wellenartige, heftige Schmerzen, die zum Aufschreien zwingen

Besserung:
► Wärme
► Druck

Verschlimmerung:
► Ärger

Geist-Gemüt-Symptome:
► ärgerlich und reizbar

Die fest in den Unterleib gedrückte Wärmflasche lindert die Beschwerden auffallend.

Gelsemium D6

Leitsymptome:
▶ wehenartige Schmerzen, als würde der Uterus gequetscht
▶ Schmerzen nur während der Periode, die häufig spät einsetzt
▶ begleitet von schweren, dumpfen Kopfschmerzen, vom Nacken bis in die Stirn
▶ müder, trübsinniger „Schlafzimmerblick"

Besserung:
▶ Alkohol
▶ Harnabgang

Verschlimmerung:
▶ Bewegung
▶ Wärme

Geist-Gemüt-Symptome:
▶ nervös, zögerlich, schüchtern

Die Frau regiert häufig empfindlich auf Wetterumschwung; die Kopfschmerzen werden auffallend durch Harnabgang gebessert.

Ignatia D6

Leitsymptome:
▶ herabdrängende, krampfartige Schmerzen
▶ Periode zu früh, zu stark
▶ frischer Kummer oder Trauer verstärken alle Symptome

Besserung:
▶ Wärme
▶ Druck

Verschlimmerung:
▶ Kummer
▶ Ärger

Geist-Gemüt-Symptome:
▶ Jammern, Seufzen, plötzlicher Stimmungswechsel

Die Frau reagiert sehr empfindlich mit widersprüchlichen, oft hysterischen und paradoxen Symptomen. Zuspruch verschlimmert alles; was eben noch gut war, ist plötzlich ganz schlecht.

Magnesium phosphoricum D12

Leitsymptome:
▸ krampf- und kolikartige Unterleibsschmerzen vor der Periode, die mit Einsetzen der Blutung abklingen und am ersten oder zweiten Tag der Blutung aufhören
▸ blitzartig einschießende, stechende Schmerzen

Besserung:
▸ Druck, Zusammenkrümmen
▸ Wärme

Verschlimmerung:
▸ Kälte
▸ Sorgen

Geist-Gemüt-Symptome:
▸ nervös, labil und erschöpft

Kälte und Unterkühlung, vor allem kalte Füße, verschlimmern die Symptomatik auffallend.

Nux vomica D6

Leitsymptome:
▸ krampfartige Schmerzen vor und während der Blutung
▸ Periode zu früh, zu lang, zu stark, manchmal unterbrochen
▸ konsumiert zu viel Genuss- und Arzneimittel

Besserung:
▸ Wärme
▸ am Abend

Verschlimmerung:
▸ Kälte

▶ Ärger, Stress
▶ am Morgen

Geist-Gemüt-Symptome:
▶ leicht reizbar und cholerisch
▶ gestresst und überarbeitet

Eine niedrige Reizschwelle, hervorgerufen durch Stress im Beruf und ungesunde Lebensweise, ist typisch für die Nux-vomica-Frau.

Pulsatilla D6

Leitsymptome:
▶ sehr unregelmäßige Periode (Dauer, Stärke, Rhythmus)
▶ vor der Periode schmerzende Brüste und Druck- und Schweregefühl in der Gebärmutter
▶ mit der Blutung heftige, nach unten drängende, krampfartige Schmerzen

Besserung:
▶ an der frischen Luft
▶ sanfte Bewegung (Spazierengehen)

Verschlimmerung:
▶ in geschlossenen Räumen
▶ durch Wärme und Ruhe (nachts, im Bett)

Geist-Gemüt-Symptome:
▶ weinerlich und launisch
▶ verlangt nach Trost und Zuspruch

Obwohl ständig frierend mit Neigung zu kalten Füßen, hat die Pulsatilla-Frau ein großes Verlangen nach frischer Luft und fühlt sich in warmen, stickigen Räumen sehr unwohl.

Veratrum album D6

Leitsymptome:
► heftige, kolikartige Schmerzen mit massiven Kreislaufbeschwerden
► Gefühl, ohnmächtig zu werden, mit kaltem Schweiß auf der Stirn und Eiseskälte des Körpers
► manchmal begleitet von Durchfall, Übelkeit, Erbrechen

Besserung:
► Liegen
► Wärme

Verschlimmerung:
► Anstrengung

Blass, eiskalt mit akuter Kreislaufschwäche und dem Bedürfnis sich hinzulegen.

Viburnum opulus D3

Leitsymptome:
► kolikartige Schmerzen vor der Periode
► Schmerz strahlt vom Kreuz- oder Steißbein bis in den Unterbauch und die Oberschenkel aus
► Blutung dann meist verspätet und schwach, eventuell begleitet von wässrigem Durchfall

Besserung:
► Bewegung
► an frischer Luft

Verschlimmerung:
► Wärme

Geist-Gemüt-Symptome:
► gereizt, nervös, schwach

Schmerz mit intensiver Empfindung, als ob die Menses einsetzen wird. Wenn sie dann kommt, werden die Beschwerden schnell besser.

2.3 Hypermenorrhö

Ungewohnt heftige Blutungen müssen ärztlich untersucht werden, da immer die Gefahr des Eisenmangels und damit einer Anämie besteht. Außerdem muss die Ursache abgeklärt sein, da z. B. eine Hormonstörung, Myome, Endometriose oder sogar eine Frühschwangerschaft vorliegen können.

Abgrenzung der Arzneien:

Die stoßweise Blutung bzw. Begleitsymptome wie Schwindel und Erschöpfung helfen bei der Auswahl der richtigen Arznei.

Unterscheidungs- merkmal	arzneiweisende Symptome	passende Arznei
Blutung kommt stoßweise	starke Schwäche mit Schwindel und Blässe; Folge von Flüssigkeitsverlust	China D6
	heiße Blutung, bei jeder Bewegung schlimmer; ohne Klumpen; die Frau ist blass, erschöpft	Erigeron D3
	Blutung bei jeder Bewegung schlimmer, mit dunklen Klumpen	Sabina D3
Schwindel als Begleitsymptom	stoßweise Blutung, dunkel und klumpig	China D6
	hellrote, wässrige Blutung ohne Klumpen	Millefolium D4
Erschöpfung als Begleitsymptom	schmerzhafte Brüste; juckende Scheide; Neigung zu Übergewicht und Trägheit	Calcium carbonicum D12
	heiße Blutung, bei jeder Bewegung schlimmer, ohne Klumpen	Erigeron D3

▶

Teil I – Hormoneller Wandel

Unterscheidungs-merkmal	arzneiweisende Symptome	passende Arznei
	Blutung mit Kopf- und Rücken-schmerzen; übel riechendes Blutsickern	Kalium carbonicum D12
	sehr lange anhaltende, helle Blutung; agile, kontaktfreudige Frau mit vielen Ängsten	Phosphor D12

Dosierung:

2-mal täglich eine Gabe bis zum nächsten Zyklus. Einnahme während der Blutung aussetzen. Danach, wenn noch keine Regulierung eingetreten ist, erneut mit der Einnahme beginnen. Wenn sich nach 2–3 Zyklen keine Veränderung oder Verbesserung gezeigt hat, bitte zum Homöopathen verweisen.

Calcium carbonicum D12

Leitsymptome:
▸ Periode zu früh, zu stark, zu lange
▸ schmerzhafte, geschwollene, heiße, empfindliche Brüste
▸ Neigung zu feuchtkalten Schweißausbrüchen
▸ brennende, juckende Scheide mit reichlich weiß-milchigem Ausfluss

Ursache:
▸ Überanstrengung, Aufregung

Besserung:
▸ trockenes Wetter
▸ Wärme

Verschlimmerung:
▸ Anstrengung (körperlich und geistig)
▸ Kälte, Feuchtigkeit

Geist-Gemüt-Symptome:
▸ niedergeschlagen

Die eher übergewichtige, schwerfällige Frau mit wenig Selbstvertrauen; schnell erschöpft, schnell überarbeitet.

China D6

Leitsymptome:
- Blutung zu früh, dunkel mit schwarzen Klumpen
- Blutung kommt stoßweise
- aufgetriebener Bauch mit Krämpfen
- Kopfschmerzen mit Schwindel und blassem Gesicht

Ursache:
- Folge von starkem Flüssigkeitsverlust (Schwitzen, Durchfall, Erbrechen, Stillen)

Besserung:
- Wärme
- Zusammenkrümmen (fester Druck)

Verschlimmerung:
- Kälte

Geist-Gemüt-Symptome:
- schwach und nervös

Die Schwäche hält auch nach der Regel noch an. Eventuell liegt eine Anämie vor.

Erigeron D3

Leitsymptome:
- Blutung hellrot und heiß
- Blutung kommt gussweise bei Bewegung
- krampfartige Schmerzen in der Blase und in den Eierstöcken
- die Frau ist blass und erschöpft

Verschlimmerung:
- jede Bewegung
- Anstrengung

Manchmal begleitet von wund machendem, weißlichem Ausfluss.

Kalium carbonicum D12

Leitsymptome:
▶ Blutung zu früh, zu lang, dünn und wässrig
▶ anfangs starke Blutung mit Kopfschmerzen
▶ später übel riechendes, wund machendes Blutsickern
▶ Schwäche im Kreuz und heftigste Rückenschmerzen
Besserung:
▶ Wärme
Verschlimmerung:
▶ Kälte und Zugluft
▶ zwischen 3 und 5 Uhr morgens

Neigung zu Erkältungen und Neigung zu Schweißausbrüchen nach geringster Bewegung oder Anstrengung. Die Frau ist körperlich geschwächt und erschöpft.

Millefolium D4

Leitsymptome:
▶ Blutung zu früh, zu lange, hellrot und wässrig
▶ Blut ist ohne Gerinnsel oder Klumpen
▶ Blutandrang zum Kopf, eventuell von Schwindel begleitet
▶ Neigung zu Nasenbluten
Ursache:
▶ Folge von Überanstrengung, Überheben
Verschlimmerung:
▶ Bücken

Der Schwindel ist schlimmer bei geringer, langsamer Bewegung und wird besser bei vermehrter körperlicher Tätigkeit.

Phosphor D12

Leitsymptome:
▶ lange anhaltende, verstärkte, hellrote Blutung
▶ verlängerter Zyklus (Dauerbluten)
▶ Neigung zu Nasenbluten
▶ Verlangen nach kalten Mahlzeiten (Eis, Milch)

Besserung:
▶ kurzer Schlaf
▶ Hinlegen

Verschlimmerung:
▶ Aufregung, Anstrengung

Geist-Gemüt-Symptome:
▶ hilfsbereit, kontaktfreudig, herzlich
▶ viele Ängste, schnell erschöpft und ausgebrannt

Für große, schlanke, quirlig-nervöse Frauen; oft rothaarig, feingliedrig mit durchscheinender Haut.

Sabina D3

Leitsymptome:
▶ hellrote Blutung mit dunklen Klumpen
▶ wehenartige Schmerzen, die bis zu den Oberschenkeln ausstrahlen
▶ stoßweise Blutung bei geringster Bewegung

Besserung:
▶ an der frischen Luft

Verschlimmerung:
▶ Aufregung und Ärger
▶ geringste Bewegung
▶ Wärme

Auch für Frauen geeignet, die Schwierigkeiten haben, ihr Gewicht zu halten.

2.4 Prämenstruelles Syndrom

Das prämenstruelle Syndrom ist meistens gekennzeichnet durch eine besondere Geist-Gemütslage. Stimmungsschwankungen, Reizbarkeit oder Niedergeschlagenheit, verbunden mit körperlichen Symptomen wie Kopf- oder Brustschmerzen, machen den Frauen zu schaffen. Die Homöopathie kann hier sehr gut und schnell helfen.

Abgrenzung der Arzneien:
Beim prämenstruellen Syndrom sollte zunächst die momentane Stimmungslage erfragt werden. Weitere Leitsymptome führen dann zur richtigen Arznei.

Unterscheidungs-merkmal	arzneiweisende Symptome	passende Arznei
Gereiztheit	abwärtsdrängende Schmerzen; alles wird zu viel (Familie, Beruf)	Sepia D12
	krampfartige Schmerzen	Nux vomica D12
	schlagartige Besserung bei einsetzender Regel	Lachesis D12
	Krämpfe mit aufgeblähtem Bauch	Lycopodium D12
traurig, niedergeschlagen	träge, erschöpft, abgearbeitet; schwitzt leicht und viel	Calcium carbonicum D12
	linksseitiger Kopf- und Nackenschmerz; neigt zur Depression	Cimicifuga D12
	nachtragend, introvertiert; Verlangen, alleine zu sein; Kopf- und Rückenschmerzen	Natrium chloratum D12
weinerlich	sehr trostbedürftig; anhänglich	Pulsatilla D12
	Krämpfe mit aufgeblähtem Bauch	Lycopodium D12

▶

Unterscheidungs-merkmal	arzneiweisende Symptome	passende Arznei
nervös, verzagt	linksseitiger Kopf- und Nacken-schmerz; neigt zur Depression	Cimicifuga D12
	schmerzende Brüste bei jeder Bewe-gung	Lac caninum D12
	krampfartige Schmerzen	Nux vomica D12

Dosierung:

Ab Beginn der Beschwerden (meist 14 Tage vor Einsetzen der Regel) 3-mal täglich eine Dosis des passenden homöopathischen Mittels nehmen. Wenn die Beschwerden abklingen, die Arznei absetzen oder zunächst nur noch 1-mal täglich anwenden, bis eine weitere Besserung eintritt.

Calcium carbonicum D12

Leitsymptome:

▶ schmerzhafte, geschwollene, heiße, empfindliche Brüste

▶ Periode zu früh, zu stark, zu lang

▶ Neigung zu feuchtkalten Schweißausbrüchen

▶ brennende, juckende Scheide mit reichlich weiß-milchigem Ausfluss

▶ infektanfällig während der Periode

Besserung:

▶ Wärme

▶ Liegen auf der schmerzhaften Seite

Verschlimmerung:

▶ Anstrengung (körperlich und geistig)

▶ Kälte, Feuchtigkeit

Teil I – Hormoneller Wandel

Geist-Gemüt-Symptome:
▶   niedergeschlagen

Meist für kräftig gebaute, mütterliche Frauen geeignet. Sie sind träge, erschöpft und schnell überarbeitet.

Cimicifuga D12

Leitsymptome:
▶   meist linksseitige Kopf- und Nackenschmerzen, bis zur Schulter ausstrahlend
▶   plötzliche, krampfartige Schmerzen im Uterus oder von Hüfte zu Hüfte ziehend
▶   unregelmäßige Blutungen
▶   wehenartige Schmerzen
Besserung:
▶   Wärme
Verschlimmerung:
▶   Kälte, Aufregung
Geist-Gemüt-Symptome:
▶   traurig, depressiv, ängstlich
▶   nervös, hastig
▶   ständig in Bewegung, muss immer reden

Typisch ist der Wechsel zwischen seelischen und körperlichen Symptomen. Die seelischen Symptome bessern sich auffallend mit Einsetzen der Blutung.

Lac caninum D12

Leitsymptome:
▶   schmerzhafte, gespannte Brüste
▶   Überempfindlichkeit der Brustwarzen
▶   Brüste schmerzen bei Bewegung und Erschütterung
▶   Schmerz kann wandern, von rechts nach links

▶ Menses oft von einseitigen Halsschmerzen begleitet, die ebenfalls die Seite wechseln

▶ Regel zu früh, zu stark und schmerzhaft

Besserung:

▶ Halten der Brüste beim Treppensteigen oder Laufen

Verschlimmerung:

▶ jegliche Berührung, Erschütterung und Bewegung der Brüste

Geist-Gemüt-Symptome:

▶ emotional mit großer Unsicherheit über sich selbst

▶ vergesslich, nervös, verzagt

Die Empfindlichkeit der Brüste, auch z. B. während Schwangerschaft und Stillzeit, ist hier das auffallende Symptom.

Lachesis D12

Leitsymptome:

▶ pulsierender Kopfschmerz, eventuell mit Schwindel

▶ starke Unterleibskrämpfe

▶ Kreuzschmerzen, linksseitig ausstrahlend

Besserung:

▶ mit Einsetzen der Regel

Verschlimmerung:

▶ Beengung, Druck, Berührung

▶ morgens nach dem Schlaf

▶ Hitze, Wärme

Geist-Gemüt-Symptome:

▶ reizbar, streitsüchtig, eifersüchtig, geschwätzig, immer unter Hochdruck

Die Frauen ersehnen den Beginn ihrer Periode, da dann ihre Beschwerden schlagartig besser werden.

Lycopodium D12

Leitsymptome:
- ▶ Bauchkrämpfe mit geblähtem Bauch
- ▶ Schmerzen wandern von rechts nach links
- ▶ Blähungsabgang, der nicht erleichtert
- ▶ Verlangen nach Süßem
- ▶ friert leicht

Besserung:
- ▶ leichte Bewegung
- ▶ an der frischen Luft

Verschlimmerung:
- ▶ Wärme
- ▶ enge Kleidung

Geist-Gemüt-Symptome:
- ▶ melancholisch, depressiv, reizbar, weinerlich, traurig mit Selbstzweifel
- ▶ verbirgt Unsicherheit und Mangel an Selbstvertrauen hinter dominantem, überheblichem Verhalten
- ▶ menschenscheu

Typisch: friert schnell, verträgt aber kaum Wärme.

Natrium chloratum D12

Leitsymptome:
- ▶ hämmernde, pulsierende Kopfschmerzen
- ▶ trockene, brennende Scheidenschleimhaut oder scharfer und wund machender klar-weißer Ausfluss
- ▶ Kreuzschmerzen, die sich in Rückenlage bessern
- ▶ Abneigung gegen Geschlechtsverkehr, Schmerzen dabei

Besserung:
- ▶ alleine sein
- ▶ an der frischen Luft

▶ harter Druck oder feste Unterlagen (Rückenschmerzen)

Verschlimmerung:

▶ Trost

▶ Wärme, Hitze

Geist-Gemüt-Symptome:

▶ introvertiert, depressive Verstimmung, niedergeschlagen

▶ gereizt, empfindlich

Für introvertierte Frauen, die nachtragend sind und viele alte Kränkungen mit sich herumtragen.

Nux vomica D12

Leitsymptome:

▶ krampfartige Bauchschmerzen, muss sich krümmen

▶ Schmerzen im Rücken/in den Brüsten

▶ Übelkeit, Sodbrennen

▶ verstärkte Libido

▶ überempfindlich gegen Kälte und Luftzug

Besserung:

▶ Wärme

▶ Ruhe

Verschlimmerung:

▶ morgens

▶ Kälte

Geist-Gemüt-Symptome

▶ reizbar, nervös, aufbrausend, unzufrieden, gestresst

Ehrgeizige Frauen, die eine Beeinträchtigung ihrer Leistungsfähigkeit durch die Menses befürchten.

Pulsatilla D12

Leitsymptome:
- ▶ Wechselhaftigkeit der Symptome; keine Periode gleicht der anderen (Rhythmus, Stärke, Art der Beschwerden)
- ▶ harte, geschwollene, schmerzhafte Brüste
- ▶ Kopfschmerzen, Rückenschmerzen
- ▶ Ausfluss ist rahmartig, dick, mild, gelbgrün

Besserung:
- ▶ an der frischen Luft
- ▶ Trost

Verschlimmerung:
- ▶ Hitze, Wärme
- ▶ stickige Räume

Geist-Gemüt-Symptome:
- ▶ weinerlich, „nah am Wasser gebaut", trostbedürftig
- ▶ launisch mit Stimmungsschwankungen
- ▶ harmoniesüchtig und anhänglich

Für trostbedürftige, weinerliche Frauen mit stets veränderlichen Symptomen.

Sepia D12

Leitsymptome:
- ▶ Gefühl des Abwärtsdrängens der Gebärmutter
- ▶ spannende Brüste, Kopfschmerzen
- ▶ übel riechender, wund machender Ausfluss
- ▶ Verlangen nach Saurem, Süßem, Salzigem
- ▶ Schmerzen beim Geschlechtsverkehr, Abneigung dagegen

Besserung:
- ▶ alleine sein
- ▶ kräftige, körperliche Bewegung (Tanzen, Sport)
- ▶ Wärme

Verschlimmerung:
- ► Kälte
- ► Stress

Geist-Gemüt-Symptome:
- ► reizbar, schlimmer bei Stress, traurig, gleichgültig

Keine Besserung der Symptome mit Einsetzen der Periode, häufig eher Verschlimmerung.

2.5 Unregelmäßiger Zyklus

Wenn die Blutung in sehr unregelmäßigen Abständen erfolgt, der Zyklus „mal 20, dann wieder 34 Tage" dauert, können verschiedene Gründe vorliegen. Bevor man homöopathisch behandelt, sollte die Abklärung durch einen Facharzt erfolgen. Unregelmäßigkeiten in der Pubertät, nach der Schwangerschaft und Stillzeit und zu Beginn der Wechseljahre sind normal und meist nicht behandlungsbedürftig.

Abgrenzung der Arzneien:

Die hier besprochenen Arzneien haben in Ihrem Arzneimittelbild die Unregelmäßigkeit der Monatsblutung. Der Zyklus ist verkürzt oder verlängert, es ist kein stabiles Muster zu erkennen.

Arzneien, die ein zu frühes Einsetzen der Regel in Verbindung mit einer zu starken Blutung im Arzneibild haben, sind in Teil I, Kap. 2.3 aufgeführt.

Unterscheidungs-merkmal	arzneiweisende Symptome	passende Arznei
Periode zu früh (siehe auch Teil I, Kap. 2.3)	Blut fließt nur nachts, evtl. Durchfall dabei	Bovista lycoperdon D6
	Brustschmerzen, evtl. von Migräne begleitet	Cyclamen D6
	Trockenheit der Scheide; Kummer und Kränkung als Auslöser	Natrium chloratum D12
	keine Periode gleicht der anderen; anhänglich, weinerlich und trost-bedürftig	Pulsatilla D6
	Gefühl des Abwärtsdrängens der Gebärmutter; Suche nach Ruhe und Distanz; fühlt sich überfordert	Sepia D12
Periode zu spät	niedergeschlagen und traurig; je stärker die Blutung, desto stärker der Schmerz, umso besser das Gemüt	Cimicifuga D6
	Brustschmerzen, evtl. von Migräne begleitet	Cyclamen D6
	Trockenheit der Scheide; Kummer und Kränkung als Auslöser	Natrium chloratum D12
	keine Periode gleicht der anderen; anhänglich, weinerlich und trost-bedürftig	Pulsatilla D6
	Gefühl des Abwärtsdrängens der Gebärmutter; Suche nach Ruhe und Distanz; fühlt sich überfordert	Sepia D12

▷

Unterscheidungs-merkmal	arzneiweisende Symptome	passende Arznei
Periode zu lange	Neigung zu Zwischenblutungen; melancholisch und depressiv	Lycopodium D12
	Neigung zu Nasenbluten; erschöpft und ausgebrannt; voller Ängste	Phosphorus D12

Dosierung:

2-mal täglich eine Gabe bis zum nächsten Zyklus. Einnahme während der Blutung aussetzen. Danach, wenn noch keine Regulierung eingetreten ist, erneut mit der Einnahme beginnen. Wenn sich nach 2–3 Zyklen keine Veränderung oder Verbesserung gezeigt hat, bitte zum Homöopathen verweisen.

Bovista lycoperdon D6

Leitsymptome:
- ▶ Periode stark verfrüht
- ▶ verstärkte Regelblutung
- ▶ schwarze, klumpige Blutung
- ▶ häufig fließt das Blut nur nachts im Liegen
- ▶ Neigung zu Zwischenblutungen

Ursache:
- ▶ Auslöser kann Anstrengung sein

Verschlimmerung:
- ▶ nachts
- ▶ morgens

Die Periode wird oft vorher und währenddessen von Durchfällen begleitet.

Cimicifuga D6

Leitsymptome:
- schmerzhafte, starke Blutung
- spärliche, ausbleibende Blutung
- Rückenschmerzen und Schmerzen, die von Hüfte zu Hüfte ziehen
- je stärker die Blutung, desto stärker der Schmerz

Besserung:
- Wärme

Verschlimmerung:
- Kälte
- Aufregung

Geist-Gemüt-Symptome:
- ängstlich, depressiv, traurig, niedergeschlagen

Stetiger Wechsel zwischen körperlichen und psychischen Beschwerden. Die psychischen Probleme bessern sich auffallend, sobald die körperlichen Schmerzen einsetzen.

Cyclamen D6

Leitsymptome:
- Regel zu früh mit heftigen Leibschmerzen
- Regel zu stark und klumpig, fließt nur tagsüber
- Regel verspätet
- eventuell begleitet von Migräne mit Augenflimmern und Doppeltsehen
- Brüste hart, gespannt und vergrößert

Besserung:
- leichte Bewegung
- Wärme

Verschlimmerung:
- im Sitzen und beim Stehen
- kaltes Wasser

Geist-Gemüt-Symptome:
▶ müde, schwach, ausgelaugt und erschöpft

Bei zu frühem Eintritt der Regel bessert sich der Gemützustand.

Lycopodium D12

Leitsymptome:
▶ starke, zu lange Blutung
▶ Neigung zu Zwischenblutungen
▶ Genitalien jucken und scheinen geschwollen
▶ Kopfschmerzen, Kreuzschmerzen

Besserung:
▶ frische Luft
▶ Bewegung

Verschlimmerung:
▶ Wärme
▶ enge Kleidung

Geist-Gemüt-Symptome:
▶ melancholisch, depressiv, reizbar, weinerlich, traurig mit Selbstzweifeln
▶ verbirgt Unsicherheit und Mangel an Selbstvertrauen hinter dominantem, überheblichem Verhalten

Die Geist-Gemüt-Symptome sind typisch für die prämenstruelle Phase (siehe Teil I, Kap. 2.4). Bei Eintritt der Regel stehen die organischen Beschwerden im Vordergrund.

Natrium chloratum D12

Leitsymptome:
▶ Periode zu spät und spärlich
▶ Periode verfrüht und reichlich
▶ Kopfschmerzen vor der Periode

▶   Trockenheit der Scheide mit Schmerzen beim Geschlechtsverkehr

Ursache:
▶   emotionale Ereignisse
▶   alter Kummer

Besserung:
▶   alleine sein
▶   an der frischen Luft

Verschlimmerung:
▶   durch Trost
▶   Wärme, Hitze

Geist-Gemüt-Symptome:
▶   depressiv, grüblerisch
▶   zieht sich gerne zurück

Für introvertierte Frauen, die nachtragend sind und viele alte Kränkungen mit sich herumtragen, (siehe Teil I, Kap. 2.4).

Phosphorus D12

Leitsymptome:
▶   lange anhaltende, verstärkte, hellrote Blutung
▶   verlängerter Zyklus (Dauerbluten)
▶   Neigung zu Nasenbluten
▶   Verlangen nach kalten Mahlzeiten (Eis, Milch)

Besserung:
▶   kurzer Schlaf

Verschlimmerung:
▶   Aufregung, Anstrengung

Geist-Gemüt-Symptome:
▶   hilfsbereit, kontaktfreudig, herzlich
▶   viele Ängste, schnell erschöpft und ausgebrannt

Für große, schlanke, quirlig-nervöse Frauen, oft rothaarig; feingliedrig mit durchscheinender Haut.

Teil I – Hormoneller Wandel

Pulsatilla D6

Leitsymptome:
▶ Periode zu früh, zu spät, spärlich oder reichlich
▶ Wechselhaftigkeit der Symptome; keine Periode gleicht der anderen (Rhythmus, Stärke, Art der Beschwerden)
▶ harte, geschwollene, schmerzhafte Brüste und Schweregefühl des Unterleibs

Ursache:
▶ Verkühlen der Füße
▶ emotionales Chaos mit dem Gefühl, alleine gelassen zu werden

Besserung:
▶ an der frischen Luft
▶ durch Trost

Verschlimmerung:
▶ Hitze, Wärme
▶ stickige Räume

Geist-Gemüt-Symptome:
▶ weinerlich, „nah am Wasser gebaut", trostbedürftig
▶ launisch mit Stimmungsschwankungen
▶ harmoniesüchtig und anhänglich

Bewährt auch bei jungen Mädchen mit unregelmäßiger, schmerzhafter Blutung.

Sepia D12

Leitsymptome:
▶ Blutung zu früh und spärlich
▶ Blutung spät, stark, schwarz oder ganz ausbleibend
▶ wehenartige Gebärmutterkrämpfe
▶ Gefühl des Abwärtsdrängens der Gebärmutter

Besserung:
▶ alleine sein
▶ kräftige, körperliche Bewegung (Tanzen, Sport)

▶ Wärme

Verschlimmerung:

▶ Kälte

▶ Stress

Geist-Gemüt-Symptome:

▶ innerliche Leere durch völlige Überarbeitung

▶ pflichtbewusstes Erfüllen ihrer Tätigkeiten

▶ Suche nach Ruhe und Distanz, auch engsten Angehörigen gegenüber

Frauen, die mit ihrer Situation (Stillzeit, Beruf, Ehe usw.) überfordert und auf der
Suche nach Distanz und Selbstverwirklichung sind. Die Pflichten des Alltags werden mit Zähneknirschen erfüllt, sie hegen einen tiefen Groll darüber.

2.6 Zwischenblutungen

Zwischenblutungen müssen ärztlich abgeklärt sein, bevor sie homöopathisch behandelt werden können. Ursachen können Stress, Fernreisen,
ein Intrauterinpessar, Myome oder Geschwüre sein. Auch die Einnahme
bestimmter Medikamente kann zu Zwischenblutungen führen.

Abgrenzung der Arzneien:
Die Suche nach der Ursache steht im Vordergrund. Erst wenn wirklich
kein Zusammenhang zwischen der Zwischenblutung und einem auslösenden Ereignis zu sehen ist, sollte man auf die Arzneien in der letzten
Zeile zurückgreifen.

Unterscheidungs-merkmal	arzneiweisende Symptome	passende Arznei
Folge von Aufregung	nervös, hektisch, ängstliche Natur; reagiert auf bevorstehende Ereignisse	Argentum nitricum D12
	träge und schwerfällig; jede leichte Aufregung führt zu Blutung	Calcium carbonicum D12
Folge von Anstrengung	Zwischenblutung meist nur nachts; kann von Durchfällen begleitet sein	Bovista lycoperdon D6
	träge und schwerfällig; jede leichte Anstrengung führt zu Schweißausbrüchen	Calcium carbonicum D12
Operation, Verletzung	Neigung zu Krampfadern	Hamamelis D6
keine Ursache bekannt	Zwischenblutung während des Eisprungs	Bovista lycoperdon D6
	erschöpft und überarbeitet; neigt zu Übergewicht und Schweißausbrüchen	Calcium carbonicum D12
	Zwischenblutung begleitet von Schmerzen	Hamamelis D6

Dosierung:

3-mal täglich eine Gabe für 1–2 Wochen. Beim nächsten Zyklus 1–2 Tage vor dem Eisprung (wenn ein Zusammenhang erkennbar ist) beginnen und eine Woche lang einnehmen. Spätestens nach 2–3 Zyklen die Arznei absetzen, bis dahin sollte eine Regulation stattgefunden haben.

Argentum nitricum D12

Leitsymptome:

▶ Zwischenblutung, die dunkel und klumpig sein kann
▶ empfindliche Vagina mit Schmerzen beim Geschlechtsverkehr

Ursache:
▶ Folge von bevorstehenden, bedeutenden Ereignissen (Prüfung, Vortrag usw.)

Besserung:
▶ Kälte

Verschlimmerung:
▶ Aufregung
▶ Wärme

Geist-Gemüt-Symptome:
▶ ängstlich, nervös
▶ immer hektisch und in Eile

Für ängstliche Naturen, die empfindlich auf bevorstehende Ereignisse reagieren, manchmal auch mit Durchfall und Bauchschmerzen.

Bovista lycoperdon D6

Leitsymptome:
▶ Blutung in der Eisprungzeit
▶ schwarze, klumpige Blutung
▶ häufig fließt das Blut nur nachts im Liegen

Ursache:
▶ Auslöser kann Anstrengung sein

Verschlimmerung:
▶ nachts
▶ morgens

Die Zwischenblutung wird häufig von Durchfällen begleitet.

Calcium carbonicum D12

Leitsymptome:
▶ leichte Zwischenblutung
▶ jede leichte Aufregung führt zu Blutung

▶ Neigung zu feuchtkalten Schweißausbrüchen
▶ brennende, juckende Scheide mit reichlich weiß-milchigem Ausfluss

Ursache:
▶ Folge von Aufregung oder Ärger

Besserung:
▶ trockenes Wetter
▶ Wärme

Verschlimmerung:
▶ Anstrengung (körperlich und geistig)
▶ Kälte, Feuchtigkeit

Geist-Gemüt-Symptome:
▶ niedergeschlagen

Die eher übergewichtige, schwerfällige Frau mit wenig Selbstvertrauen; schnell erschöpft, schnell überarbeitet.

Hamamelis D6

Leitsymptome:
▶ dunkelrote Zwischenblutung
▶ Schmerzen während des Eisprungs in der Gebärmutter und im Kreuz
▶ Neigung zu Krampfadern

Ursache:
▶ Folge von Verletzung, Operation

Verschlimmerung:
▶ nachts
▶ Wärme

Auch ohne Zutreffen der Ursache ein bewährtes Mittel bei Zwischenblutung mit Schmerzen.

3 Schwangerschaft

Die Zeit der Schwangerschaft ist eine wunderbare Zeit, die von den meisten Frauen voller Vorfreude durchlebt wird. Leider ist gerade die Frühschwangerschaft mit häufigen körperlichen Unstimmigkeiten verbunden, sodass die Freude schnell getrübt werden kann. Homöopathische Mittel können sehr gut helfen, leichte organische Beschwerden sanft zu behandeln. Die hier angegebenen Potenzen und Dosierungen sind alle zur Einnahme in der Schwangerschaft geeignet – auch wenn aus rechtlichen Gründen im Beipackzettel der homöopathische Arzneien eine gegenteilige Darstellung stehen sollte. Generell gilt aber auch hier: nie länger als nötig anwenden und sobald eine Besserung festzustellen ist, die Arznei absetzen.

3.1 Geburtsvorbereitung

Arzneien zur Vorbereitung auf die Geburt können eine gute Unterstützung sein. Es sind bewährte Arzneien, die vor allem auf der körperlichen Ebene wirken und so eine zügige und weniger schmerzhafte Geburt ermöglichen. Auch auf der seelischen Ebene können sie helfen, Ängste und Verkrampfungen zu lösen und für eine harmonische Verfassung zu sorgen. Die Einnahme der Mittel sollte aber immer mit dem behandelnden Arzt oder der Hebamme abgesprochen werden.

Pulsatilla D6

Anwendung und Dosierung:
▶ 4–6 Wochen vor dem errechneten Termin
▶ 2-mal täglich 5 Globuli

Caulophyllum D4

Anwendung und Dosierung:
- 2–3 Wochen vor dem errechneten Termin
- 2-mal täglich 5 Globuli

Diese beiden Mittel haben sich in Kombination unterstützend zur Vorbereitung auf eine komplikationslose, natürliche Geburt bewährt.

Arnica D6

Anwendung und Dosierung:
- mit dem Einsetzen der Wehen bzw. einen Tag vor dem geplanten Kaiserschnitt
- 3-mal täglich 5 Globuli, auch noch die ersten 3 Tage nach der Entbindung

Arnica ist ein bewährtes Mittel zur Vorbereitung auf die körperliche Anstrengung der Geburt. Es verhindert Muskelkater und kann die Blutungsneigung vermindern. Zudem fördert es die Wundheilung nach Kaiserschnitt oder Dammschnitt.

3.2 Muskelkrämpfe

In der Selbstmedikation können Krämpfe der Extremitäten und eventuell leichte Mutterbänderschmerzen behandelt werden. Bei unklaren und anhaltenden Beschwerden ist eine Abklärung durch den Arzt unbedingt notwendig, um vorzeitige Wehen auszuschließen.

Abgrenzung der Arzneien:
Hier wird die Lokalisation der Krämpfe bzw. die Besserungsmodalität hinterfragt.

Unterscheidungs-merkmal	arzneiweisende Symptome	passende Arznei
Krämpfe in den Fingern oder Zehen	schnell erschöpft und ermattet; Schweißausbrüche bei Anstrengung	Calcium carbonicum D12
	Krämpfe, die sich von den Fingern oder Zehen zum Körperstamm ausbreiten	Cuprum metallicum D12
Wadenkrämpfe	schnell erschöpft und ermattet; Schweißausbrüche bei Anstrengung	Calcium carbonicum D12
	Krämpfe, die sich von den Fingern oder Zehen zum Körperstamm ausbreiten	Cuprum metallicum D12
	tagsüber schwere Beine, nachts Wadenkrämpfe; besser durch schnelles Umhergehen	Sepia D12
Wadenkrämpfe besser durch Massage und Druck	krampfartige, stechende Schmerzen	Magnesium phosphoricum D12
	Neigung zu Kreislaufbeschwerden; kalte Schweiße; eiskalte Haut	Veratrum album D6

Dosierung:

Akute Beschwerden: Alle 10 min eine Gabe auf der Zunge zergehen lassen, bis die Beschwerden besser werden (dies sollte schnell erfolgen: 30–60 min).

Immer wiederkehrende Beschwerden mit einer regelmäßigen Gabe 3-mal täglich behandeln. Besserung sollte nach einer Woche zu spüren sein. Dann das Mittel absetzen. Wenn keine Besserung oder sogar Verschlechterung eintritt, bitte Rat bei einem Therapeuten suchen.

Calcium carbonicum D12

Leitsymptome:
▶ Krämpfe in den Fußsohlen oder Zehen
▶ Wadenkrämpfe
▶ allgemeines Frösteln mit kalten, feuchten Füßen

► Neigung zu Verstopfung und Schweißausbrüchen

Ursache:

► Folge von körperlicher Überlastung

Besserung:

► Wärme

Verschlimmerung:

► Anstrengung (körperlich und geistig)

► Kälte, Feuchtigkeit

Meist für kräftig gebaute, mütterliche Frauen geeignet, die rasch ermüden und bei Anstrengungen schnell erschöpft sind.

Cuprum metallicum D12

Leitsymptome:

► Muskelkrämpfe der willkürlichen und unwillkürlichen Muskulatur

► Muskelzuckungen

► Wadenkrämpfe

► Krämpfe beginnend an Zehen und Fingern, dann ausbreitend in Richtung Körperstamm

► Kältegefühl

Verschlimmerung:

► Berührung

► nachts

Häufig ein Folgemittel von Magnesium phosphoricum, wenn dieses nicht den gewünschten Erfolg bringt.

Magnesium phosphoricum D12

Leitsymptome:

► Krämpfe der unwillkürlichen Muskulatur

► plötzliche, krampfartige, stechende Schmerzen

► blitzartig kommend und gehend

▶   Mutterbänderschmerzen

Besserung:
▶   Wärme
▶   Druck
▶   Zusammenkrümmen
▶   Reiben

Verschlimmerung:
▶   Kälte
▶   Berührung

Vorsicht im Dauergebrauch bei Neigung zu Fehlgeburten; kann anregend auf die Muskulatur wirken und somit Wehen fördern.

Ansonsten bei Krämpfen das Mittel der ersten Wahl, wenn keine andere Arznei besser passt.

Sepia D12

Leitsymptome:
▶   nächtliche Wadenkrämpfe während des Schlafens
▶   tagsüber Gefühl von schweren Beinen
▶   Neigung zu venösen Stauungen
▶   kalte Hände und heiße Füße oder umgekehrt

Besserung:
▶   kräftige Bewegung
▶   Wärme

Verschlimmerung:
▶   Kälte

Geist-Gemüt-Symptome:
▶   reizbar, schlimmer bei Stress

Ebenso kann Neigung zu Senkungsbeschwerden auftreten. Die Frau kreuzt ihre Beine, weil sie das Gefühl hat „alles möchte nach unten raus".

Veratrum album D6

Leitsymptome:
► plötzlich einschießender Schmerz mit krampfartigem Ziehen in den Extremitäten
► Glieder wie zerschlagen
► lähmungsartige Schwäche
► kalter Schweiß, eiskalte Haut

Besserung:
► Massage
► Wärme
► Hinlegen

Eventuell Neigung zu Kreislaufbeschwerden mit Kältegefühl am ganzen Körper bei geringster Anstrengung.

3.3 Ödeme

Ödeme im letzten Schwangerschaftsdrittel, v. a. der unteren Extremitäten, sind eine meist normale Erscheinung in der Schwangerschaft.
Generalisierte Ödeme können aber auch auf eine Gestose (Schwangerschaftsvergiftung) oder kardio-renale Probleme (Hypertonie, Niereninsuffizienz) hinweisen und müssen dringend ärztlich abgeklärt werden.

Abgrenzung der Arzneien:
Zur Unterscheidung dient die Frage nach der thermischen Verbesserungsmodalität.

Unterscheidungs-merkmal	arzneiweisende Symptome	passende Arznei
besser durch Kälte	blassrote Schwellung mit stechenden Schmerzen; Ödeme in Gesicht und Extremitäten	Apis D6
	leichte Schwellung, nur bei Hitze oder in warmen Räumen	Natrium chloratum D6
besser durch Wärme	rastlos und unruhig; großer Durst; Ödeme in Knöcheln und Füßen	Arsenicum album D12

Dosierung:

3-mal täglich eine Gabe, bis sich die Beschwerden bessern. Nicht länger als 3–6 Wochen anwenden. Bei längerem Bedarf zwischendurch eine Woche pausieren.

Apis D6

Leitsymptome:
- ödematöse Schwellungen im Gesicht und an den Extremitäten
- Schwellung ist blassrot bis rot, glänzend
- stechender Schmerz in den betroffenen Körperteilen
- durstlos

Besserung:
- Kälte
- kalte Anwendungen

Verschlimmerung:
- Hitze
- Berührung

Jegliche Wärme und leisester Druck sind sehr unangenehm.

Arsenicum album D12

Leitsymptome:
- Schwellung in den Knöcheln und Füßen
- Schwäche bei geringster Anstrengung
- großer Durst, aber nur schluckweises Trinken
- friert sehr leicht und verlangt nach Wärme

Besserung:
- warme Getränke
- Wärme

Verschlimmerung:
- nasses Wetter
- Kälte

Geist-Gemüt-Symptome:
- Rastlosigkeit und Unruhe
- sehr besorgt um ihre Gesundheit

Die Rastlosigkeit zeigt sich im ständigen Ortswechsel. Auch nachts muss die Schwangere öfter aufstehen, ein paar Schritte gehen und legt sich dann wieder hin.

Natrium chloratum D6

Leitsymptome:
- leichte Ödeme

Ursache:
- heißes Wetter
- überhitzte Räume

Besserung:
- an der frischen Luft
- durch Kühlen

Verschlimmerung:
- Hitze, Wärme

Ein allgemeines Mittel zur Behandlung der Ödeme.

Sehr bewährt auch als Schüßler Salz Nr. 8 in Kombination mit Schüßler Salz Nr. 10 (Natrium sulfuricum). Dosierung der beiden Mittel: Nr. 10: morgens 4 Tabletten, Nr. 8: mittags und abends je 2 Tabletten langsam vor dem Essen im Mund zergehen lassen.

3.4 Sodbrennen

Die Beschwerden können nach dem Genuss von bestimmten Speisen oder Getränken auftreten, die in der Schwangerschaft nicht mehr vertragen werden. Das Beste wäre natürlich der Verzicht darauf.

Im letzen Trimenon ist Sodbrennen allerdings meist organisch bedingt, d.h. das wachsende Kind schiebt die inneren Organe nach oben, was zu Sodbrennen führen kann. Folgende Arzneien helfen sehr gut, im akuten Fall die Symptome zu mildern.

Abgrenzung der Arzneien:

Als Unterscheidungsmerkmal dient hier zunächst die Reaktion auf bestimmte Nahrungsmittel. Weiterhin können Begleitsymptome oder Besserungsmodalitäten hinterfragt werden.

Unterscheidungs-merkmal	arzneiweisende Symptome	passende Arznei
Folge von speziellen Nahrungsmitteln	Fett	Pulsatilla D6 Robinia pseudoacacia D6
	Kaffee	Nux vomica D6
	Obst	China D6
	scharf gewürztes Essen	Capsicum D6 Nux vomica D6

▶

Unterscheidungs-merkmal	arzneiweisende Symptome	passende Arznei
Sodbrennen von Blähungen begleitet	Aufstoßen von unverdauter Nahrung; Blähungsabgang und Aufstoßen erleichtert nicht	China D6
	stark geblähter Oberbauch mit Atembeklemmung; Blähungsabgang und Aufstoßen erleichtert sehr	Carbo vegetabilis D6
	saures Aufstoßen und saures Erbrechen; allgemein zu viel Säure	Robinia pseudoacacia D6
besondere Besserungsmodalitäten	besser durch Ablenkung und Bewegung; viel schlechter in der Ruhe	Iris versicolor D6
	besser während des Essens	Capsicum D6
	besser am Abend	Nux vomica D6
	besser an der frischen Luft	Pulsatilla D6 Carbo vegetabilis D6

Teil I – Hormoneller Wandel

Dosierung:

Im akuten Fall alle 15–30 min eine Gabe. Bei Besserung, die nach 3–4 Gaben eintreten sollte, die Abstände verlängern. Bei immer wiederkehrenden Beschwerden 3-mal täglich eine Dosis nehmen.

Capsicum D6

Leitsymptome:

▶ häufiges Aufstoßen
▶ schlechter Mundgeruch
▶ brennende Schmerzen im Magen und hinter dem Brustbein
▶ brennendes Gefühl im Hals bis hinauf in den Mund
▶ brennende Zunge
▶ großer Durst

Besserung:
▶ während des Essens

Verschlimmerung:
▶ nach dem Essen
▶ scharf gewürztes Essen

Die Frau ist fröstelig, träge und korpulent mit Verlangen nach Wärme.

China D6

Leitsymptome:
▶ Blähungen und Völlegefühl
▶ Kollern und Rumpeln im Magen-Darm-Trakt
▶ Verdauungsschwäche mit Aufstoßen von unverdauter Nahrung
▶ Appetitlosigkeit wechselt mit Heißhunger
▶ Verlangen nach Saurem, Süßem und Schnaps (!)
▶ Keine Erleichterung durch Aufstoßen oder Blähungsabgang

Besserung:
▶ Wärme
▶ fester Druck

Verschlimmerung:
▶ nach dem Essen
▶ nachts

Vor allem Obst wird sehr schlecht vertragen.

Carbo vegetabilis D6

Leitsymptome:
▶ übel riechendes, brennendes Aufstoßen
▶ Atembeklemmung durch stark geblähten Oberbauch
▶ krampfende, brennende Magenschmerzen
▶ sehr schwache, träge Verdauung
▶ kalte Glieder mit starkem Frieren

► Erleichterung durch Blähungsabgang und Aufstoßen

Besserung:
► an der frischen Luft

Verschlimmerung:
► Hinlegen
► abends und nachts

Die Frau hat das Gefühl zu kollabieren und fächelt sich kalte Luft zu.

Iris versicolor D6

Leitsymptome:
► heftiges Sodbrennen von der Speiseröhre zum Magen
► saures Erbrechen
► starker Speichelfluss
► periodisch auftretende, plötzliche, anfallsartige Beschwerden
► eventuell begleitet von migräneartigen Kopfschmerzen

Besserung:
► Bewegung

Verschlimmerung:
► Ruhe
► abends, nachts

Auffallend ist hier die Besserung in den Ruhephasen, also am Abend oder auch am Wochenende.

Nux vomica D6

Leitsymptome:
► Magendrücken oder krampfartige Magenschmerzen
► Sodbrennen mit Übelkeit
► bitteres, saures Aufstoßen 1–2 Stunden nach dem Essen

Ursache:
► zu reichliches Essen

▶   zu stark gewürztes Essen (obwohl Verlangen danach)
▶   Genussmittel (Kaffee)

Besserung:
▶   am Abend
▶   Wärme
▶   nach kurzem Schlaf

Verschlimmerung:
▶   nach dem Essen (1–2 Stunden danach)
▶   morgens
▶   Ärger

Geist-Gemüt-Symptome:
▶   überempfindlich, nervös, gereizt
▶   immer in Stress und Hetze

Für leistungsorientierte Frauen, die auf alle Störungen ihrer Pläne ungehalten und ärgerlich reagieren. Sie sind meist sehr kälteempfindlich.

Pulsatilla D6

Leitsymptome:
▶   eigentlich Widerwille gegen Fett, aber ab und zu Heißhungeranfälle auf Sahne, Eis, Kuchen; danach Sodbrennen, Übelkeit, Schweregefühl im Magen
▶   plötzlicher Ekel vor Speisen
▶   Aufstoßen, Erbrechen lange nach dem Essen
▶   Essen liegt wie ein Stein im Magen
▶   durstlos

Besserung:
▶   durch Trost
▶   an der frischen Luft
▶   kalte Getränke

Verschlimmerung:
▶   Wärme
▶   Durcheinanderessen

▶ Essen am Abend

Geist-Gemüt-Symptome:
▶ weinerlich, anhänglich, launisch
▶ wechselnde Stimmung und wechselnde Beschwerden

Für emotionale, empfindliche Frauen mit häufig wechselnder Stimmungslage.

Robinia pseudoacacia D6

Leitsymptome:
▶ übermäßige Säureproduktion
▶ saures Aufstoßen und saures Erbrechen mit dem Gefühl, „als seien die Zähne stumpf"
▶ Brennen bis in die Speiseröhre
▶ Blähungskoliken
▶ eventuell begleitet von Stirn- und Schläfenkopfschmerz

Besserung:
▶ nach Blähungsabgang

Verschlimmerung:
▶ Essen (vor allem fetthaltige Speisen)
▶ nachts

Robinia ist auch das Mittel der Wahl bei Sodbrennen ohne besondere Symptomatik in der Schwangerschaft.

3.5 Stimmungsveränderungen

Stimmungsschwankungen am Anfang der Schwangerschaft sind eine meist normale Erscheinung. Wenn dies aber zur Belastung der Schwangeren und vor allem ihrer Familie und Mitmenschen wird, so können folgende Arzneien helfen, die Stimmungslage wieder zu regulieren.

Abgrenzung der Arzneien:

Die Gemütslage steht im Vordergrund und hilft, die einzelnen Arzneien voneinander abzugrenzen.

Unterscheidungs- merkmal	arzneiweisende Symptome	passende Arznei
traurig, nieder- geschlagen	viele Ängste; viele organische Beschwerden; evtl. Erinnerung an frühere Geburtserlebnisse	Cimicifuga D12
	introvertiert; lehnt Trost und Zu- wendung ab; hat Schwierigkeiten mit Emotionen	Natrium chloratum D12
reizbar, aufbrausend	innerliches Druck- und Spannungs- gefühl; kann keine Enge ertragen; alle Beschwerden schlimmer während der Schwangerschaft	Lachesis D12
	alles ist zu viel; gleichgültig gegenüber der Familie; möchte ihre Ruhe haben	Sepia D12
weinerlich, Stim- mungswechsel	braucht Zuspruch; mag nicht alleine sein; friert leicht, lehnt aber Wärme ab	Pulsatilla D12

Dosierung:

2-mal täglich eine Gabe. Dies kann über einen Zeitraum von 3–6 Wo-chen gegeben werden. Wenn die Schwangere sich besser fühlt, sollte die Arznei abgesetzt werden – dies kann auch schon nach einer Woche der Fall sein – und bei Bedarf wieder eingenommen werden.

Cimicifuga D12

Leitsymptome:

▶ viele organische Beschwerden in der Frühschwangerschaft wie
  – Übelkeit, Erbrechen
  – Schlafstörungen
  – Nackenschmerzen, HWS-Syndrom

Besserung:
▶ Wärme

Verschlimmerung:
▶ Kälte

Geist-Gemüt-Symptome:
▶ traurig, niedergeschlagen, depressiv
▶ viele Ängste (auch vor der Geburt)
▶ Bindungsängste durch die neue Situation der Schwangerschaft
▶ denkt oft an schreckliche Erinnerung, an eine frühere schwere Geburt oder Fehlgeburt
▶ wechselnde Stimmung, manchmal redselig, geschwätzig, überdreht, dann wieder traurig, missmutig, pessimistisch

Die Frau ist noch überfordert mit der neuen Situation der Schwangerschaft und den daraus resultierenden Veränderungen. Die organischen Beschwerden halten oft lange über die 12. Schwangerschaftswoche hinaus an.

Lachesis D12

Leitsymptome:
▶ „Alles wird schlimmer" durch die Schwangerschaft
▶ venöse Stauungsprobleme (Hämorrhoiden, Krampfadern)
▶ Haarausfall

Besserung:
▶ an der kühlen, frischen Luft
▶ Bewegung

Verschlimmerung:
▶ morgens, nach dem Erwachen

Geist-Gemüt-Symptome:
▶ unerträgliches Druck- und Spannungsgefühl
▶ erträgt keinen seelischen Druck oder psychische Einengung (aber auch keine physische!)
▶ alles wird ihr zu eng, fühlt sich eingeschnürt
▶ erwacht morgens traurig und verzweifelt

▶ reagiert auf Kleinigkeiten argwöhnisch und aufbrausend

Lachesis-Frauen sind eifersüchtige, geschwätzige, manipulierende Frauen, die häufig unter einem inneren Überdruck leiden. Sie suchen ein Ventil, um Dampf abzulassen.

Natrium chloratum D12

Leitsymptome:
▶ Schwindel, Herzklopfen
▶ migräneartige Kopfschmerzen
▶ Neigung zu Herpes-Erkrankungen
Besserung:
▶ frische Luft
▶ alleine sein
Verschlimmerung:
▶ Wärme
▶ durch Trost
Geist-Gemüt-Symptome:
▶ traurig und verzweifelt
▶ stiller, meist auch schon alter Kummer
▶ schweigsam und introvertiert, zieht sich gerne zurück
▶ glaubt, den zukünftigen Aufgaben (v. a. emotional) nicht gewachsen zu sein
▶ lehnt Trost und Zuwendung ab, weint im Stillen

Bei Natrium chloratum-Frauen finden sich häufig strenge distanzierte Eltern; sie fühlten sich als Kind nicht geliebt. Nun haben sie Angst, die gleichen Fehler wie die eigenen Eltern zu machen.

Pulsatilla D12

Leitsymptome:
▶ Verdauungsprobleme

▶ Schwangerschaftsübelkeit
▶ venöse Beschwerden

Besserung:
▶ an der frischen Luft
▶ leichte Bewegung (Spazierengehen)

Verschlimmerung:
▶ in warmen, stickigen Räumen

Geist-Gemüt-Symptome:
▶ sehr wechselnde Stimmung, Lachen und Weinen nah zusammen
▶ sehr „nah am Wasser gebaut"
▶ nachgiebig, sanft, harmoniesüchtig
▶ braucht Zuspruch, Zuneigung und Trost
▶ kann nicht alleine sein (Angst, verlassen zu werden)

Viele Frauen werden in der Schwangerschaft durch die hormonellen Veränderungen zu Pulsatilla-Frauen.

Sepia D12

Leitsymptome:
▶ Morgenübelkeit
▶ Verstopfung
▶ Neigung zu Senkungsbeschwerden

Besserung:
▶ kräftige Bewegung, Sport, Tanzen
▶ Ablenkung

Verschlimmerung:
▶ durch Trost
▶ Kälte

Geist-Gemüt-Symptome:
▶ alles ist ihr zu viel
▶ Gleichgültigkeit und Gefühlsleere gegen die Familie und Pflichten
▶ Angst, den Anforderungen des Alltags nicht gewachsen zu sein
▶ reagiert gereizt und ärgerlich, fühlt sich leicht angegriffen

▶   Verlangen nach Distanz und Freiheit

Oft „funktionieren" die Frauen aufgrund ihres starken Pflichtbewusstseins weiter, hegen aber innerlich einen tiefen Groll über alles und jeden und v. a. über ihre Situation.

3.6 Übelkeit und Erbrechen

Starke Übelkeit mit lang anhaltendem Erbrechen und Übelkeit im letzten Trimenon muss ärztlich abklärt werden.

Abgrenzung der Arzneien:
Zur Wahl der richtigen Arznei sollten zunächst plötzliche Abneigungen, die erst in der Schwangerschaft aufgetreten sind, hinterfragt werden.

Unterscheidungs-merkmal	arzneiweisende Symptome	passende Arznei
empfindlich gegen Essensgerüche	Übelkeit besser durch Essen; Übelkeit besser durch Ablenkung	Sepia D12
	Übelkeit besser durch Ruhe; keine Besserung durch Essen	Colchicum D12
empfindlich auf Tabakrauch	sterbensübel mit Kreislaufproblemen	Tabacum D6
	muss immer etwas im Magen haben; widersprüchliche Stimmung	Ignatia D6
widersprüchliche Essensvorlieben, wechselnde Stimmung	Verlangen nach Fett, Eis, Sahne, Kuchen, verträgt dies aber nicht	Pulsatilla D6
	Verlangen nach schwerer Kost, verträgt diese besser als leichte	Ignatia D6

▶

Unterscheidungs-merkmal	arzneiweisende Symptome	passende Arznei
ständiges Erbrechen	Erbrechen ohne Erleichterung; Zunge ist ohne Belag	Ipecacuanha D6
	Durst auf kleine Schlucke Wasser; brennendes Gefühl im Magen; macht sich viele Sorgen	Arsenicum album D12
Reizbarkeit	Erbrechen erleichtert; krampfartige Schmerzen; Essen verschlimmert	Nux vomica D6
	empfindlich gegen Essensgerüche; Übelkeit besser durch Essen	Sepia D12

Teil I – Hormoneller Wandel

Dosierung:

Im akuten Fall alle 15–30 min eine Gabe. Bei Besserung, die nach 3–4 Gaben eintreten sollte, die Abstände verlängern. Bei immer wiederkehrenden Beschwerden 3-mal täglich eine Dosis nehmen.

Arsenicum album D12

Leitsymptome:
- ▶ sehr starke Übelkeit
- ▶ alles wird erbrochen
- ▶ brennendes Gefühl im Bauch
- ▶ Durst auf kleine Schlucke Wasser, die wieder erbrochen werden

Besserung:
- ▶ Wärme

Verschlimmerung:
- ▶ nachts

Geist-Gemüt-Symptome:
- ▶ Schwäche, Erschöpfung, Ängste
- ▶ macht sich Sorgen um das Kind, sucht Sicherheit durch perfekte medizinische Versorgung

▶ nächtliche Unruhe und Angst – sucht Gesellschaft, will nicht alleine sein

Die Frau fühlt sich kalt, zittrig und schwach. Sie verlangt nach Gesellschaft und ist sehr besorgt um ihre Gesundheit.

Colchicum D12

Leitsymptome:
▶ überempfindlich gegen Gerüche (v. a. Fisch)
▶ Abneigung gegen Essen (v. a. Eier, fettes Fleisch)
▶ Übelkeit und Brechreiz schon beim Denken an die Gerüche oder beim Anblick der Speisen
▶ reichlich Speichelfluss
▶ schleimiges Erbrechen
▶ fühlt sich elend und kalt

Besserung:
▶ Ruhe
▶ Wärme

Verschlimmerung:
▶ bei Bewegung und Anstrengung
▶ nachts

Geist-Gemüt-Symptome:
▶ unruhig, nervös, hastig
▶ fühlt sich erschöpft

Die Frau ist sehr durstig und sehr empfindlich gegenüber schlechten Angewohnheiten beim Essen.

Ignatia D6

Leitsymptome:
▶ muss immer etwas im Magen haben
▶ verträgt mal dies nicht, mal jenes nicht

▶ verträgt schwere Kost meist besser als Schonkost

Besserung:
▶ Essen

Verschlimmerung:
▶ Tabakrauch
▶ Ärger
▶ frischer Kummer

Geist-Gemüt-Symptome:
▶ widersprüchliche Stimmung, plötzlicher Stimmungswechsel
▶ Jammern und Seufzen

Die Widersprüchlichkeit der Ignatia-Frau zeigt sich sowohl in ihren Geist-Gemüt-Symptomen, als auch in ihren körperlichen Symptomen. Bei ihr ist immer alles ganz besonders und speziell.

Ipecacuanha D6

Leitsymptome:
▶ ständige Übelkeit mit Erbrechen ohne Erleichterung
▶ Würgen mit leerem Magen
▶ alles wird erbrochen
▶ Schwäche
▶ kalte Hände, kalte Füße
▶ starker Speichelfluss
▶ Zunge ist feucht, aber ohne Belag

Besserung:
▶ Ruhe

Verschlimmerung:
▶ Bewegung
▶ Essen

Die Übelkeit hält ständig an und wird durch nichts wirklich gebessert. Die Frau ist schwach und sehr erschöpft durch die ewigen Brechanfälle.

Nux vomica D6

Leitsymptome:
- ▸ Würgen, ohne erbrechen zu können
- ▸ falls Erbrechen, dann erleichtert dieses
- ▸ Hunger mit Abneigung gegen Essen
- ▸ krampfartige Magenschmerzen
- ▸ überempfindlich, nervös, gereizt

Besserung:
- ▸ am Abend
- ▸ nach kurzem Schlaf
- ▸ Hinlegen

Verschlimmerung:
- ▸ nach dem Essen
- ▸ morgens (ab 3 Uhr)
- ▸ Genussmittel (z. B. Kaffee wird nicht vertragen)
- ▸ Ärger und Zorn

Geist-Gemüt-Symptome:
- ▸ gereizt und ungeduldig
- ▸ überlastet, überfordert, überreizt

Für leistungsorientierte Frauen, die auf alle Störungen ihrer Pläne ungehalten und ärgerlich reagieren. Sie sind meist sehr kälteempfindlich.

Pulsatilla D6

Leitsymptome:
- ▸ eigentlich Widerwille gegen Fett, aber ab und zu Heißhungeranfälle auf Sahne, Eis, Kuchen; danach Übelkeit, Sodbrennen, Schweregefühl im Magen
- ▸ plötzlicher Ekel vor Speisen
- ▸ Aufstoßen, Erbrechen lange nach dem Essen
- ▸ Essen liegt wie ein Stein im Magen
- ▸ durstlos

Besserung:
- ▶ durch Trost
- ▶ an der frischen Luft
- ▶ kalte Getränke

Verschlimmerung:
- ▶ Wärme
- ▶ Durcheinanderessen
- ▶ Essen am Abend

Geist-Gemüt-Symptome:
- ▶ weinerlich, anhänglich, launisch
- ▶ wechselnde Stimmung und wechselnde Beschwerden

Für emotionale, empfindliche Frauen mit häufig wechselnder Stimmungslage.

Sepia D12

Leitsymptome:
- ▶ Übelkeit und Erbrechen gleich nach dem Aufwachen
- ▶ anhaltende Übelkeit
- ▶ Verlangen nach Saurem
- ▶ Erbrechen bei Anblick und Geruch von Speisen
- ▶ Neigung zu Verstopfung

Besserung:
- ▶ Ablenkung, kräftige Bewegung, frische Luft
- ▶ Essen (fortwährendes Essen)

Verschlimmerung:
- ▶ am Morgen und Nachmittag
- ▶ Denken an Essen (Essensgerüche)

Geist-Gemüt-Symptome:
- ▶ leicht reizbar mit dem Wunsch nach Ruhe

Die Sepia-Frau muss morgens gleich im Bett frühstücken, denn dies hilft, ihre Übelkeit in Griff zu bekommen. Dauernde Ablenkung z. B. durch berufliche Überaktivität hilft ebenso.

Tabacum D6

Leitsymptome:
▶ sterbensübel und sehr elend
▶ starke Kreislaufsymptomatik:
  Schwindel, kalter Stirnschweiß, blasses Gesicht, eiskalter Körper
▶ Schwächegefühl im Magen

Besserung:
▶ an der frischen Luft
▶ Entblößen des Bauches
▶ Hinlegen

Verschlimmerung:
▶ geringste Bewegung
▶ Tabakrauch
▶ Wärme

Die Übelkeit erinnert an den ersten, heimlichen Rauchversuch und das sterbenselende Gefühl danach.

3.7 Verstopfung

Verstopfung ist eines der häufigsten Probleme in der Schwangerschaft – aufgrund veränderter hormoneller Lage und im weiteren Verlauf der Schwangerschaft durch das wachsende Kind, welches auf den Darm drückt. Verstopfung begünstigt auch die Entstehung von Hämorrhoiden (siehe auch Teil III, Kap. 10.1)

Abgrenzung der Arzneien:
Zur Abgrenzung dient das Symptom des Stuhldranges: Ist Stuhldrang vorhanden oder spürt die Frau gar keinen Drang, die Toilette aufzusuchen?

Unterscheidungs-merkmal	arzneiweisende Symptome	passende Arznei
Verstopfung ohne Stuhldrang	besser durch Bewegung; rissiger, wunder After	Alumina D6
	schlimmer durch Bewegung; alles ist trocken, großer Durst	Bryonia D6
	Folge von Operation, totale Darma-tonie	Opium D12
Verstopfung mit Stuhldrang	begleitet von Blähungen; Neigung zu Verdauungsproblemen	Lycopodium D6
	Gefühl, als bleibe etwas zurück; Folge von Abführmittelmissbrauch	Nux vomica D6
	besser durch körperliche Anstrengung; Neigung zu venösen Problemen; Gefühl einer Kugel im Rektum	Sepia D12
bei wenig auffal-lenden Symptomen	eventuell von Hämorrhoiden begleitet	Collinsonia D6

Dosierung:

Die ersten Tage 3–5-mal täglich eine Gabe. Wenn sich dann der Stuhl-gang reguliert hat, nur noch 2-mal täglich für eine Woche, dann abset-zen. Falls es wieder zu Verstopfung kommen sollte, erneut mit der 2-mal täglichen Gabe beginnen und bei Besserung wieder absetzen.

Alumina D6

Leitsymptome:
► kein Stuhldrang
► mühevoller Stuhlabgang
► heftiges Drücken und Pressen
► unvollständiges Entleeren von harten, kugeligen Stühlen
► auch weicher Stuhl wird nur schwer entleert
► rissiger, wunder After

Besserung:
▶ Bewegung

Verschlimmerung:
▶ Genuss von Kartoffeln
▶ sitzende Tätigkeit

Die Schmerzen am After werden beschrieben, „als wäre er zu eng".

Bryonia D6

Leitsymptome:
▶ kein Stuhldrang
▶ harter, trockener, meist großvolumiger Stuhl
▶ Stuhl sieht aus „wie verbrannt"
▶ großer Durst auf kalte Flüssigkeit
▶ plötzliche, heftige, stechende Schmerzen im Darm

Besserung:
▶ Druck (Zusammenkrümmen beim stechenden Schmerz)

Verschlimmerung:
▶ durch jegliche Bewegung

Geist-Gemüt-Symptome:
▶ gereizt, will ihre Ruhe haben

Starke Trockenheit der Schleimhäute im Darm, Mund und Rachen ist hier sehr typisch.

Collinsonia D6

Leitsymptome:
▶ hellfarbige, knollige Stühle
▶ meist begleitet von Hämorrhoiden
▶ stechende Schmerzen wie das Gefühl eines Splitters im Mastdarm

Besserung:
▶ warme Anwendungen

Verschlimmerung:
▶ Kälte

Ein bewährtes Mittel bei Verstopfung, die erst mit der Schwangerschaft einsetzt.

Lycopodium D6

Leitsymptome:
▶ vergeblicher Stuhldrang
▶ mangelnde Verdauungskraft, evtl. Leberfunktionsstörungen
▶ Blähungen und Bauchkoliken
▶ viele Darmgeräusche
▶ Heißhunger mit schnellem Völlegefühl
Besserung:
▶ durch Lockern der Kleider
▶ nach Blähungsabgang
Verschlimmerung:
▶ beengende Kleidung

Lycopodium-Frauen haben häufig Heißhunger, sind aber nach wenigen Bissen satt.

Nux vomica D6

Leitsymptome:
▶ krampfartige Verstopfung
▶ vergeblicher Stuhldrang mit ungenügender Entleerung
▶ oft begleitet von Übelkeit/Erbrechen
▶ Stuhl ist kleinkugelig, hart und dunkel
Ursache:
▶ schweres, reichliches Essen
▶ Ärger
▶ Abführmittelmissbrauch

Teil I – Hormoneller Wandel

Verschlimmerung:
▸ sitzende Tätigkeit
Geist-Gemüt-Symptome:
▸ nervös, reizbar, überempfindlich

Auch die Verstopfung auf Reisen ist eine Indikation für Nux vomica.

Opium D12

Leitsymptome:
▸ lähmungsartige Verstopfung
▸ tagelang kein Stuhldrang
▸ Untätigkeit des Darms
▸ kleiner, knotiger Stuhl wie Schafkot
Ursache:
▸ Operation
▸ Schreck, Schock

Das Mittel der Wahl bei Verstopfung im Wochenbett.

Sepia D12

Leitsymptome:
▸ wenig Stuhldrang
▸ Gefühl einer Kugel im Rektum
▸ großer, harter, dunkler Stuhl, mit Schleim verklebt
▸ Neigung zu venösen Problemen (Hämorrhoiden, Krampfadern)
Besserung:
▸ Bewegung
▸ körperliche Anstrengung
▸ frische Luft
Verschlimmerung:
▸ Kälte

Geist-Gemüt-Symptome:
- ▶ müde und erschöpft
- ▶ gereizt, alles wird zu viel

Die Schwangere hat das Gefühl, als dränge beim Pressen der Mastdarm heraus.

4 Wochenbett

Homöopathische Mittel im Wochenbett können eine große Hilfe bei allen dort auftretenden Beschwerden sein. Der Einsatz sollte, wenn möglich, nach Rücksprache mit der Hebamme oder dem behandelnden Arzt erfolgen.

4.1 Depressive Verstimmung

Stimmungsveränderungen bis hin zur Depression nach der Geburt können viele Ursachen haben, wie hormonelle Veränderung nach der Schwangerschaft, Schlafmangel und körperliche Veränderungen. Im Mittelpunkt steht häufig das Gefühl, den erwarteten Anforderungen nicht gerecht zu werden oder „versagt zu haben" (Kaiserschnitt statt normale Geburt). Beginnende Beschwerden, wie Schlaflosigkeit, Unruhe und rascher Stimmungswechsel können frühzeitig mit homöopathischen Mitteln behandelt werden. Bei stärkeren Beschwerden ist ärztliche Hilfe angezeigt.

Abgrenzung der Arzneien:
Hier muss die momentane Gemütslage hinterfragt werden, die nach der Geburt vorhanden ist. Sind Stimmungsschwankungen zwischen extremen Gefühlen oder eher eine dauerhaft niedergeschlagene Stimmung vorherrschend?
Vielleicht sind auch versteckte Ängste vor den nun neuen Aufgaben der Grund für die Verstimmungen.

Unterscheidungs-merkmal	arzneiweisende Symptome	passende Arznei
Stimmungs-schwankungen: überdreht abwech-selnd mit traurig, verzweifelt	Zerschlagenheitsgefühl des Körpers; eingehüllt von dunkler Wolke; körper-liche und seelische Symptome wech-seln sich ab	Cimicifuga D12
	ständige Unruhe; neigt zu sinnlosen Wiederholungshandlungen; niedriger Blutdruck	Veratrum album D12
Stimmungs-schwankungen: Lachen abwechselnd mit Weinen	hysterische Gefühlsausbrüche; Folge von frischem Kummer; Trost verschlim-mert	Ignatia D12
	harmoniesüchtig und trostbedürftig; überglücklich durch die Geburt des Kindes; trotzdem häufiges Weinen	Pulsatilla D12
Stimmungs-schwankungen: Liebe und Hass	arrogantes, hochmütiges Auftreten; sieht auf andere herab; glaubt, sie sei etwas Besseres	Platinum D12
niedergeschlagen, traurig, melancho-lisch	keine Lebensfreude, kein Glücksgefühl; nur Leere und Verzweiflung	Aurum D12
	fühlt sich gefangen durch die neue Situation; eingehüllt von dunkler, depressiver Wolke	Cimicifuga D12
	Folge von altem Kummer oder alten Enttäuschungen; mag keinen Trost; zieht sich zurück, will alleine sein	Natrium chloratum D12
Angst vor den zukünftigen Anforderungen	gereizt und ärgerlich; leicht ange-griffen; keinen Bezug zum Baby; alles ist ihr zu viel	Sepia D12
	introvertiert; Angst vor der emotio-nalen Bindung; kann schlecht Gefühle zeigen	Natrium chloratum D12

Dosierung:
An den ersten drei Tagen 3-mal täglich eine Gabe, danach nur noch 2-mal täglich eine Gabe bis zu Besserung. Bei Bedarf die passende Arznei erneut einnehmen.

Aurum D12

Leitsymptome:
▶ Schlaflosigkeit
▶ nachts wachsen Verzweiflung, Leere und Enttäuschung
▶ keine Lebensfreude
▶ wenig Lachen, starre Mimik
Verschlimmerung:
▶ nachts
Geist-Gemüt-Symptome:
▶ fühlt sich lebensüberdrüssig, wertlos und als Versagerin
▶ melancholisch und verzweifelt

Für ernste, zielstrebige, erfolgreiche Frauen, die sich aber über ihren Erfolg (Geburt des Kindes) nicht freuen können, es stellt sich keinerlei Glücksgefühl ein.
CAVE: Es können sich hinter diesem Verhalten auch selbstmörderische Gedanken mit Todessehnsucht verbergen → Arzt hinzuziehen!

Cimicifuga D12

Leitsymptome:
▶ Schwäche des Körpers
▶ Zerschlagenheitsgefühl
▶ Verzweiflung, Hysterie, Angstzustände
▶ Schlaflosigkeit, Ruhelosigkeit
▶ Wechsel zwischen psychischen und physischen Beschwerden
Verschlimmerung:
▶ nachts

Geist-Gemüt-Symptome:
▶ redselig und überdreht abwechselnd mit ängstlich, niedergeschlagen, depressiv
▶ Gefühl, von einer dicken, schwarzen Wolke eingehüllt zu sein

Die Mutter fühlt sich in der neuen Situation gefangen und zu fest angebunden. Sie neigt zu häufigem Stimmungswechsel. Ebenso wechseln sich die seelischen mit den körperlichen Symptomen ab.

Ignatia D12

Leitsymptome:
▶ häufiges Seufzen, Kloßgefühl im Hals
▶ rascher Wechsel zwischen Lachen und Weinen
▶ hysterische Verhaltensweisen
Ursache:
▶ Folge von frischem Kummer
Besserung:
▶ Ablenkung
Verschlimmerung:
▶ Trost
Geist-Gemüt-Symptome:
▶ Kummer und Enttäuschung wird zurückgehalten („nur nicht daran denken")
▶ plötzliche hysterische Gefühlsausbrüche

Das Mittel der ersten Wahl bei Beschwerden durch frischen Kummer durch die Geburt oder kummervolle Ereignisse danach. Aber auch für empfindsame, romantische Frauen, enttäuscht vom Leben durch zu hohe Erwartungen und dadurch innerliche Verkrampfung mit plötzlichen hysterischen Verhaltensweisen.

Natrium chloratum D12

Leitsymptome:
- ▶ Blässe und Trockenheit (z. B. von Haut und Lippen)
- ▶ lehnt Trost und Zuwendung ab, weint im Stillen
- ▶ geschwächtes Immunsystem: Neigung zu Lippenherpes

Ursache:
- ▶ alter Kummer und Leid

Besserung:
- ▶ alleine sein

Verschlimmerung:
- ▶ durch Trost

Geist-Gemüt-Symptome:
- ▶ traurig und verzweifelt
- ▶ nachtragend und schnell verletzt
- ▶ schweigsam und introvertiert, zieht sich gerne zurück
- ▶ glaubt, den zukünftigen Aufgaben (v. a. emotional) nicht gewachsen zu sein

Für Frauen, die Probleme haben, ihre Gefühle zu zeigen und sich emotional auf etwas oder jemanden einzulassen. Sie haben Angst vor Verletzungen, häufig durch alte Erfahrungen, können aber auch tiefe Anteilnahme für die Bedürfnisse anderer zeigen und aufopfernd helfen.

Platinum D12

Leitsymptome:
- ▶ Überempfindlichkeit des Genitals; ärztliche Untersuchung oder Wöchnerinnen-Einlage wird als sehr störend und unangenehm empfunden
- ▶ unerträgliche, schmerzhafte Nachwehen mit dem Gefühl, die Gebärmutter würde gequetscht

Verschlimmerung:
- ▶ nachts

Geist-Gemüt-Symptome:
▶ arrogantes, überhebliches Auftreten
▶ glaubt, sie sei etwas Besseres und alle anderen seien minderwertig
▶ labile, wechselnde Stimmung, schwankend zwischen abgöttischer Liebe für das Kind und dem Gefühl, dass das Kind ihr fremd ist und sie ihm etwas antun möchte

Für die Frau mit Vorliebe für auffallende, besondere Attribute (Platinschmuck, besondere Wäsche) und sehr gepflegtem Aussehen. Sie verlangt immer eine Sonderbehandlung. Sie hat hohe Anforderungen an den Partner und das Leben, dass er ihr bieten soll.

Pulsatilla D12

Leitsymptome:
▶ sehr wechselhafte Stimmung, Lachen und Weinen nah zusammen
▶ sehr „nah am Wasser gebaut"
▶ braucht Zuspruch, Zuneigung und Trost
▶ kann nicht alleine sein
Besserung:
▶ durch Trost, Zuspruch
Verschlimmerung:
▶ alleine sein
Geist-Gemüt-Symptome:
▶ nachgiebig, sanft, harmoniebedürftig

Die Mutter ist überglücklich über die Geburt des Kindes und mag es gar nicht abgeben. Sie kann ihre Stimmungsschwankungen selbst nicht nachvollziehen, da ja eigentlich alles in Ordnung ist.

Sepia D12

Leitsymptome:
▶ Gleichgültigkeit und Gefühlsleere gegenüber der Familie

- ▶ lehnt ihr Baby ab und hat noch keine Beziehung aufgebaut
- ▶ Angst, den Anforderungen des Alltags nicht gewachsen zu sein
- ▶ Verlangen nach Ruhe und Einsamkeit
- ▶ Senkungsbeschwerden nach der Geburt

Besserung:
- ▶ kräftige sportliche Bewegung

Verschlimmerung:
- ▶ durch Trost
- ▶ körperliche Nähe

Geist-Gemüt-Symptome:
- ▶ reagiert gereizt und ärgerlich, fühlt sich leicht angegriffen
- ▶ alles ist zu viel

Ihr Verantwortungsbewusstsein lässt die Mutter funktionieren. Sie kümmert sich wohl um das Baby, hat aber keine Beziehung dazu und versteht oft nicht, was das Kind möchte, wenn es schreit oder unruhig ist.

Veratrum album D12

Leitsymptome:
- ▶ neigt zu sinnlosen Wiederholungshandlungen
- ▶ körperlich ruhelos, ständiger Beschäftigungsdrang
- ▶ Neigung zu Wahnvorstellungen (religiös, spirituell)
- ▶ möchte gefallen: umarmt und küsst jeden in ihrem überdrehten Zustand
- ▶ vegetativ labil: neigt zu niedrigem Blutdruck mit Schwindel und Kälte

Besserung:
- ▶ Bewegung

Verschlimmerung:
- ▶ Anstrengung

Geist-Gemüt-Symptome:
- ▶ überdrehte Stimmung abwechselnd mit Verzweiflung und Traurigkeit

Auffallend hier der Wechsel zwischen stiller Verschlossenheit und auffälliger, extremer Unruhe. Die planlosen Wiederholungshandlungen können z. B. Zerreißen oder Zerschneiden von Dingen sein, aber auch Fluchen, Brüllen oder hochmütige Rede.

4.2 Geburtsfolgen

Mit Geburtsfolgen sind die Beschwerden unmittelbar nach der Geburt, also direkt im Wochenbett gemeint. Die größte Indikation ist meistens der Wundschmerz, aber auch andere Schmerzen oder Übelkeit nach der Narkose können eine Rolle spielen.

Abgrenzung der Arzneien:

Hier wird die Arznei aufgrund der auftretenden Beschwerden gewählt.

Unterscheidungs-merkmal	arzneiweisende Symptome	passende Arznei
Wundschmerz	traumatische Geburt (Zange, Vakuum); jegliche Verletzung durch den Geburts-vorgang	Arnica D6
	nach spontaner, lang andauernder Geburt; Schmerzen nach Kristeller-Handgriff; Gebärmutterwundschmerz	Bellis perennis D6
sonstige Schmerzen	Nervenschmerzen	Hypericum D6
	Muskelschmerzen	Rhus toxicoden-dron D12
Probleme bei der Wundheilung	alle Wunden	Arnica D6
	Schnittwunden	Staphisagria D6
Übelkeit nach der Narkose		Nux vomica D6

Unterscheidungs-merkmal	arzneiweisende Symptome	passende Arznei
Verstopfung im Wochenbett	mit Stuhldrang	Nux vomica D6
	ohne Stuhldrang	Opium D12

Dosierung:

Die Dosierung der Arzneien wird nach Stärke der Symptomatik gewählt. Akute Übelkeit nach der Narkose bedarf einer häufigeren Gabe (alle 15 min bis zur Besserung), als die Anwendung bei Muskelkater oder zur Förderung der Wundheilung (3-mal täglich eine Gabe).

An den ersten Tagen nach der Geburt werden die Gaben häufiger genommen (z.B. alle 1–2 Std.), danach wird der Abstand der Gaben verlängert. Genauere Dosierungsvorschläge befinden sich in diesem Kapitel bei den einzelnen Arzneien.

Arnica D6

Leitsymptome:
▶ Wundschmerz, Zerschlagenheitsgefühl
▶ Wundheilungsstörungen, Nachblutungen
▶ Schmerzen in Bauchmuskeln und Unterleib

Ursache:
▶ Dammschnitt, Dammriss
▶ Zangengeburt, Vakuumextraktion
▶ Kaiserschnitt

Verschlimmerung:
▶ hartes Bett
▶ Berührung

Das bewährte Mittel zur Förderung der Wundheilung.

Dosierung: Am ersten Tag nach der Geburt alle 1–2 Std. eine Gabe, am nächsten Tag 5-mal eine Gabe, danach 3-mal täglich, solange Bedarf besteht.

Bellis perennis D6

Leitsymptome:
▶ Wundschmerzen in der Gebärmutter
▶ man fühlt sich wund, wie geprellt oder gequetscht
▶ Verletzung von tieferem Gewebe

Ursache:
▶ spontane Geburt
▶ lange dauernde Geburt
▶ Kristeller-Handgriff durch den Geburtshelfer

Für Hämatome und Wundschmerzen, die nach einem länger währenden Druck entstehen.

Dosierung: Am ersten Tag nach der Geburt alle 1–2 Std. eine Gabe, am nächsten Tag 5-mal eine Gabe, danach 3-mal täglich, solange Bedarf besteht.

Hypericum D6

Leitsymptome:
▶ ziehende, schießende Schmerzen
▶ Nervenschmerzen nach Verletzungen
▶ Taubheitsgefühl und Missempfinden

Ursache:
▶ tiefe Schnitte mit Verletzung von Nervengewebe
▶ Kaiserschnitt
▶ Dammschnitt, -riss

Verschlimmerung:
▶ Berührung

▶ Erschütterung
▶ Kälte

Zur Nachsorge der Narben, wenn durch Verletzung des Nervengewebes ein taubes Gefühl entsteht.

Dosierung: Am ersten und zweiten Tag 5-mal täglich eine Gabe, dann 3-mal täglich bis zur Besserung.

Nux vomica D6

Leitsymptome:
▶ Übelkeit
▶ Brechreiz, mit dem Wunsch zu Erbrechen
▶ Würgen, ohne Erbrechen zu können
▶ Verstopfung mit Stuhldrang
Ursache:
▶ Narkose, regionale Betäubung
▶ Medikamente
Besserung:
▶ nach dem Erbrechen

Ein Folgemittel bei Narkose- bzw. Medikamentenunverträglichkeit.

Dosierung: Bei akuter Übelkeit alle 15 min eine Gabe bis zur Besserung, dann die Arznei absetzen. Bei Verstopfung am ersten Tag 5-mal täglich eine Gabe, dann, wenn nötig, 3-mal täglich weiternehmen bis zur Besserung. Nach einer Woche sollte sich der Stuhlgang reguliert haben.

Opium D12

Leitsymptome:
▶ lähmungsartige Verstopfung
▶ tagelang kein Stuhldrang

- Untätigkeit des Darms
- kleiner, knotiger Stuhl wie Schafkot

Ursache:
- Operation, Entbindung
- Schreck, Schock

Das Mittel der Wahl bei Verstopfung im Wochenbett. Alternativ dazu: siehe Nux vomica.

Dosierung: Bei Verstopfung am ersten Tag 5-mal täglich eine Gabe, dann, wenn nötig, 3-mal täglich weiternehmen bis zur Besserung. Nach einer Woche sollte sich der Stuhlgang reguliert haben.

Rhus toxicodendron D12

Leitsymptome:
- Muskelkater nach der Geburt
- Gelenkschmerzen
- Unruhe, ständig in Bewegung

Ursache:
- Überanstrengung der gesamten Muskulatur bei der Entbindung

Besserung:
- fortgesetzte Bewegung
- Wärme

Verschlimmerung:
- in der Ruhe
- anfängliche Bewegung
- Kälte

Typisch ist die ständige Unruhe. Man weiß nicht, wie man sich legen soll, jede längere Ruhephase führt erneut zu Schmerzen, daher werden diese vermieden.

Dosierung: Am ersten Tag 5-mal täglich eine Gabe, danach 3-mal täglich bis zur Besserung.

Staphisagria D12

Leitsymptome:
▶ Schnittverletzungen
▶ Schnittwunden
Ursache:
▶ Kaiserschnitt
▶ Dammschnitt

Staphisagria ist ein wichtiges Mittel bei allen Schnittverletzungen. Es fördert die Wundheilung und den komplikationslosen Verlauf der Heilung.

Dosierung: 3-mal täglich eine Gabe für 5–7 Tage nach der Geburt.

4.3 Nachwehen

Nachwehen sind ein normaler, physiologischer Vorgang. Die Gebärmutter muss sich nach der Geburt wieder auf die ursprüngliche Größe zusammenziehen; während des Stillens wird dies gefördert. Zuweilen, vor allem nach weiteren Geburten, können die Nachwehen allerdings sehr schmerzhaft sein, sodass auch die Harmonie des Stillens gestört sein könnte. Folgende Arzneien helfen bei sehr schmerzhaften, unangenehmen Nachwehen.

Abgrenzung der Arzneien:
Hier dient die Charakterisierung der Schmerzen zur Unterscheidung der einzelnen Arzneien.

Unterscheidungs- merkmal	arzneiweisende Symptome	passende Arznei
schmerzhafte Nach- wehen	traumatische, anstrengende Geburt (immer Mittel der Wahl, wenn kein anderes besser passt)	**Arnica D6**
krampfartige Nach- wehen	ganz plötzliche, heftige Schmerzen; alles fühlt sich heiß an (Kopf, Unter- leib); sehr bewegungs- und berüh- rungsempfindlich	**Belladonna D6**
	Krämpfe auch in Waden- und Ober- schenkeln; Massage hilft	**Cuprum metallicum D12**
	sehr lang anhaltende Schmerzen; Folge von mehreren Geburten; sehr berüh- rungsempfindlich	**Secale cornutum D12**
	Krämpfe, die in die Oberschenkel aus- strahlen; Schmerzen, die nach unten drängen	**Viburnum D4**
besondere Schmerz- charakteristik	Gefühl, man könne die Schmerzen nicht ertragen; Schmerz macht zornig und reizbar	**Chamomilla D6**
	pulsierende Schmerzen, alles ist heiß	**Belladonna D6**

Dosierung:

Am ersten Tag 5-mal eine Gabe, danach 3-mal täglich weiter bis zur Besserung.

Arnica D6

Leitsymptome:

▶ schmerzhafte Nachwehen
▶ starker Wochenfluss
▶ Wundheits-, Zerschlagenheitsgefühl
▶ Nachblutung hellrot, rote Klumpen

Ursache:
▶ Dammschnitt, Kaiserschnitt
▶ Zangengeburt, Vakuumextraktion

Verschlimmerung:
▶ Berührung, Bewegung
▶ Kälte
▶ hartes Bett, jede Lage ist unbequem

Als Folge einer schwierigen, anstrengenden oder traumatischen Geburt ist Arnica das Mittel der Wahl.

Belladonna D6

Leitsymptome:
▶ plötzliche, heftige Wehen
▶ Unterleib ist heiß, gespannt und berührungsempfindlich
▶ krampfartige oder pulsierende Schmerzen, mit dem Bedürfnis, sich zu strecken
▶ rotes, heißes Gesicht

Verschlimmerung:
▶ Berührung
▶ Bewegung, Erschütterung

Häufig kommen eine Neigung zu Entzündung und Fieber hinzu.

Chamomilla D6

Leitsymptome:
▶ unerträgliche Schmerzen
▶ Gefühl „man kann den Schmerz nicht aushalten"
▶ Schwitzen
▶ viel Durst

Besserung:
▶ lokale Wärme

Verschlimmerung:
- ▶ allgemeine Wärme
- ▶ um 9 Uhr morgens
- ▶ zwischen 21 und 24 Uhr abends

Geist-Gemüt-Symptome:
- ▶ wütend, ungehalten, ärgerlich
- ▶ nichts kann man der Mutter recht machen

Die unerträglichen Schmerzen zwingen die Frau, sich im Bett hin und her zu werfen. Eine Wärmflasche oder ein Kirschkernkissen auf dem Bauch bringt Erleichterung, ansonsten mag sie eher keine Wärme.

Cuprum metallicum D12

Leitsymptome:
- ▶ krampfartige Nachwehen
- ▶ Waden-, Fuß-, und Oberschenkelkrämpfe
- ▶ Kältegefühl
- ▶ Müdigkeit, Schwäche

Besserung:
- ▶ Wärme
- ▶ feste Massage

Verschlimmerung:
- ▶ leichte Berührung
- ▶ nachts

Häufig beginnen die Krämpfe auch in Zehen und Fingern und breiten sich dann aus.

Secale cornutum D12

Leitsymptome:
- ▶ lang anhaltende, schmerzhafte Nachwehen
- ▶ erschöpft und ausgelaugt

▶ schmerzhafte Krämpfe bis in die Fingerspitzen
▶ die Rückbildung der Gebärmutter ist langsam und unbefriedigend

Ursache:
▶ Folge von mehreren Geburten

Verschlimmerung:
▶ Berührung

Die Schmerzen sind am schlimmsten während des Stillens, die Bettdecke wird kaum auf dem Bauch ertragen.

Viburnum D4

Leitsymptome:
▶ schmerzhafte, krampfartige Nachwehen
▶ Schmerzen in den Beckenorganen
▶ Schmerzen, die in die Oberschenkel ausstrahlen
▶ Schmerzen, die nach unten drängen

Besserung:
▶ Bewegung
▶ frische Luft

Verschlimmerung:
▶ Sitzen
▶ still liegen

Der Schmerz erinnert an beginnende Menstruationsschmerzen.

5 Stillzeit

Stillen ist die gesündeste, natürlichste und zudem preiswerteste Art für die Mutter, ihr Baby zu ernähren. Doch gerade beim ersten Kind läuft die Stillzeit vielleicht nicht ganz so, wie alle Bücher und Hochglanzbroschüren es versprechen. Die passende homöopathische Arznei kann hier unterstützen, damit die Stillende aufgrund von organischen Beschwerden oder Erschöpfungszuständen nicht zu schnell aufgibt.

5.1 Brustentzündung

Vor der Brustentzündung kommt es häufig zunächst zum Milchstau (siehe Teil I, Kap. 5.3) mit heißen, schmerzhaften Brüsten und knotigen Schwellungen. Falls es nicht gelingt, durch häufiges Anlegen des Kindes und Ausstreichen der Milch oder der Gabe von homöopathischen Arzneien den Milchstau zu beheben, kann es, v. a. bei wunden Brustwarzen, die eine Eintrittspforte für eine bakterielle Infektion darstellen, zu einer Brustentzündung kommen. Folgende Homöopathika können im akuten Fall eine schnelle Hilfe darstellen. Falls nach kurzer Zeit (siehe dazu unter Dosierung) keine Besserung oder sogar eine Verschlimmerung eintritt, sollte umgehend der Rat einer Hebamme oder eines Arztes eingeholt werden.

Abgrenzung der Arzneien:
Zur Unterscheidung dient hier die Modalität der Kälte bzw. eine besondere Schmerzsymptomatik.

Unterscheidungs-merkmal	arzneiweisende Symptome	passende Arznei
Besserung durch Kälte	berührungsempfindlich, blassrote Schwellung; kein Durst	Apis D6
	bewegungsempfindlich, aber Besserung durch festen Druck; großer Durst	Bryonia D6
schlimmer durch Kälte bzw. keine Besserung	plötzliche, akute Symptome mit Fieber; Schwitzen, pochende Schmerzen	Belladonna D6
	Brüste sehr empfindlich; häufig wiederkehrender Milchstau; Folge von Trennung von Mutter und Kind	Lac caninum D6
Schmerzen über den ganzen Körper	abklingende Entzündung mit Schmerzen und knotigen Schwellungen	Phytolacca D6

Dosierung:

Im akuten Fall zunächst halbstündlich eine Gabe. Nach 5–8 Stunden muss eine Besserung eingetreten sein, dann die Abstände verlängern und nur noch 3–5-mal täglich geben.

Apis D6

Leitsymptome:
▶ stechende, brennende Schmerzen
▶ sehr berührungsempfindliche Brüste
▶ blassrote Schwellung (ödematös) der Brüste
▶ mäßiges Fieber ohne Durst
▶ Beschwerden oft rechts beginnend oder von rechts nach links wandernd

Besserung:
▶ Kälte
▶ kalte Anwendungen

Verschlimmerung:
- ▶ Wärme
- ▶ Berührung

Die Entzündung entspricht dem klassischen Bild eines Bienenstichs. Stechende Schmerzen, Bedürfnis nach Kälte und sehr berührungsempfindlich.

Belladonna D6

Leitsymptome:
- ▶ plötzlich, akut
- ▶ Schwellung, Röte, Hitze, Schwitzen
- ▶ pochende, klopfende Schmerzen
- ▶ hohes Fieber (über 38,5 °C) ohne Durst

Besserung:
- ▶ Ruhe
- ▶ halb aufrechte Lage

Verschlimmerung:
- ▶ Berührung
- ▶ Bewegung
- ▶ Kälte
- ▶ Lärm

Das Mittel der Wahl für den Akutfall. Häufig ist auch nur die rechte Brust betroffen.

Bryonia D6

Leitsymptome:
- ▶ stechende Schmerzen
- ▶ trockene Schleimhäute, trockene Lippen
- ▶ großer Durst auf kalte Flüssigkeit
- ▶ gereizt, möchte ihre Ruhe haben
- ▶ nur leicht erhöhtes Fieber (meist bis 38,5 °C)

Ursache:
▸ Folge von Ärger über andere oder etwas
Besserung:
▸ Druck
▸ Kälte
Verschlimmerung:
▸ Bewegung
▸ Wärme

Auffallend ist hier die Verschlimmerung durch die leiseste Bewegung, aber Besserung durch festen Druck, z. B. durch einen eng anliegenden Still-BH.

Lac caninum D6

Leitsymptome:
▸ sehr empfindliche Brüste, auch schon vor oder in der Schwangerschaft
▸ ständige Schmerzen in den Brüsten
▸ immer wiederkehrender Milchstau und Entzündung mit Wechsel der Seiten
Ursache:
▸ Trennungsschmerz durch die Geburt
▸ Trennung von Mutter und Kind mit der Folge, dass die Mutter die Milch abpumpen muss
Besserung:
▸ Halten der Brüste beim Treppensteigen oder Laufen
Verschlimmerung:
▸ jegliche Berührung, Erschütterung und Bewegung der Brüste
▸ Kälte

Die Empfindlichkeit der Brüste, auch früher schon (z. B. vor der Periode), ist hier das auffallende Symptom.

Phytolacca D6

Leitsymptome:

▶ Schmerzen strahlen von der Brustwarze in den ganzen Körper aus
▶ sehr berührungsempfindliche Brüste
▶ geschwollene Lymphknoten in der Achsel und am Hals
▶ knotenartige, schmerzhafte Schwellungen der Brust
▶ Zerschlagenheitsgefühl
▶ nach akutem Fieber (als Folgemittel von Belladonna oder Bryonia)

Besserung:

▶ in Bauchlage

Verschlimmerung:

▶ Bewegung
▶ nachts

Phytolacca hat eine milchflussregulierende Wirkung je nach eingesetzter Potenz. Dies ist bei der Wahl dieses Mittels unbedingt zu beachten (siehe auch Teil I, Kap. 5.2 und 5.3).

5.2 Milchmangel

Homöopathische Mittel sind hier eine Unterstützung, wenn sich die Milchproduktion an die Bedürfnisse des Säuglings nicht schnell genug anpasst. Meist reguliert sich das Angebot durch die Nachfrage von allein, doch können die Mittel auch eine seelische Unterstützung für die Mutter darstellen, da sie das Gefühl hat, ihrem Kind nicht gerecht zu werden.

Abgrenzung der Arzneien:

Zunächst sollte man die Ursache des Milchmangels hinterfragen und dementsprechend die passende Arznei suchen. Nur wenn keine Ursache zu finden ist, wählt man Mittel aus den unteren beiden Tabellenzeilen aus.

Unterscheidungs-merkmal	arzneiweisende Symptome	passende Arznei
Folge von Erkältung	generell Neigung zu Erkältung; verkühlt sich sehr leicht	Dulcamara D6
	wechselnde Stimmung und wechselnde Beschwerden; braucht Trost und Zuspruch	Pulsatilla D6
Folge von emotionalen Ereignissen; Stimmungsschwankungen	weint beim Stillen; benötigt Trost und Zuspruch	Pulsatilla D6
	Folge von frischem Kummer; mag nicht getröstet werden; schluckt Emotionen hinunter, kann aber auch Wutanfälle haben	Ignatia D6
Folge von Erschöpfung	Milcheinschuss war gut, jetzt aber totale Erschöpfung mit Sorgen und Kummer	Acidum phosphoricum D12
	Milcheinschuss fehlt; traurige, depressive Gedanken	Agnus castus D4
	Säugling lehnt die Milch ab; träge, korpulente Frauen	Calcium carbonicum D12
mal zu wenig Milch, dann wieder zu viel	wechselnde Stimmung und wechselnde Beschwerden; braucht Trost und Zuspruch	Pulsatilla D6
	Säugling lehnt die Milch ab; träge, korpulente Frauen	Calcium carbonicum D12
allgemein bewährte Mittel zur Anregung der Milchproduktion	erschwerte Milchabgabe; Schmerzen in der Brust, die in den Körper ausstrahlen; Folge von Milchstau oder Brustdrüsenentzündung	Phytolacca D12
	beide Brüste geschwollen; Juckreiz der Brüste	Urtica urens D6

Dosierung:

Am ersten Tag zunächst 2-stündlich eine Gabe. Dann die Abstände verlängern und nur noch 3–5-mal täglich geben, bis sich der Milchfluss wieder reguliert hat.

Acidum phosphoricum D12

Leitsymptome:
► Erschöpfung (Tagesschläfrigkeit)
► Überforderung
► geistige und körperliche Schwäche

Ursache:
► Folge von Erschöpfung
► Stillen
► Kummer, Sorgen

Besserung:
► Wärme
► kurzer Schlaf

Verschlimmerung:
► geistige und körperliche Überanstrengung

Geist-Gemüt-Symptome:
► gleichgültig, apathisch, mag keine Gesellschaft
► voller Kummer und Sorgen
► innere Leere mit Gedächtnisschwäche

Der totale Erschöpfungszustand in der Stillzeit, verbunden mit den Sorgen um das Baby und zu wenig Milch. Anfangs war genügend Milch vorhanden, welche aber stetig nachgelassen hat.

Agnus castus D4

Leitsymptome:
► fehlender Milcheinschuss
► Brüste prall, gespannt, schmerzhaft

- Milchversiegen durch depressive Gedanken oder Gedanken an den Tod
- blasse Gesichtsfarbe

Ursache:
- Folge von Erschöpfung
- Folge von depressiven Gedanken

Geist-Gemüt-Symptome:
- erschöpft, traurig, verzweifelt

Häufig besteht auch eine Neigung zu Anämie.

Calcium carbonicum D12

Leitsymptome:
- schwankender Milchfluss, mal zu viel, mal zu wenig
- dünne, wässrige Milch
- Säugling lehnt die Milch ab bzw. verträgt sie nicht
- Brüste heiß und geschwollen bei ansonsten feuchtkalter Haut
- Neigung zu feucht-kalten Schweißausbrüchen

Besserung:
- Wärme

Verschlimmerung:
- Anstrengung (körperlich und geistig)
- Kälte, Feuchtigkeit

Meist für kräftig gebaute, mütterliche Frauen geeignet, die schnell überarbeitet, schnell erschöpft sind.

Dulcamara D6

Leitsymptome:
- Neigung zu Erkältungen
- Neigung zu Muskel- und Gliederschmerzen durch Klimaanlage oder feuchte Kälte

Ursache:
► Folge von Erkältung oder feuchter Kälte

Besserung:
► Wärme

Verschlimmerung:
► Kälte

Die Mutter verkühlt sich sehr leicht, sie bekommt z. B. auch sehr leicht eine Blasenentzündung.

Ignatia D6

Leitsymptome:
► Kloßgefühl im Hals
► unwillkürliches Seufzen
► tagsüber müde – nachts schlaflos

Ursache:
► frischer Kummer
► Sorgen und Enttäuschung
► Traurigkeit
► unterdrückte Emotionen

Besserung:
► Wärme

Verschlimmerung:
► durch Trost, Zuspruch

Geist-Gemüt-Symptome:
► starke Stimmungsschwankungen
► traurig und dann wieder gereizt und schnell gekränkt
► plötzliche Wutanfälle gegen Unbeteiligte

Für sensible, nervöse, romantische Frauen, die unter frischem Kummer leiden, der aber hinuntergeschluckt wird.

Phytolacca D12

Leitsymptome:
▶ Milcheinschuss vorhanden, aber erschwerte Milchabgabe
▶ Brust ist hart, empfindlich, gestaut
▶ Milchmangel verbunden mit Brustdrüsen- oder Brustwarzenentzündung
▶ Schmerzen strahlen in den ganzen Körper aus

Besserung:
▶ in Bauchlage

Verschlimmerung:
▶ Bewegung
▶ nachts

Phytolacca hat eine milchflussregulierende Wirkung je nach eingesetzter Potenz. Dies ist bei der Wahl dieses Mittels unbedingt zu beachten (siehe auch Teil I, Kap. 5.1 und 5.3). In der höheren Potenz erfolgt eine Anregung des Milchflusses.

Pulsatilla D6

Leitsymptome:
▶ wechselnde Stillprobleme: zu wenig/zu viel Milch
▶ weint beim Stillen
▶ braucht Zuspruch, Zuneigung und Trost

Ursache:
▶ Folge von Erkältung

Besserung:
▶ durch Trost, Zuspruch
▶ frische Luft

Verschlimmerung:
▶ warme, stickige Räume

Geist-Gemüt-Symptome:
▶ sehr wechselhafte Stimmung
▶ weinerlich, launisch

Die Mutter ist überglücklich über die Geburt des Kindes, aber sehr wechselhafter Stimmung. Sie weint beim Stillen (ohne erkennbaren Grund) und fühlt sich alleine gelassen. Sie braucht Gesellschaft.

Urtica urens D6

Leitsymptome:
▶ beide Brüste schmerzhaft geschwollen
▶ trotzdem kaum Milch
▶ Juckreiz der Brüste
Besserung:
▶ Kälte
▶ festes Reiben
Verschlimmerung:
▶ Berührung

Urtica ist ein sehr allgemeines Mittel zur Stimulation der Milchsekretion, wenn keine besonderen Symptome zu erkennen sind.

5.3 Milchüberschuss/Milchstau

Ein beginnender Milchstau macht sich durch knotige Verhärtungen und heiße, schmerzhafte Brüste bemerkbar. Unbehandelt kann es sich schnell zu einer Brustentzündung (siehe Teil I, Kap. 5.1) ausweiten. Folgende Mittel, gezielt und schnell eingesetzt, können helfen, dies zu verhindern.

Abgrenzung der Arzneien:
Wenn es sich um einen reinen Milchüberschuss ohne eine weitere Symptomatik handelt, wählt man ein Mittel aus der ersten Zeile. Erst bei beginnendem Milchstau mit weiteren Symptomen, werden Arzneien aus den letzen beiden Tabellenzeilen zur Auswahl herangezogen.

Teil I – Hormoneller Wandel

Unterscheidungs-merkmal	arzneiweisende Symptome	passende Arznei
Besonderheit im Milchfluss	unkontrollierter Milchfluss; Brüste „laufen aus"	Borax D6
	mal zu wenig, mal zu viel Milch; Säugling lehnt die Milch ab	Calcium carbonicum D12
bewährte Mittel bei Gefahr der Brust-entzündung	knotige Verhärtungen bis in die Achsel-höhlen; Schmerz strahlt in den Körper aus	Phytolacca D4
	Folge der Trennung von Mutter und Kind	Lac caninum D6
besondere Schmerz-charakteristik	beim Stillen schmerzt die andere Brust	Borax D6
	Schmerzen wechseln die Seite, mal ist die eine, dann die andere Brust betroffen; Brüste sehr berührungs-empfindlich	Lac caninum D6
	Schmerz strahlt in den Körper aus	Phytolacca D4

Dosierung:

Im akuten Fall zunächst stündlich eine Gabe. Nach ca. 12 Stunden muss eine Besserung eingetreten sein, dann die Abstände verlängern und nur noch 3–5-mal täglich geben.

Borax D6

Leitsymptome:
▶ starker Milchfluss mit Schmerzen
▶ unkontrollierter Milchfluss
▶ beim Stillen schmerzt die andere Brust

Besserung:
▶ Druck
▶ am Abend

Verschlimmerung:
▶ durch Abwärtsbewegung

Eine Verschlimmerung der Symptome erfährt die Stillende z. B. beim Hinlegen. Sie reagiert generell sehr empfindlich auf alle Abwärtsbewegungen, wie z. B. im Aufzug oder Flugzeug.

Calcium carbonicum D12

Leitsymptome:
▶ schwankender Milchfluss, mal zu viel, mal zu wenig
▶ dünne, wässrige Milch
▶ Säugling lehnt die Milch ab bzw. verträgt sie nicht
▶ Brüste heiß und geschwollen bei ansonsten feuchtkalter Haut
▶ Neigung zu feuchtkalten Schweißausbrüchen
Besserung:
▶ Wärme
Verschlimmerung:
▶ Anstrengung (körperlich und geistig)
▶ Kälte, Feuchtigkeit

Meist für kräftig gebaute, mütterliche Frauen geeignet. Sie sind schnell erschöpft und schnell überarbeitet.

Lac caninum D6

Leitsymptome:
▶ Brustdrüsenschwellung
▶ Schmerzen wandern, die Seiten wechselnd
▶ schmerzhafte, geschwollene, berührungsempfindliche Brüste
▶ immer wiederkehrender Milchstau und Brustentzündung
Ursache:
▶ Trennungsschmerz durch die Geburt

Teil I – Hormoneller Wandel

▶ Trennung von Mutter und Kind mit der Folge, dass die Mutter die Milch abpumpen muss

Besserung:
▶ Halten der Brüste mit der Hand bei jeglicher Erschütterung

Verschlimmerung:
▶ jegliche Berührung, Erschütterung und Bewegung der Brüste
▶ Kälte

Die Empfindlichkeit der Brüste, auch früher schon (z. B. vor der Periode), ist hier das auffallende Symptom.

Phytolacca D4

Leitsymptome:
▶ Brüste schwer, steinhart, geschwollen
▶ Brüste sind sehr berührungsempfindlich
▶ Schmerz strahlt in den ganzen Körper aus
▶ harte Knoten und Schwellung der Achselhöhle
▶ Gefahr von Brustentzündung

Besserung:
▶ in Bauchlage

Verschlimmerung:
▶ Bewegung
▶ nachts

Phytolacca hat eine milchflussregulierende Wirkung, je nach eingesetzter Potenz. Dies ist bei der Wahl dieses Mittels unbedingt zu beachten (siehe auch Teil I, Kap. 5.1 und 5.2). In der niedrigen Potenz erfolgt eine Reduzierung des Milchflusses.

5.4 Schmerzen beim Stillen

Manche junge Mutter empfindet das Stillen, vor allem beim ersten Kind, als dermaßen schmerzhaft und unangenehm, dass sie überlegt abzustillen und lieber die Flasche zu geben. Das empfindliche Gewebe der Brustwarzen muss sich jedoch erst an die Belastung gewöhnen. Kleinste (schmerzende) Hautverletzungen bilden zudem eine Eintrittspforte für Bakterien und können dadurch eine Brustentzündung auslösen. Homöopathische Arzneien, rechtzeitig gegeben, können die Wundheilung fördern und für eine harmonische Stillzeit sorgen.

Abgrenzung der Arzneien:
Hier muss hinterfragt werden, ob bereits kleine Wunden bestehen oder ob die Brustwarze nur schmerzt.

Unterscheidungs-merkmal	arzneiweisende Symptome	passende Arznei
schmerzende Brustwarzen ohne Risse	bei den ersten Anzeichen von Wundsein	Arnica D6
	Schmerzen beim Stillen, die in den ganzen Körper ausstrahlen	Phytolacca D6
	bohrender Schmerz bis in Rücken oder Schulter, wenn das Kind gestillt wird	Croton tiglium D6
schmerzende Brustwarzen mit Rissen und Schrunden	bei den ersten Anzeichen von kleinen Hautverletzungen	Calendula D6
	heftiger Juckreiz und ausgeprägte Berührungsempfindlichkeit	Castor equi D4
	Bläschen mit krustenbildender Flüssigkeit; übergewichtig und träge	Graphites D12
	Schmerzen beim Stillen, die in den ganzen Körper ausstrahlen	Phytolacca D6

Teil I – Hormoneller Wandel

Dosierung:
Anfangs 5-mal täglich eine Gabe, bei Besserung noch 3-mal täglich weiternehmen, bis die Symptome abklingen.

Arnica D6

Leitsymptome:
▸ schmerzende Brustwarzen
▸ die Brüste fühlen sich wund, hart und voll an

Besserung:
▸ Liegen

Verschlimmerung:
▸ Berührung, Bewegung
▸ Kälte

Arnica soll bei den ersten Anzeichen von wunden Brustwarzen eingesetzt werden, um eine Verschlimmerung zu verhindern und die Wundheilung zu fördern.

Calendula D6

Leitsymptome:
▸ Wundheilungsstörungen
▸ kleine Risse und Wunden an der Brustwarze
▸ Wundbereich neigt zu Entzündung und Eiterungen

Ein Mittel für die beginnenden kleinen Hautverletzungen der Brustwarze, um die Wundheilung zu fördern und einer Entzündung vorzubeugen.

Castor equi D4

Leitsymptome:
▸ heftig juckender und geröteter Warzenhof
▸ schrundige, entzündete Brustwarzen
▸ geschwollene Brustdrüse

▶ verdickte Brustwarzen

Verschlimmerung:
▶ jegliche Berührung
▶ sehr empfindlich auch bei Kontakt mit der Kleidung

Hier stehen der Juckreiz und die Berührungsempfindlichkeit im Vordergrund.

Croton tiglium D6

Leitsymptome:
▶ wunde Brustwarzen mit juckenden Bläschen
▶ heftiger, bohrender Schmerz beim Stillen, der bis in den Rücken und das Schulterblatt ausstrahlt
▶ Gefühl, als ob die Brust nach hinten gezogen würde

Besserung:
▶ Bewegung und Umhergehen während des Stillens

Verschlimmerung:
▶ jede Berührung

Vor allem wenn das Kind saugt, durchfährt ein bohrender Schmerz die Brust.

Graphites D12

Leitsymptome:
▶ feine Risse mit Wundsein
▶ wunde Stellen auch unter den Brüsten oder in den Hautfalten
▶ Bläschen an den Brustwarzen, die krustenbildende Flüssigkeit absondern

Verschlimmerung:
▶ Wärme

Für Frauen, die häufig mit Hautproblemen zu tun haben, meist übergewichtig und mit wenig Sinn für ein gepflegtes Äußeres.

Teil I – Hormoneller Wandel

Phytolacca D6

Leitsymptome:
▶ wunde, rote Brustwarzen mit Schrunden
▶ kleine Risse und Geschwüre an den Brustwarzen
▶ heiße, harte, knotige Schwellungen in der Brust
▶ sehr schmerzhaftes Stillen
▶ Schmerzen strahlen von der Brustwarze in den ganzen Körper aus
▶ sehr berührungsempfindliche Brüste
Besserung:
▶ in Bauchlage
Verschlimmerung:
▶ Bewegung
▶ nachts

Beim Stillen schmerzt der ganze Körper.
Phytolacca hat eine milchflussregulierende Wirkung, je nach eingesetzter Potenz. Dies ist bei der Wahl dieses Mittels unbedingt zu beachten (siehe auch Teil I, Kap. 5.2 und 5.3).

5.5 Schwäche und Erschöpfung

Die erste Zeit nach der Geburt ist eine große Umstellung für die Mutter, sowohl auf der körperlichen als auch auf der Gemütsebene. Erschöpfung und Schwäche sind daher eine häufige Begleiterscheinung. Folgende Arzneien helfen der Mutter, ihr Gleichgewicht wiederzufinden.

Abgrenzung der Arzneien:
Hier sollten erst die Gemüts-Symptome hinterfragt werden, bevor man als Auswahlhilfe die organische Ebene (Flüssigkeitsverlust, Schwitzen) nimmt.

Unterscheidungs-merkmal	arzneiweisende Symptome	passende Arznei
Erschöpfung mit Reizbarkeit	geschwächt durch Stillen oder Blutverlust nach/bei der Geburt	China D12
	ärgerlich über eigene Unzulänglichkeit; möchte wieder Kontrolle über sich; evtl. reichlich Fruchtwasserabgang bei der Geburt	Kalium carbonicum D12
	überfordert, möchte ihre Ruhe haben; fühlt sich ausgenutzt; sucht keine Nähe zum Kind	Sepia D12
Erschöpfung mit Sorgen und Kummer	Sorgen um das Baby; evtl. zu wenig Milch; apathisch, überfordert	Acidum phosphoricum D12
	Sorgen um die Zukunft; träge, korpulent, gutmütig; ohne Ausdauer	Calcium carbonicum D12
	nervös und nervlich nicht belastbar	Kalium phosphoricum D12
Folge von Flüssigkeitsverlust	Milch, Blut	China D12
	Fruchtwasser	Kalium carbonicum D12
Schwäche mit Schwitzen	träge, gutmütig, kräftig gebaut; voller Sorgen um andere	Calcium carbonicum D12
	körperliche Schwäche; große Müdigkeit	Kalium carbonicum D12

Teil I – Hormoneller Wandel

Dosierung:

An den ersten drei Tagen 3-mal täglich eine Gabe, danach nur noch 2-mal täglich eine Gabe bis zu Besserung. Bei Bedarf die passende Arznei erneut einnehmen.

Acidum phosphoricum D12

Leitsymptome:
▶ Erschöpfung (Tagesschläfrigkeit)
▶ Überforderung
▶ geistige und körperliche Schwäche
Ursache:
▶ Stillen
▶ Kummer, Sorgen
Besserung:
▶ Wärme
▶ kurzer Schlaf
Verschlimmerung:
▶ geistige und körperliche Überanstrengung
Geist-Gemüt-Symptome:
▶ gleichgültig, apathisch, mag keine Gesellschaft
▶ voller Kummer und Sorgen
▶ innere Leere mit Gedächtnisschwäche

Der totale Erschöpfungszustand in der Stillzeit. Häufig verbunden mit den Sorgen um das Baby und zu wenig Milch (siehe auch Teil I, Kap. 5.2).

Calcium carbonicum D12

Leitsymptome:
▶ geistige und körperliche Erschöpfung
▶ geschwächter Allgemeinzustand mit Erkältungsneigung
▶ Probleme beim Stillen
▶ starkes Schwitzen, besonders nachts am Kopf
Ursache:
▶ Überarbeitung
▶ Sorge um andere, v.a um Familienangehörige
Besserung:
▶ Wärme

Verschlimmerung:
▶ Anstrengung (körperlich und geistig)
▶ Kälte, Feuchtigkeit

Geist-Gemüt-Symptome:
▶ Sorge und Angst um die Zukunft

Für mütterliche, korpulente Frauen mit gutmütigem Charakter. Sie erscheinen oft langsam und träge und zeigen keine Ausdauer.

China D12

Leitsymptome:
▶ große Erschöpfung und Schwäche
▶ lebhafte Fantasien am Abend
▶ tagsüber schläfrig, nachts schlaflos
▶ blasses Gesicht mit roten Flecken, blaue Augenränder

Ursache:
▶ Flüssigkeitsverlust des Körpers

Besserung:
▶ Wärme

Verschlimmerung:
▶ Kälte
▶ Stillen

Geist-Gemüt-Symptome:
▶ Apathie, Gleichgültigkeit im Wechsel mit Reizbarkeit, Übererregung

Hier stehen der Verlust von vitalen Körperflüssigkeiten (Milch, Blut) und die daraus resultierende Erschöpfung und Schwäche im Vordergrund.

Kalium carbonicum D12

Leitsymptome:
▶ Schwäche der Muskeln, kann sich kaum auf den Beinen halten
▶ stechende Rückenschmerzen

- ▶ große Schweißbildung bei geringster Anstrengung
- ▶ große Müdigkeit, häufiges Erwachen zwischen 2 und 4 Uhr

Ursache:
- ▶ reichlich Fruchtwasserabgang

Besserung:
- ▶ Rückenlage
- ▶ Ruhe
- ▶ Wärme

Verschlimmerung:
- ▶ Luftzug (beim Schwitzen)

Geist-Gemüt-Symptome:
- ▶ weinerliche Stimmung, aber auch nörgelig und reizbar
- ▶ ärgerlich über eigene Unzulänglichkeit

Für Frauen, die gerne ein kontrolliertes Leben führen. Sie sind mit der Geburt zunächst „außer Kontrolle" geraten und versuchen nun, ihre Fassung wiederzugewinnen.

Kalium phosphoricum D12

Leitsymptome:
- ▶ „Nervenbündel"
- ▶ nervöse Schlaflosigkeit
- ▶ nächtliche Unruhe und Ängste

Ursache:
- ▶ Überarbeitung, Überforderung
- ▶ Sorgen, Aufregung

Besserung:
- ▶ Wärme

Verschlimmerung:
- ▶ früh morgens (3–5 Uhr)
- ▶ körperliche und geistige Anstrengung
- ▶ Kälte

Geist-Gemüt-Symptome:
▶ ausgelaugt, schwach, nervös

Für Frauen, die zu psychovegetativen Problemen neigen und nervlich nicht belastbar sind.

Sepia D12

Leitsymptome:
▶ erdige, gelbliche Gesichtsfarbe mit Pigmentflecken, v. a. während der Schwangerschaft
▶ Senkungsbeschwerden der Unterleibsorgane
▶ friert sehr leicht

Ursache:
▶ Überforderung

Besserung:
▶ Bettwärme
▶ kräftige Bewegung (Joggen, Tanzen)

Verschlimmerung:
▶ Kälte und Feuchtigkeit

Geist-Gemüt-Symptome:
▶ Überforderung, die mit dem Wunsch nach Distanz und Alleinsein einhergeht
▶ fühlt sich gestresst und ausgenutzt, alles ist zur Zeit zu viel
▶ nervöse Erschöpfung mit Reizbarkeit

Für pflichtbewusste Frauen, die „weiterfunktionieren", aber innerlich eine Gleichgültigkeit gegenüber engsten Familienangehörigen aufbauen. Sie reagieren dadurch häufig sehr gereizt.

Teil I – Hormoneller Wandel

6 Wechseljahre

Die Wechseljahre beenden den hormonellen Zyklus im Leben einer Frau. Wenn es sich um normale Beschwerden handelt, die durch die hormonelle Umstellung bedingt sind, wie Schwitzen, Hitzewallungen oder seelische Verstimmungen, kann die Homöopathie eine wunderbare Alternative zur Schulmedizin sein.

Schmerzhafte Zustände, auffallende Periodenblutungen oder vaginaler Ausfluss genauso wie Gewebsveränderungen müssen fachärztlich abgeklärt werden.

6.1 Hitzewallungen

Wenn die Patientin als Hauptbeschwerden störende Hitzewallungen angibt, kommen folgende Arzneien mit ihren weiterführenden Symptomen in Frage.

Abgrenzung der Arzneien:

Bei den Hitzewallungen müssen noch begleitende Symptome (siehe arzneiweisende Symptome) hinterfragt werden, um die Arzneien voneinander zu unterscheiden. Wenn eine Patientin mehrere Begleitsymptome schildert, so wählt man zunächst das für sie unangenehmste Symptom zur Mittelfindung.

Unterscheidungs-merkmal	arzneiweisende Symptome	passende Arznei
Hitzewallung mit Schweiß	Schweißausbrüche, die nicht erleichtern; klopfender Kopfschmerz; Kälte unangenehm	Belladonna D6
	Schweißausbrüche, die erleichtern; verträgt nichts Enges am Hals: sehr redselig	Lachesis D12
	übel riechende Schweiße, die erleichtern; brennende Hände und Fußsohlen; brennendes Gefühl auf dem Scheitel	Sulfur D6/D12
Hitzewallung mit Kopfschmerzen	Schweißausbrüche, die nicht erleichtern; klopfender Kopfschmerz; Kälte unangenehm	Belladonna D6
	heftigste, klopfende Kopfschmerzen; Neigung zu Bluthochdruck; Gefühl, als ob der Kopf platzt	Glonoinum D6
	rechtsseitige Kopfschmerzen unter Einbeziehung der Augen; Migräne mit Erbrechen	Sanguinaria D6
	linksseitige Kopfschmerzen bis in Nacken und Arm ausstrahlend; depressiv und niedergeschlagen	Cimicifuga D6/D12
Hitzewallung, meist ohne Schweiß	linksseitige Kopfschmerzen bis in Nacken und Arm ausstrahlend; depressiv und niedergeschlagen	Cimicifuga D6/D12
	rechtsseitige Kopfschmerzen unter Einbeziehung der Augen; Migräne mit Erbrechen	Sanguinaria D6

Teil I – Hormoneller Wandel

Dosierung:

Sind bei manchen Arzneien zwei Potenzen angegeben, so wählen Sie folgendermaßen aus:

▶ Erfolgt die Arzneiwahl eher aufgrund von akuten körperlichen Beschwerden, dann wählen Sie die Potenz D6, 3-mal täglich eine Dosis.

▶ Bei Beschwerden, die mit Heftigkeit kommen (z. B. Glonoinum, Belladonna, Sanguinaria), können die Gaben im akuten Fall auch in kürzeren Abständen genommen werden (alle 10 min), die Besserung sollte schnell, nach ca. 30 min eintreten, dann die Abstände der Gaben verlängern.

▶ Bei länger andauernden oder häufig wiederkehrenden Beschwerden bzw. wenn die Arznei eher aufgrund der Geist-Gemüt-Lage gewählt wurde, empfiehlt sich eine D12-Potenz, 2-mal täglich eine Dosis. Nach spätestens 3–6 Wochen sollte eine Besserung eintreten, dann die Arznei absetzen und bei Bedarf erneut einnehmen.

Belladonna D6

Leitsymptome:
▶ starker Blutandrang zum Kopf mit hochrotem Gesicht und klopfenden Halsschlagadern
▶ kalte Hände und Füße
▶ klopfende Kopfschmerzen

Besserung:
▶ Ruhe
▶ Wärme (aber keine Hitze und Sonne, diese verschlimmern)

Verschlimmerung:
▶ alle Sinneseindrücke: Licht, Geräusche, Berührung, Erschütterung
▶ flaches Hinlegen
▶ Kälte, Zugluft
▶ Hitze, Sonne

Geist-Gemüt-Symptome:
▶ ärgerlich, gereizt, übererregt
▶ überempfindlich auf alle Sinneseindrücke

Die aufsteigende Hitze kann begleitet sein von Schweißausbrüchen, die keine Erleichterung bringen.

Cimicifuga D6/D12

Leitsymptome:

▶ Hitzewallungen ohne Schweißausbrüche

▶ Kopfschmerzen, Migräne, Nackenschmerzen (meist linksseitig und in den linken Arm ausstrahlend)

▶ empfindliche Halswirbelsäule

▶ immer noch Menstruation, aber unregelmäßig mit wehenartigen Schmerzen von Hüfte zu Hüfte

▶ Neigung zu Schlafstörungen und Depressionen

Besserung:

▶ Wärme

▶ an der frischen Luft

Verschlimmerung:

▶ morgens

▶ feuchtkaltes Wetter

▶ während der Blutung

Geist-Gemüt-Symptome:

▶ ängstlich, niedergeschlagen, depressiv, antriebslos

▶ teilweise ständig im Redefluss, hastig und unruhig, dann wieder gleichgültiges Schweigen

▶ Angst, den Verstand zu verlieren, Angst vor unheilbaren Krankheiten

Stetiger Wechsel zwischen körperlichen und psychischen Beschwerden. Die psychischen Probleme bessern sich auffallend, sobald die körperlichen Schmerzen einsetzen.

Meist steht hier bei der Wahl der Arznei die psychische Komponente im Vordergrund.

Glonoinum D6

Leitsymptome:
- ▶ plötzliche, heftigste, pulsierende Völle im Kopf, mit hochrotem Gesicht
- ▶ Empfindung, als ob der Kopf platzt
- ▶ klopfender Kopfschmerz
- ▶ Neigung zu Bluthochdruck
- ▶ plötzliches Schwitzen mit Schwindel

Besserung:
- ▶ Abkühlen, im Freien
- ▶ Ruhe

Verschlimmerung:
- ▶ Alkohol, besonders Wein
- ▶ Wärme, Sonnenhitze
- ▶ Bewegung, Erschütterung

Geist-Gemüt-Symptome:
- ▶ nervöse Erregung wechselt ab mit Apathie und Interesselosigkeit

Hier stehen eindeutig die körperlichen Symptome im Vordergrund. Typisch ist der plötzliche, explosionsartige „Flush" mit massivem Blutandrang.

Lachesis D12

Leitsymptome:
- ▶ Hitzewallungen mit Schweißausbrüchen
- ▶ oft auch ständiges Schwitzen
- ▶ verträgt nichts Enges am Hals
- ▶ Neigung zu Venenentzündung und Krampfadern
- ▶ Neigung zu linksseitigen Beschwerden (z.B. Kopfschmerzen, Halsschmerzen)
- ▶ Beschwerden durch unterdrücktes sexuelles Verlangen

Besserung:
- alle Ausscheidungen und Absonderungen (Periode, Schwitzen)
- Reden
- Kälte

Verschlimmerung:
- morgens, nach dem Schlafen
- Sonne, Wärme
- Alkohol (aber starkes Verlangen danach)

Geist-Gemüt-Symptome:
- geschwätzig, im ständigen Redefluss
- misstrauisch, eifersüchtig
- ständig unter Hochspannung, emotionale Ausbrüche dienen als Ventil

Frauen mit großem Rededrang, sie springen von einem Thema zum anderen, reden sehr schnell. Die Beschwerden beginnen mit dem Ausbleiben der Monatsblutung.

Sanguinaria D6

Leitsymptome:
- Hitzewallungen mit hochrotem Gesicht, von oben nach unten absteigend
- heiße, brennende Handflächen und Fußsohlen, müssen nachts aufgedeckt werden
- rechtsseitige Beschwerden: Migräne, Rheuma
- Migräne mit Übelkeit, Erbrechen, Brennen in den Augen, Schmerzspitze am Mittag

Besserung:
- Ruhe und Schlaf
- durch Erbrechen

Verschlimmerung:
- Lärm
- Hitze/Kälte

Geist-Gemüt-Symptome:
▸ reizbares, energisches, ungeduldiges Gemüt

Im Vordergrund stehen die organischen Beschwerden, also die stürmischen Hitzewallungen. Man kann die Patientinnen beschreiben als ein „Gemälde in Rot".

Sulfur D6/D12

Leitsymptome:
▸ Hitzewallungen zum Kopf mit Brennen auf dem Scheitel
▸ übel riechende Schweißausbrüche an Kopf, Händen und Füßen
▸ Handflächen und Fußsohlen heiß und brennend, v.a. in der Bettwärme, müssen nachts aus dem Bett gestreckt werden
▸ Juckreiz und Wundheit der Genitalien

Besserung:
▸ Schwitzen
▸ Kühle

Verschlimmerung:
▸ Bettwärme
▸ nachts
▸ vormittags (gegen 11 Uhr)

Geist-Gemüt-Symptome:
▸ egoistisch und selbstbezogen
▸ aktiv und ungeduldig mit vielen Plänen und Tatendrang, dann wieder niedergeschlagen und antriebslos

Die Frau klagt vielleicht zusätzlich über sehr leichten Schlaf, jedes kleinste Geräusch lässt sie erwachen. Gegen 11 Uhr spürt sie ein flaues Gefühl im Magen. Sie hat starkes Verlangen nach Süßigkeiten.

6.2 Seelische Probleme

Wenn die Patientin über viele unterschiedliche körperliche Symptome zu berichten weiß, aber kein für sie besonders auffallendes und störendes Hauptsymptom nennt, so kann man sein Augenmerk auf den Seelenzustand richten. Bei den folgenden Arzneien stehen die Geist-Gemüt-Symptome im Vordergrund.

Abgrenzung der Arzneien:

Hier werden zur Unterscheidung die verschiedenen Stimmungslagen hinterfragt.

Unterscheidungs-merkmal	arzneiweisende Symptome	passende Arznei
traurig, niederge-schlagen, trübe Stimmung	linksseitige Kopfschmerzen bis in Nacken und Arm ausstrahlend; Rede-fluss wechselt mit gleichgültigem Schweigen; antriebslos	Cimicifuga D12
	träge, korpulent, verstopft; friert leicht; resigniert vor der täglichen Arbeit; Hitzewallung von unten nach oben	Graphites D12
	nachtragend, alter Kummer belastet sehr; starke Kopfschmerzen; trockene Schleimhäute	Natrium chloratum D12
weinerlich, harmo-niesüchtig	wechselnde, launische Stimmung; fühlt sich nur wohl, wenn alle ihre Lieben um sie herum sind; kalte Hände und Füße, mag aber keine Wärme	Pulsatilla D12

▶

Unterscheidungs-merkmal	arzneiweisende Symptome	passende Arznei
reizbar	geschwätzig, misstrauisch, eifer-süchtig; viele Probleme, seitdem die Periode ausbleibt; kann nichts Enges am Hals ertragen	Lachesis D12
	erschöpft, ausgebrannt, reizbar; sucht Distanz und Ruhe; Senkungsbe-schwerden; abwechselnd kalte Hände und Füße, besser bei Wärme	Sepia D12

Dosierung:
2-mal täglich eine Dosis der passenden Arznei. Nach spätestens 3–6 Wochen sollte eine Besserung eintreten, dann die Arznei absetzen und bei Bedarf erneut einnehmen.

Cimicifuga D12

Leitsymptome:
▶ Hitzewallungen ohne Schweißausbrüche
▶ Kopfschmerzen, Migräne, Nackenschmerzen meist linksseitig und in den linken Arm ausstrahlend
▶ empfindliche Halswirbelsäule
▶ immer noch Menstruation, aber unregelmäßig mit wehenartigen Schmerzen von Hüfte zu Hüfte
▶ Neigung zu Schlafstörungen und Depressionen
Besserung:
▶ Wärme
▶ an der frischen Luft
Verschlimmerung:
▶ morgens
▶ feuchtkaltes Wetter
▶ während der Blutung

Geist-Gemüt-Symptome:

▶ ängstlich, niedergeschlagen, depressiv, antriebslos
▶ teilweise ständig im Redefluss, hastig und unruhig, dann wieder gleichgültiges Schweigen
▶ Angst, den Verstand zu verlieren, Angst vor unheilbaren Krankheiten

Stetiger Wechsel zwischen körperlichen und psychischen Beschwerden. Die psychischen bessern sich auffallend, sobald die körperlichen Schmerzen einsetzen. Meist steht hier bei der Wahl der Arznei die psychische Komponente im Vordergrund.

Graphites D12

Leitsymptome:

▶ Hitzewallungen von unten nach oben
▶ selten Schwitzen, wenn, dann säuerliche Schweiße
▶ Neigung zu Verstopfung
▶ Gefühl von Spinnweben auf der Wange
▶ trockene Haut mit wunden Hautfalten
▶ fehlendes Verlangen bzw. Abneigung gegen Sex

Besserung:

▶ durch Essen
▶ Wärme

Verschlimmerung:

▶ Sommerhitze
▶ Kälte

Geist-Gemüt-Symptome:

▶ träge, nichts läuft mehr, tägliche Arbeit geht schlecht von der Hand
▶ vergesslich; traurige, trübe Stimmung

Kalte, frostige Naturen, die zu Übergewicht neigen, mit teigigem Aussehen. Zunehmend gleichgültig und resigniert gegenüber ihrem Aussehen und Auftreten in der Öffentlichkeit.

Lachesis D12

Leitsymptome:
▶ Hitzewallungen mit Schweißausbrüchen
▶ oft auch ständiges Schwitzen
▶ verträgt nichts Enges am Hals
▶ Neigung zu Venenentzündung und Krampfadern
▶ Neigung zu linksseitigen Beschwerden (z.B. Kopfschmerzen, Halsschmerzen)
▶ Beschwerden durch unterdrücktes sexuelles Verlangen

Besserung:
▶ alle Ausscheidungen und Absonderungen (Periode, Schwitzen)
▶ Reden
▶ Kälte

Verschlimmerung:
▶ morgens, nach dem Schlafen
▶ Sonne, Wärme
▶ Alkohol (aber starkes Verlangen danach)

Geist-Gemüt-Symptome:
▶ geschwätzig, im ständigen Redefluss
▶ misstrauisch, eifersüchtig
▶ ständig unter Hochspannung, emotionale Ausbrüche dienen als Ventil

Frauen mit großem Rededrang, sie springen von einem Thema zum anderen, reden sehr schnell. Die Beschwerden beginnen mit dem Ausbleiben der Monatsblutung.

Natrium chloratum D12

Leitsymptome:
▶ berstende Kopfschmerzen oder Migräne
▶ Juckreiz der Genitalien
▶ Trockenheit der Scheide und Schmerzen beim Sex, Widerwille gegen Sex

▶ unregelmäßige, starke Blutungen mit Rückenschmerzen

Besserung:

▶ alleine sein

▶ an der frischen Luft

Verschlimmerung:

▶ Hitze

▶ Geräusche

▶ durch Trost

Geist-Gemüt-Symptome:

▶ traurig, ernst, introvertiert

▶ nachtragend: denkt viel an alte Kränkungen

▶ lehnt Trost ab und kann nur Weinen, wenn sie alleine ist

▶ mitfühlend, opfert sich für andere auf

Die Frau ist wortkarg und mürrisch, sie neigt zum Dramatisieren von Kleinigkeiten, sie will die Vergangenheit nicht loslassen.

Pulsatilla D12

Leitsymptome:

▶ ständiges Schwitzen, nachts schlimmer

▶ Kopfschmerzen oder rheumatische Beschwerden, die ständig Ort und Art wechseln

▶ Neigung zu wiederholten Blasenentzündungen

▶ friert ständig, mag aber auch keine Wärme

▶ verträgt kein fettes Essen

Besserung:

▶ an der frischen Luft

▶ leichte Bewegung

▶ durch Trost und Zuwendung

Verschlimmerung:

▶ warme, stickige Räume

▶ nachts

Geist-Gemüt-Symptome:
- ▶ gefühlsbetont und harmoniesüchtig
- ▶ wechselnde, launische Stimmung: mal traurig, weinerlich, nörgelig, dann wieder fröhlich, sanft und gutmütig
- ▶ möchte nicht alleine sein, sucht Zuspruch und Trost
- ▶ „nah am Wasser gebaut"

Für die alles umsorgende Übermutter, deren Beschwerden beginnen, wenn die Kinder aus dem Haus gehen – organische Beschwerden wechseln hier ständig mit den seelischen Beschwerden.

Sepia D12

Leitsymptome:
- ▶ Schweißausbrüche bei geringster Belastung
- ▶ unregelmäßige Blutungen oder Ausfluss, übel riechend und wund machend
- ▶ gelbliche Gesichtshaut mit Pigmentflecken
- ▶ Senkungsbeschwerden der Gebärmutter
- ▶ heiße Hände, kalte Füße oder umgekehrt
- ▶ Abneigung gegen Sex

Besserung:
- ▶ Alleinsein und Ruhe
- ▶ körperliche Betätigung
- ▶ Wärme

Verschlimmerung:
- ▶ Kälte
- ▶ Untätigkeit
- ▶ durch Trost

Geist-Gemüt-Symptome:
- ▶ erschöpft, ausgebrannt, innerliche Leere
- ▶ fühlt sich ausgenutzt, sucht Ruhe und Distanz, vor allem von der Familie

▶ reizbar mit plötzlichen Wutausbrüchen
▶ starkes Pflichtbewusstsein zwingt zum „Weiterfunktionieren"

Die Frau wirkt männlich, mit eindrucksvollen dunklen Augen, häufig ausgeprägte dunkle Oberlippenbehaarung.

6.3 Übermäßiges Schwitzen

Bei den folgenden Arzneien steht das Schwitzen im Klimakterium im Vordergrund.

Abgrenzung der Arzneien:
Hier ist zuerst zu hinterfragen, ob auch Hitzewallungen bestehen oder nicht.

Unterscheidungs-merkmal	arzneiweisende Symptome	passende Arznei
Schwitzen ohne Hitzewallung	gefühlsbetont, harmoniesüchtig; sucht Trost und Zuneigung; schlimmer bei Wärme	Pulsatilla D6/D12
	erschöpft, ausgebrannt, reizbar; sucht Distanz und Ruhe; schlimmer bei Kälte	Sepia D12
Schwitzen mit Hitzewallung	säuerliche, erschöpfende Schweiße; hastig ungeduldig; Neigung zu blauen Flecken	Acidum sulfuricum D12
	Schweißausbrüche, die erleichtern; verträgt nichts Enges am Hals; sehr redselig	Lachesis D12
	übel riechende Schweiße, die erleichtern; brennende Hände und Fußsohlen; brennendes Gefühl auf dem Scheitel	Sulfur D6/D12

Dosierung:

Sind bei manchen Arzneien zwei Potenzen angegeben, so wählen Sie folgendermaßen aus:

▶ Erfolgt die Arzneiwahl eher aufgrund von akuten körperlichen Beschwerden, dann wählen Sie die Potenz D6, 3-mal täglich eine Dosis.

▶ Bei länger andauernden oder häufig wiederkehrenden Beschwerden bzw. wenn die Arznei eher aufgrund der Geist-Gemüt-Lage gewählt wurde, empfiehlt sich eine D12-Potenz, 2-mal täglich eine Dosis. Nach spätestens 3–6 Wochen sollte eine Besserung eintreten, dann die Arznei absetzen und bei Bedarf erneut einnehmen.

Acidum sulfuricum D12

Leitsymptome:

▶ säuerliche, klebrige, kalte Schweiße
▶ Schweiße mit erschöpfenden Hitzewallungen
▶ Neigung zu blauen Flecken
▶ Neigung zu Hautjucken

Besserung:

▶ Wärme

Verschlimmerung:

▶ kaltes, feuchtes Wetter
▶ in der frischen Luft

Geist-Gemüt-Symptome:

▶ nervöse Hast, ungeduldig, immer in Eile
▶ inneres Zittern, von anderen nicht zu bemerken

Die Frau ist völlig fertig und erschöpft nach ihren Schwitz- und Hitzeanfällen. Sie neigt auch zu rheumatischen Beschwerden der Hände und Füße.

Lachesis D12

Leitsymptome:

▶ Hitzewallungen mit Schweißausbrüchen

- ▶ oft auch ständiges Schwitzen
- ▶ verträgt nichts Enges am Hals
- ▶ Neigung zu Venenentzündung und Krampfadern
- ▶ Neigung zu linksseitigen Beschwerden (z. B. Kopfschmerzen, Halsschmerzen)
- ▶ Beschwerden durch unterdrücktes sexuelles Verlangen

Besserung:
- ▶ alle Ausscheidungen und Absonderungen (Periode, Schwitzen)
- ▶ Reden
- ▶ Kälte

Verschlimmerung:
- ▶ morgens, nach dem Schlafen
- ▶ Sonne, Wärme
- ▶ Alkohol (aber starkes Verlangen danach)

Geist-Gemüt-Symptome:
- ▶ geschwätzig, im ständigen Redefluss
- ▶ misstrauisch, eifersüchtig
- ▶ ständig unter Hochspannung, emotionale Ausbrüche dienen als Ventil

Frauen mit großem Rededrang, sie springen von einem Thema zum anderen, reden sehr schnell. Die Beschwerden beginnen mit dem Ausbleiben der Monatsblutung.

Pulsatilla D6/D12

Leitsymptome:
- ▶ ständiges Schwitzen, nachts schlimmer
- ▶ Kopfschmerzen oder rheumatische Beschwerden, die ständig Ort und Art wechseln
- ▶ Neigung zu wiederholten Blasenentzündungen
- ▶ friert ständig, mag aber auch keine Wärme
- ▶ verträgt kein fettes Essen

Besserung:
- ▶ an der frischen Luft

- ▶ leichte Bewegung
- ▶ durch Trost und Zuwendung

Verschlimmerung:
- ▶ warme, stickige Räume
- ▶ nachts

Geist-Gemüt-Symptome:
- ▶ gefühlsbetont und harmoniesüchtig
- ▶ wechselnde, launische Stimmung: mal traurig, weinerlich, nörgelig, dann wieder fröhlich, sanft und gutmütig
- ▶ möchte nicht alleine sein, sucht Zuspruch und Trost
- ▶ „nah am Wasser gebaut"

Für die alles umsorgende Übermutter, deren Beschwerden beginnen, wenn die Kinder aus dem Haus gehen – organische Beschwerden wechseln hier ständig mit seelischen Beschwerden.

Sepia D12

Leitsymptome:
- ▶ Schweißausbrüche bei geringster Belastung
- ▶ unregelmäßige Blutungen oder Ausfluss, übel riechend und wund machend
- ▶ gelbliche Gesichtshaut mit Pigmentflecken
- ▶ Senkungsbeschwerden der Gebärmutter
- ▶ heiße Hände, kalte Füße oder umgekehrt
- ▶ Abneigung gegen Sex

Besserung:
- ▶ Alleinsein und Ruhe
- ▶ körperliche Betätigung
- ▶ Wärme

Verschlimmerung:
- ▶ Kälte
- ▶ Untätigkeit
- ▶ durch Trost

Geist-Gemüt-Symptome:
- erschöpft, ausgebrannt, innerliche Leere
- fühlt sich ausgenutzt, sucht Ruhe und Distanz, vor allem von der Familie
- reizbar mit plötzlichen Wutausbrüchen
- starkes Pflichtbewusstsein zwingt zum „Weiterfunktionieren"

Die Frau wirkt männlich, mit eindrucksvollen dunklen Augen, häufig ausgeprägte dunkle Oberlippenbehaarung.

Sulfur D6/D12

Leitsymptome:
- Hitzewallungen zum Kopf mit Brennen auf dem Scheitel
- übel riechende Schweißausbrüche an Kopf, Händen und Füßen
- Handflächen und Fußsohlen heiß und brennend, v. a. in der Bettwärme, müssen nachts aus dem Bett gestreckt werden
- Juckreiz und Wundheit der Genitalien

Besserung:
- Schwitzen
- Kühle

Verschlimmerung:
- Bettwärme
- nachts
- vormittags (gegen 11 Uhr)

Geist-Gemüt-Symptome:
- egoistisch und selbstbezogen
- aktiv und ungeduldig mit vielen Plänen und Tatendrang, dann wieder niedergeschlagen und antriebslos

Die Frau klagt vielleicht zusätzlich über sehr leichten Schlaf, jedes kleinste Geräusch lässt sie erwachen. Gegen 11 Uhr spürt sie ein flaues Gefühl im Magen. Sie hat starkes Verlangen nach Süßigkeiten.

Teil II

Seelische Beschwerden

Verschiedenartige Beschwerden können ein Anzeichen dafür sein, dass unser inneres Gleichgewicht ins Wanken geraten ist. Dies kann sich auf der seelischen Ebene z.B. in Ängsten oder Konzentrationsproblemen, in Niedergeschlagenheit und Reizbarkeit äußern, aber auch durch organische Beschwerden, wie Kopfschmerzen oder Magen-Probleme.

Wenn die „Seele" ins Ungleichgewicht geraten ist, kann man vielleicht eine Ursache, wie Überforderung oder Kummer ausmachen oder eine spezielle Stimmungslage wie Reizbarkeit oder nervöse Unruhe.

Manchmal sind diese Erscheinungen aber einfach nur Merkmale der Persönlichkeit, die normalerweise keiner Behandlung bedürfen. Erst wenn diese Wesenszüge dazu führen, dass „Frau" sich selbst im Wege steht oder sehr unglücklich über ihre Art ist, kann man mithilfe von homöopathischen Mitteln versuchen, sie zu stärken.

In diesem Kapitel findet man die passenden Arzneien für die häufigsten seelischen Beschwerden, wie z.B. Angst, Unruhe, Trauer oder auch Erschöpfung oder Schüchternheit, speziell auf „Frauenbedürfnisse" abgestimmt.

1 Ängste

Ängste sind ganz natürliche Gefühlsregungen. Sie warnen vor gefährlichen Situationen (Höhenängste) oder schärfen unser Denken und Handeln bei neuen Aufgaben. Wenn die Ängste aber den Lebensalltag bestimmen oder überzogene Panikattacken und Phobien die Lebensqualität einschränken, so muss das seelische Gleichgewicht wieder hergestellt werden. Homöopathische Mittel können dabei sehr gut helfen. Bei sehr großen Ängsten, die den Alltag massiv beeinträchtigen, sollte der Rat eines Arztes oder homöopathischen Therapeuten gesucht werden.

Im Folgenden finden Sie zunächst eine Übersicht aller Angstmittel mit den entsprechenden, im Arzneimittelbild vorkommenden Angstformen. In den anschließenden Abschnitten werden die einzelnen Mittel dann geordnet nach den verschiedenen Angst-Formen genauer besprochen und eine Entscheidungshilfe für das passende Mittel vorangestellt.

Arznei	Angstform
Aconitum	Panikattacke
Anacardium	Prüfungsangst, Lampenfieber
Argentum nitricum	Angst vor Krankheiten; Höhenangst, Flugangst; Angst bei Enge und auf großen Plätzen; Prüfungsangst, Lampenfieber
Arsenicum album	Angst vor dem Alleinsein; Angst vor Krankheiten; Panikattacken
Borax	Höhenangst, Flugangst
Calcium carbonicum	Angst vor Krankheiten; Angst bei Enge und auf großen Plätzen

▶

Arznei	Angstform
Cimicifuga	Angst vor Krankheiten; Platzangst
Gelsemium	Prüfungsangst, Lampenfieber
Lycopodium	Prüfungsangst, Lampenfieber
Nux vomica	Angst vor Krankheiten
Phosphorus	Angst vor dem Alleinsein; Angst vor der Dunkelheit
Pulsatilla	Angst vor dem Alleinsein; Angst vor der Dunkelheit Platzangst
Silicea	Prüfungsangst, Lampenfieber
Stramonium	Angst vor der Dunkelheit
Strophantus	Prüfungsangst
Sulfur	Höhenangst

1.1 Angst vor dem Alleinsein

Abgrenzung der Arzneien:
Die jeweilige Angstform selbst dient zur Auswahl des Mittels.

arzneiweisende Symptome	passende Arznei
Angst mit Unruhe; perfektionistische, ordnungsliebende Frau	Arsenicum album D12
Angst vor Gewitter und Einbrechern; strahlende, dünnhäutige Frau, sehr fantasievoll	Phosphorus D12
Angst, nicht geliebt zu werden; weint sehr leicht; harmoniebedürftig, scheut Konflikte	Pulsatilla D12

Dosierung:
In der ersten Woche 3-mal täglich eine Gabe, danach 2-mal täglich. Nicht länger als 3–6 Wochen einnehmen, spätestens dann absetzen, wenn die Frau sich wieder besser fühlt. Es sollte eine Regulierung des Zustandes eintreten, sodass die Frau nur noch in besonderen Situationen und für eine kurze Einnahmedauer auf das Mittel zurückgreifen muss.

Arsenicum album D12

Geist-Gemüt-Symptome:
▶ Angst um die Gesundheit
▶ Angst mit Unruhe

Leitsymptome:
▶ ruhelos, wie getrieben
▶ nächtliches Erwachen mit dem Bedürfnis umherzugehen
▶ Frieren und Frösteln

Besserung:
▶ Wärme in jeder Form
▶ Gesellschaft

Verschlimmerung:
▶ nachts zwischen 1 und 3 Uhr

Für perfektionistische Frauen mit Kontrollzwang und großen Verlustängsten. Häufig mit zwanghaftem Ordnungs- und Reinheitssinn.

Phosphorus D12

Geist-Gemüt-Symptome:
▶ Angst vor Gewitter, Dunkelheit
▶ Angst vor Einbrechern und Unglück
▶ schreckhaft und furchtsam
▶ später oft trübsinnig und gleichgültig

Leitsymptome:
▶ reagieren empfindsam auf äußere Einflüsse

Teil II – Seelische Beschwerden

- ▶ viele unterschiedliche Ängste
- ▶ Missverhältnis zwischen Spannung und Entspannung

Ursache:
- ▶ Folge von Fantasien und Vorahnungen

Besserung:
- ▶ Gesellschaft und Trost
- ▶ Berührung, Massage, Streicheln; jede Zuwendung
- ▶ Schlaf und Ruhe

Verschlimmerung:
- ▶ Wetterwechsel
- ▶ alle Sinneseindrücke

Für offene, herzliche Frauen mit warmer Ausstrahlung. Sie nehmen sich die Probleme anderer sehr zu Herzen. Ihnen fehlt die Fähigkeit zur Abgrenzung, um ihr hochempfindsames Wesen zu schützen. Folge davon sind viele Ängste, Fantasien und Vorahnungen.

Pulsatilla D12

Geist-Gemüt-Symptome:
- ▶ Angst vor der Dunkelheit
- ▶ Angst, in engen Räumen und in Menschenmengen
- ▶ Angst, nicht geliebt zu werden
- ▶ wechselhafte Stimmung
- ▶ mild, nachgiebig, harmoniebedürftig

Leitsymptome:
- ▶ viele unterschiedliche Ängste
- ▶ häufig hormonelle oder venöse Beschwerden
- ▶ „nah am Wasser gebaut", weint sehr leicht

Besserung:
- ▶ Gesellschaft
- ▶ durch Trost, Zuwendung
- ▶ gemütliche Bewegung an frischer Luft

Verschlimmerung:
▶ warme, stickige Räume
▶ vor der Periode

Für mütterliche Frauen, die am liebsten immer ihre ganze Familie um sich herum scharen. Sie geben gerne nach und vermeiden, wenn möglich, Streit und Auseinandersetzung.

1.2 Angst vor der Dunkelheit

Abgrenzung der Arzneien:
Die jeweilige Angstform selbst dient zur Auswahl des Mittels.

arzneiweisende Symptome	passende Arznei
Angst vor Einbrechern; Folge von Fantasien und Vorahnungen; sehr empfindsam und dünnhäutig	Phosphorus D12
Angst vor dem Alleinsein mit dem Gefühl, nicht geliebt zu werden; harmoniebedürftig und konflikt-scheu	Pulsatilla D12
extreme Angst vor der Dunkelheit als Folge einer erlebten Schrecksituation oder Gewaltszenen im TV; Neigung zu Wutanfällen	Stramonium D12

Teil II – Seelische Beschwerden

Dosierung:
Wenn die Ängste nur nachts aufkommen, vor dem Schlafengehen eine Gabe der Arznei nehmen. Bei Dunkelängsten, die auch den Alltag bestimmen (Gang in den Keller, Tunnel oder Unterführung), empfiehlt sich folgende Dosierung:
In der ersten Woche 3-mal täglich eine Gabe, danach 2-mal täglich. Nicht länger als 3–6 Wochen einnehmen; spätestens dann absetzen, wenn eine Besserung eingetreten ist. Es sollte eine Regulierung des Zustandes eintreten, sodass die Frau nur noch in besonderen Situationen und für eine kurze Einnahmedauer auf das Mittel zurückgreifen muss.

Phosphorus D12

Geist-Gemüt-Symptome:
▶ Angst vor Alleinsein
▶ Angst vor Krankheiten
▶ Angst vor Einbrechern und Unglück
▶ schreckhaft und furchtsam
▶ nervös
Leitsymptome:
▶ reagiert empfindsam auf äußere Einflüsse
▶ viele verschiedene Ängste
▶ Missverhältnis zwischen Spannung und Entspannung
Ursache:
▶ Folge von Fantasien und Vorahnungen
Besserung:
▶ Gesellschaft und Trost
▶ Berührung, Massage, Streicheln; jede Zuwendung
Verschlimmerung:
▶ Wetterwechsel
▶ alle Sinneseindrücke

Für offene, herzliche Frauen mit warmer Ausstrahlung. Sie sind sehr fantasievoll und von Vorahnungen erfüllt. Sie wollen nachts nicht alleine sein, wünschen sich einen Revolver unter dem Kopfkissen, um sich vor eventuellen Einbrechern zu schützen.

Pulsatilla D12

Geist-Gemüt-Symptome:
▶ Angst vor dem Alleinsein
▶ Angst, in engen Räumen und in Menschenmengen
▶ Angst, nicht geliebt zu werden
▶ wechselhafte Stimmung
▶ mild, nachgiebig, harmoniebedürftig

Leitsymptome:
- ▶ viele verschiedene Ängste
- ▶ häufig hormonelle oder venöse Beschwerden
- ▶ „nah am Wasser gebaut", weint sehr leicht

Besserung:
- ▶ Gesellschaft
- ▶ durch Trost, Zuwendung

Verschlimmerung:
- ▶ warme, stickige Räume

Für mütterliche Frauen, die am liebsten immer ihre ganze Familie um sich herum scharen. Sie geben gerne nach und vermeiden, wenn möglich, Streit und Auseinandersetzung. Sie weinen sehr leicht, können dies aber auch gut als Druckmittel einsetzen.

Stramonium D12

Geist-Gemüt-Symptome:
- ▶ Angst vor Tod und Gewalt
- ▶ Angst vor Wasser und spiegelnden Flächen
- ▶ Angst vor Tieren
- ▶ Ängste mit Gewaltbereitschaft

Leitsymptome:
- ▶ viele angstbesetzte Fantasien
- ▶ kann mit Wutanfällen und Aggressivität reagieren

Ursache:
- ▶ miterlebte Gewaltszenen (auch in TV oder Kino)
- ▶ Kriegserlebnisse
- ▶ Schrecksituationen in der Kindheit

Besserung:
- ▶ Gesellschaft
- ▶ Wärme
- ▶ sanftes Licht

Teil II – Seelische Beschwerden

Verschlimmerung:
► grelles oder plötzliches Licht

Einschlafen ist oft nur bei sanftem Licht möglich. Sehr häufig findet sich eine Ursache der Dunkelangst durch erlebte Gewalt oder Schrecksituationen in der Dunkelheit. Es ist ein Mittel der Extreme: die Frau kann lieb und sanft sein und dann plötzlich mit Gewalt und Wut reagieren.

1.3 Angst vor Krankheit

Abgrenzung der Arzneien:
Die jeweilige Angstform selbst dient zur Auswahl des Mittels.

arzneiweisende Symptome	passende Arznei
viele Ängste, auch Höhen-, Flug-, Platzangst; impulsiv handelnd mit bösen Vorahnungen	Argentum nitricum D12
ängstliche Unruhe; Erwachen nach Mitternacht, muss aufstehen und umhergehen; pingelig, pedantisch, ordnungsliebend	Arsenicum album D12
häufig erkältet mit wenig Widerstandsfähigkeit und Ausdauer; träge, gutmütig, gemütlich, zu Übergewicht neigend	Calcium carbonicum D12
wechselnde Stimmung mit Neigung zu Hysterie und Depression; Folge von hormonellen Veränderungen	Cimicifuga D12
hypochondrische Ängste; ehrgeizig, aber auch gestresst und gereizt; will leistungsfähig bleiben	Nux vomica D12

Dosierung:
In der ersten Woche 3-mal täglich eine Gabe, danach 2-mal täglich. Nicht länger als 3–6 Wochen einnehmen; spätestens dann absetzen, wenn die Frau sich wieder besser fühlt. Es sollte eine Regulierung des

Zustandes eintreten, sodass die Frau nur noch in besonderen Situationen und für eine kurze Einnahmedauer auf das Mittel zurückgreifen muss.

Argentum nitricum D12

Geist-Gemüt-Symptome:
▶ Angst vor drohenden Krankheiten
▶ Angst vor dem Krankenhaus
▶ Platzangst, Flugangst und Höhenangst
▶ getrieben von bösen Vorahnungen

Leitsymptome:
▶ nervös und fahrig, immer in Eile und Hetze
▶ Verlangen nach Süßigkeiten, die nicht vertragen werden
▶ Ängste werden häufig von Durchfällen begleitet

Besserung:
▶ frische Luft und Kälte

Verschlimmerung:
▶ Einengung

Impulsive, stets eilige Frauen mit bösen Vorahnungen und sonderbaren, verrückten Vorstellungen. Viele Ängste beherrschen ihr Leben: Angst, zu spät zu kommen, Angst vor Prüfungen, Angst auf großen Plätzen, aber auch Angst in engen Räumen.

Arsenicum album D12

Geist-Gemüt-Symptome:
▶ Angst um die Gesundheit, vor allem vor Krebs und ansteckenden Krankheiten
▶ Angst vor dem Tod
▶ Angst mit Unruhe

Leitsymptome:
▶ ruhelos, wie getrieben
▶ nächtliches Erwachen mit dem Bedürfnis umherzugehen

Teil II – Seelische Beschwerden

- ▶ Neigung zu allergischen Krankheiten
- ▶ Frieren und Frösteln

Besserung:
- ▶ Wärme in jeder Form
- ▶ Gesellschaft

Verschlimmerung:
- ▶ Alleinsein

Für perfektionistische Frauen mit Kontrollzwang, Verlustängsten und pingeligem Ordnungssinn. Häufig mit zwanghafter Reinlichkeit, die die Allergiebereitschaft und Erkrankungsneigung nur noch fördert.

Calcium carbonicum D12

Geist-Gemüt-Symptome:
- ▶ Angst vor ansteckenden Krankheiten und Unglück
- ▶ Angst, den Verstand zu verlieren
- ▶ Angst vor Insekten, Mäusen, Ratten
- ▶ Angst beim Schließen der Augen, im Dunkeln
- ▶ Angst, beobachtet zu werden

Leitsymptome:
- ▶ geschwächtes Immunsystem mit Erkältungsneigung
- ▶ geringe Widerstandsfähigkeit und Ausdauer

Besserung:
- ▶ Ruhe und Geborgenheit
- ▶ Wärme

Verschlimmerung:
- ▶ geistige und körperliche Anstrengung
- ▶ Aufregung

Träge, gemütliche Frauen mit gutmütigem Charakter. Sehr empfindlich bei Grausamkeiten. Schutzlos durch die innere Weichheit; suchen Sicherheit und Geborgenheit in der Familie oder bei Freunden.

Cimicifuga D12

Geist-Gemüt-Symptome:
- Angst um die Gesundheit
- Angst, den Verstand zu verlieren
- wechselnde Stimmung: manchmal redselig, geschwätzig, überdreht, dann wieder traurig, missmutig, pessimistisch
- innere Unruhe und Verzweiflung

Leitsymptome:
- Neigung zu rheumatischen Beschwerden (v. a. im Klimakterium)
- Neigung zu Kopfschmerzen und Migräne

Ursache:
- hormonelle Störungen und Veränderungen
- Klimakterium, Schwangerschaft

Für Frauen, die zu depressiven Verstimmungen neigen. Sie fühlen sich, als ob sie von einer dunklen Wolke eingehüllt sind.

Nux vomica D12

Geist-Gemüt-Symptome:
- hypochondrische Ängste vor Krankheiten
- gereizt, gestresst und cholerisch veranlagt
- ehrgeizig, fürchtet Beeinträchtigung ihrer Leistungsfähigkeit durch eine Krankheit

Leitsymptome:
- Neigung zu Magenproblemen und Kopfschmerzen
- Verlangen nach Genussmitteln (Kaffee, Alkohol, Tabak), die aber alle Beschwerden noch verschlimmern

Besserung:
- Wärme und Ruhe
- kurzer Schlaf

Permanente Überlastung und Stress; Verlangen nach „Aufputschmitteln", um leistungsfähig zu bleiben. Die (meist) hypochondrische Angst, dass eine Krankheit diese Leistungsfähigkeit einschränken könnte, prägt diese Frauen.

1.4 Höhenangst/Flugangst

Abgrenzung der Arzneien:
Die jeweilige Angstform selbst dient zur Auswahl des Mittels.

arzneiweisende Symptome	passende Arznei
Höhenangst mit dem Impuls hinunterzuspringen; Flugangst schon Tage und Wochen vorher mit bösen Vorahnungen	Argentum nitricum D12
Höhenangst verbunden mit dem Empfinden zu fallen; Flugangst nur beim Landeanflug, Angst vor Abwärtsbewegung	Borax D6
Höhenangst verbunden mit extremem Schwindelgefühl und dem Gefühl, nach unten gezogen zu werden; Angst, wenn andere hoch oben stehen	Sulfur D6

Dosierung:
Bei Ängsten, die schon lange vor dem Ereignis auftreten, kann man 1–2 Wochen vorher 2-mal täglich eine Gabe nehmen, am Tag des Ereignissen dann stündlich.
Ansonsten einen Tag vor dem Ereignis (Flug, Bergwanderung, Turmbesteigung) 3-mal täglich eine Gabe, bis man wieder sicher auf dem Boden ist.
Im akuten Fall (plötzliche Angstattacke) eine Gabe Aconitum C30 (siehe Teil II, Kap. 1.5) und dann alle 5–10 min die passende Arznei bis zur Besserung.

Argentum nitricum D12

Geist-Gemüt-Symptome:
► Platzangst, Flugangst und Höhenangst
► Angst vor drohenden Krankheiten
► Angst vor bevorstehenden Ereignissen
► getrieben von bösen Vorahnungen

Leitsymptome:
► Höhenangst, verbunden mit dem Impuls hinunterzuspringen
► Ängste werden häufig von Durchfällen begleitet
► nervös und fahrig, immer in Eile und Hetze
► Verlangen nach Süßigkeiten, die nicht vertragen werden

Besserung:
► frische Luft und Kälte

Verschlimmerung:
► Einengung

Impulsive, stets eilige Frauen mit bösen Vorahnungen und sonderbaren, verrückten Vorstellungen. Sie können sich den Flugzeugabsturz schon Tage vor Antritt des Fluges bildlich vorstellen. Viele Ängste beherrschen ihr Leben: Angst, zu spät zu kommen, Angst vor Prüfungen, Angst auf großen Plätzen, aber auch Angst in engen Räumen.

Borax D6

Geist-Gemüt-Symptome:
► Höhenangst, Flugangst
► Angst vor der Abwärtsbewegung

Leitsymptome:
► Höhenangst, verbunden mit dem Empfinden zu fallen
► Flugangst beginnt erst mit dem Landeanflug
► empfindlich auf Geräusche

Verschlimmerung:
► Wärme

Teil II – Seelische Beschwerden

▶ Lärm

Aufwärtsgerichtete Bewegungen machen meist keine Probleme, wohl aber der umgekehrte Weg, wenn es wieder nach unten gehen soll.

Sulfur D6

Geist-Gemüt-Symptome:
▶ Höhenangst
▶ Angst um die Familie, Angst um andere
▶ Angst vor ansteckenden Krankheiten

Leitsymptome:
▶ Höhenangst mit extremem Schwindelgefühl
▶ Höhenangst mit dem Gefühl, nach unten gezogen zu werden
▶ Angst, wenn andere sich an einem hoch gelegenen Ort befinden

Häufig leicht chaotische, etwas schlampige Frauen; sehr warmblütig. Bettwärme und Hitze werden als unangenehm empfunden.

1.5 Panikattacken/Platzangst

Abgrenzung der Arzneien:
Hier wird noch einmal genauer die Angstform ermittelt, welche bei der Frau im Vordergrund steht.

Unterscheidungs- merkmal	arzneiweisende Symptome	passende Arznei
Panikattacke	erstes Mittel bei Panik und Schock	Aconitum C30
	Angst mit Unruhe, Atemnot und Frieren	Arsenicum album D12

▶

Unterscheidungs-merkmal	arzneiweisende Symptome	passende Arznei
Angst in der Enge (Platzangst)	viele Ängste, nervös und fahrig, böse Vorahnungen	Argentum nitricum D12
	träge, gemütlich, Neigung zu Überge-wicht; sucht Schutz und Geborgenheit in der Familie	Calcium carbonicum D12
	depressive Verstimmung und Verzweif-lung; dann wieder geschwätzig, über-dreht; häufig hormoneller Zusammen-hang	Cimicifuga D12
	harmoniebedürftig; weint leicht; möchte nicht alleine sein; Angst, nicht geliebt zu werden	Pulsatilla D12
Angst auf großen Plätzen (Agora-phobie)	viele Ängste, nervös und fahrig, böse Vorahnungen; glaubt, die Häuser stürzen über ihr ein	Argentum nitricum D12
	Angst, beobachtet zu werden; sucht Schutz in der Familie; träge und gemütlich	Calcium carbonicum D12

Dosierung:

Bei akuten Panikzuständen erfolgt auch eine akute Dosierung:

▶ **Aconitum** ist das erste Mittel bei jedem Schockerlebnis oder einer Panikattacke und wird akut mit einer einmaligen Gabe dosiert. Eventuell nach 15 min eine Wiederholungsgabe.

▶ **Arsenicum album** kann in akuten Fällen alle 5–10 min gegeben werden. Eine Besserung sollte schnell eintreten, dann die Abstände der Gaben verlängern bzw. absetzen.

Bei Platzangst und Agoraphobie im akuten Fall alle 15 min eine Gabe des ausgewählten Mittels bis zur Besserung.

Teil II – Seelische Beschwerden

Wenn die Probleme gehäuft auftreten ist folgende Dosierung ratsam:
In der ersten Woche 3-mal täglich eine Gabe, danach 2-mal täglich.
Nicht länger als 3–6 Wochen einnehmen. Spätestens dann absetzen,
wenn eine Besserung eingetreten ist. Es sollte eine Regulierung des Zustandes eintreten, sodass die Frau nur noch in besonderen Situationen
und für eine kurze Einnahmedauer auf das Mittel zurückgreifen muss.

Aconitum C30

Geist-Gemüt-Symptome:
▶ hochgradige Panik mit Todesangst
Leitsymptome:
▶ plötzliche heftige Angstanfälle mit Panik
▶ wildes Herzklopfen mit Drehschwindel, Luftmangel, Beklemmung
Ursache:
▶ Folge von Schreck, Schock
▶ nach Unfall oder traumatischen seelischen Erlebnissen

Die Frau hat in diesem Moment das Gefühl, sie müsse sterben.

Beachte: Besonderheiten unter Dosierung

Argentum nitricum D12

Geist-Gemüt-Symptome:
▶ Angst in engen Räumen
▶ Angst in einer Menschenmenge
▶ Angst beim Hinaufblicken an hohen Gebäuden
▶ Angst vor großen, offenen Flächen
▶ Flugangst und Höhenangst
▶ getrieben von bösen Vorahnungen
Leitsymptome:
▶ nervös und fahrig, immer in Eile und Hetze
▶ Verlangen nach Süßigkeiten, die nicht vertragen werden

▸ Ängste werden häufig von Durchfällen begleitet

Besserung:

▸ frische Luft und Kälte

Verschlimmerung:

▸ Einengung

Impulsive, stets eilige Frauen mit bösen Vorahnungen und sonderbaren, verrückten Vorstellungen. Viele Ängste beherrschen ihr Leben: Angst, zu spät zu kommen, Angst vor Prüfungen, Angst vor Krankheiten.

Arsenicum album D12

Geist-Gemüt-Symptome:

▸ Angstzustände mit Todesangst

▸ Angst mit Unruhe

▸ ruhelos, wie getrieben

Leitsymptome:

▸ Herzklopfen, Atemnot, kalter Schweiß

▸ Frieren und Frösteln

Besserung:

▸ Wärme in jeder Form

▸ Gesellschaft

Verschlimmerung:

▸ Alleinsein

Für perfektionistische Frauen mit Kontrollzwang, Verlustängsten und pingeligem Ordnungssinn. Oft nach geistiger Überarbeitung. Sie halten zwanghaft durch und brechen dann plötzlich zusammen.

Beachte: Besonderheiten unter Dosierung

Teil II – Seelische Beschwerden

Calcium carbonicum D12

Geist-Gemüt-Symptome:
- ▶ Angst in engen Räumen
- ▶ Angst auf öffentlichen Plätzen
- ▶ Angst vor ansteckenden Krankheiten und Unglück
- ▶ Angst beim Schließen der Augen, im Dunkeln
- ▶ Angst, beobachtet zu werden

Leitsymptome:
- ▶ geschwächtes Immunsystem mit Erkältungsneigung
- ▶ geringe Widerstandsfähigkeit und Ausdauer

Besserung:
- ▶ Ruhe und Geborgenheit
- ▶ Wärme

Verschlimmerung:
- ▶ geistige und körperliche Anstrengung
- ▶ Aufregung

Träge, gemütliche Frauen mit gutmütigem Charakter. Sehr empfindlich bei Grausamkeiten. Schutzlos durch die innere Weichheit; suchen Sicherheit und Geborgenheit in der Familie oder bei Freunden.

Cimicifuga D12

Geist-Gemüt-Symptome:
- ▶ Platzangst
- ▶ Angst um die Gesundheit
- ▶ Angst, den Verstand zu verlieren
- ▶ wechselnde Stimmung, manchmal redselig, geschwätzig, überdreht, dann wieder traurig, missmutig, pessimistisch
- ▶ innere Unruhe und Verzweiflung

Leitsymptome:
- ▶ Neigung zu rheumatischen Beschwerden (v. a. im Klimakterium)
- ▶ Neigung zu Kopfschmerzen und Migräne

Ursache:
▶ hormonelle Störungen und Veränderungen
▶ Klimakterium, Schwangerschaft

Für Frauen, die zu depressiven Verstimmungen neigen. Sie fühlen sich, als ob sie von einer dunklen Wolke eingehüllt seien.

Pulsatilla D12

Geist-Gemüt-Symptome:
▶ Angst in engen Räumen und in Menschenmengen
▶ Angst, nicht geliebt zu werden
▶ Angst vor der Dunkelheit
▶ wechselhafte Stimmung
▶ mild, nachgiebig, harmoniebedürftig
Leitsymptome:
▶ viele verschiedene Ängste
▶ häufig hormonelle oder venöse Beschwerden
▶ „nah am Wasser gebaut", weint sehr leicht
Besserung:
▶ Gesellschaft
▶ durch Trost, Zuwendung
▶ gemütliche Bewegung an frischer Luft
Verschlimmerung:
▶ warme, stickige Räume
▶ vor der Periode

Für mütterliche Frauen, die am liebsten immer ihre ganze Familie um sich herum scharen. Sie geben gerne nach und vermeiden, wenn möglich, Streit und Auseinandersetzung.

Teil II – Seelische Beschwerden

1.6 Prüfungsangst/Lampenfieber

Abgrenzung der Arzneien:

Prüfungsängste können sich unterschiedlich äußern. Mal steht die Stimmungslage im Vordergrund, mal werden sie von körperlichen Symptomen begleitet. Hier muss hinterfragt werden, welches Merkmal in der Situation am meisten stört oder am auffälligsten ist.

Unterscheidungs-merkmal	arzneiweisende Symptome	passende Arznei
Angst vor dem Versagen	reagiert gereizt und cholerisch; überspielt Versagensangst mit arrogantem Verhalten	Lycopodium D12
	hält sich für klein und unfähig; bereitet sich perfekt vor; kein Selbstbewusstsein	Silicea D12
nervös und fahrig	viele Ängste, hat böse Vorahnungen, begleitet von Durchfall	Argentum nitricum D12
Konzentrationsprobleme	kann sich nichts merken; vergisst alles kurz zuvor Gelesene; gereizt, verdrießlich gestimmt	Anacardium D12
mit Magen-Darm-Problemen	nervös, fahrig, gehetzt; große Erwartungsspannung mit bösen Vorahnungen; meistens begleitet von Durchfall	Argentum nitricum D12
	Black-out; zittrig und energielos; unfähig, etwas zu tun; Durchfall und gehäufter Harnabgang	Gelsemium D12
	reagiert gereizt und cholerisch; überspielt Versagensangst mit arrogantem Verhalten; häufig begleitet von Blähungen	Lycopodium D12

▶

Unterscheidungs-merkmal	arzneiweisende Symptome	passende Arznei
gereizte Stimmung	verminderte Merkfähigkeit und Konzentration; flucht und schimpft; vergisst alles kurz zuvor Gelesene	**Anacardium D12**
	Angst vor dem Versagen; überspielt Ängste mit arrogantem Verhalten	**Lycopodium D12**
Probleme direkt vor dem Ereignis	Herzklopfen, Pulsrasen, Beklemmungsgefühl mit dem Bedürfnis tief einzuatmen	**Strophantus D4**

Dosierung:

Ab Beginn der Beschwerden 2-mal täglich eine Gabe, kurz vor dem Ereignis auch 3–5-mal täglich möglich.

Strophantus als Akutmittel wird direkt vor der Prüfung gegeben, alle 10–15 min eine Gabe, bis zu 3-mal.

Anacardium D12

Geist-Gemüt-Symptome:

▶ verminderte Konzentration und Merkfähigkeit, je näher der Termin kommt
▶ Abneigung gegen Lernen, schiebt Prüfung vor sich her
▶ reizbare, verdrießliche Stimmung

Leitsymptome:

▶ Heißhungerattacken
▶ Kopfschmerzen

Besserung:

▶ Essen (bessert alle Symptome)

Für reizbare Frauen mit mangelndem Selbstbewusstsein, die sich und anderen etwas beweisen wollen. Häufig Bedürfnis zu fluchen und zu schimpfen.

Argentum nitricum D12

Geist-Gemüt-Symptome:
▶ Angst vor bevorstehenden Ereignissen
▶ getrieben von bösen Vorahnungen
Leitsymptome:
▶ häufig von Durchfällen begleitet
▶ fahrig, immer in Eile und Hetze
▶ nervöse Überreizung
▶ Erwartungsspannung
▶ Verlangen nach Süßigkeiten, die nicht vertragen werden
Besserung:
▶ frische Luft und Kälte

Die Frauen lernen und arbeiten bis zum letzten Tag und sind dann am Tag des Ereignisses völlig überarbeitet und übermüdet. Impulsive, stets eilige Frauen mit bösen Vorahnungen und sonderbaren, verrückten Vorstellungen. Viele Ängste beherrschen ihr Leben: Angst, zu spät zu kommen, Flugangst, Höhenangst, Angst vor Krankheiten.

Gelsemium D12

Geist-Gemüt-Symptome:
▶ apathisch und benommen
▶ schlapp und energielos
▶ schwach und zittrig
Leitsymptome:
▶ Black-out in der Prüfung
▶ Zittern und Schlottern vor Angst
▶ Gefühl, das Herz bleibt stehen
▶ Darm und Blase sind nervös
▶ Kopfschmerzen

Besserung:
- ▶ Ruhe
- ▶ Harnabgang
- ▶ Alkohol

Verschlimmerung:
- ▶ Gemütsbewegungen

Die Symptome erscheinen nicht nur vor Prüfungen und öffentlichen Auftritten, sondern z. B. auch vor einem Zahnarztbesuch oder bei Reisefieber. Typisch die zittrige Gelähmtheit. Die Frau ist nicht fähig, etwas zu tun und fühlt sich total energielos. Auch wenn die Beschwerden nach dem Ereignis noch anhalten, ist Gelsemium das richtige Mittel.

Lycopodium D12

Geist-Gemüt-Symptome:
- ▶ reizbar und cholerisch
- ▶ Angst vor Versagen und Blamage
- ▶ überspielt Angst mit arrogantem Auftreten

Leitsymptome:
- ▶ nervöse Magen- Darm- Beschwerden
- ▶ Blähungen
- ▶ Morgenmuffel: Angst vor den Herausforderungen des Tages

Besserung:
- ▶ frische Luft
- ▶ Bewegung

Verschlimmerung:
- ▶ morgens und am späten Nachmittag (16–20 Uhr)

Frauen mit rascher Auffassungsgabe und Intelligenz, die sich lange überwinden müssen, bevor sie die neue Aufgabe anpacken. Meist bewältigen sie alles dann problemlos und erfolgreich, haben aber beim nächsten Mal wieder die gleichen Bedenken und Ängste.

Teil II – Seelische Beschwerden

Silicea D12

Geist-Gemüt-Symptome:
▶ Angst vor Misserfolg und Versagen
▶ perfekt, ordentlich, strukturiert
▶ trotz sorgfältiger Vorbereitung große Versagensängste

Leitsymptome:
▶ chronischer Mangel an Selbstbewusstsein
▶ friert ständig, braucht Wärme
▶ wählt Aufgaben und Berufe, die weit unter ihren Fähigkeiten liegen

Besserung:
▶ Wärme
▶ Schutz der Familie

Die Frau macht vor dem Ereignis oder der Prüfung ihre ganze Familie oder Umgebung verrückt. Sie ist sich sicher, auf jeden Fall durchzufallen, sie macht sich klein, hält sich für unfähig und ist schnell entmutigt. Die Prüfung gelingt dann aufgrund perfekter Vorbereitung meistens problemlos.

Strophantus D4

Leitsymptome:
▶ intensives Herzklopfen, das Herz schlägt bis zum Hals
▶ schneller Puls
▶ Beklemmungsgefühl

Ursache:
▶ fängt direkt vor der Prüfung oder dem Ereignis an

Für Frauen, die kurz vor Beginn der Prüfung Herzklopfen und Pulsrasen bekommen, mit dem Bedürfnis sofort umzudrehen und nach Hause zu gehen.

Beachte: Besonderheiten unter Dosierung

2 Ärger/Zorn/Wutausbrüche

Wutausbrüche und zorniges Verhalten kündigen sich meist schon länger durch erhöhte Reizbarkeit (siehe Teil II, Kap. 6) an. Eine frühzeitige Gabe des richtigen Mittels kann helfen, die innere Mitte wiederzufinden. Eine Rolle spielen häufig Versagensängste, Partnerprobleme oder Überlastung und Überarbeitung.

Abgrenzung der Arzneien:
Hier wird die Ursache hinterfragt.

gemeinsame Symptome	arzneiweisende Symptome	passende Arznei
Folge von Überarbeitung	mürrisch und wortkarg; sehnt sich nach Ruhe; begleitet von Existenzängsten	Bryonia D12
	jähzornig und streitsüchtig; verlangt nach „Aufputschmitteln"; beruflicher Ehrgeiz	Nux vomica D12
Versagensängste	erträgt keinen Widerspruch; überspielt Ängste mit cholerischem oder arrogantem Auftreten	Lycopodium D12
Folge von unterdrückter Wut	überempfindlich und reizbar; launisch – nichts kann man recht machen, schlimmer durch Kaffee	Chamomilla D12
	alles schlägt auf den Magen und führt zu Krämpfen und Neuralgien, besser durch Kaffee	Colocynthis D12
	schluckt lange alles hinunter, empfindsam, reagiert empört auf Beleidigung und Demütigung	Staphisagria D12

Dosierung:
In den ersten drei Tagen 3-mal täglich eine Gabe, danach nur noch 2-mal täglich. Eine Besserung des seelischen Zustandes sollte nach spätestens einer Woche eintreten. Dann die Arznei absetzen und im Bedarfsfall erneut einnehmen.

Bryonia D12

Geist-Gemüt-Symptome:
- ▸ mürrisch, brummig, ungeduldig
- ▸ wortkarg und abweisend
- ▸ will in Ruhe gelassen werden und reagiert zornig und wütend, wenn dies nicht respektiert wird
- ▸ mag keinen Widerspruch

Ursache:
- ▸ Zukunftsängste, besonders Existenzängste
- ▸ Angst vor Armut

Besserung:
- ▸ Ruhe

Verschlimmerung:
- ▸ weiterer Ärger und Aufregung

Die Frau ist übergeschäftig und fühlt sich immer getrieben. Sie hat das Gefühl, mit der Arbeit nie fertig zu werden, die Arbeit wird als zu viel empfunden. Sie sehnt sich nach Ruhe und Alleinsein und wird noch wütender, wenn dies nicht zu ermöglichen ist.

Chamomilla D12

Geist-Gemüt-Symptome:
- ▸ enorme Überempfindlichkeit und Reizbarkeit
- ▸ heftige Wut- und Zornesausbrüche
- ▸ launisches Verhalten – nichts kann man recht machen

Leitsymptome:
- kann keinerlei Schmerz ertragen
- Krämpfe und Durchfall nach Ärger

Ursache:
- Reaktion auf massive Beleidigung, auf Ärger oder unterdrückte Wut

Verschlimmerung:
- Kaffee
- Ärger und geistige Anstrengung

Die Frau fährt bei kleinsten Anlässen aus der Haut, oft weiß sie gar nicht mehr, warum. Folge davon sind dann ungerechte Entscheidungen.

Colocynthis D12

Geist-Gemüt-Symptome:
- schnell verärgert und ungeduldig
- wütend über Kleinigkeiten
- kann Ungerechtigkeiten nicht ertragen

Leitsymptome:
- krampfartige Magenschmerzen
- neuralgische Beschwerden

Ursache:
- angestaute Emotionen
- Kränkung und Entrüstung

Besserung:
- Krämpfe besser durch Zusammenkrümmen und Wärme
- Kaffee

Verschlimmerung:
- Magenbeschwerden schlimmer durch Essen und Trinken

Bei der Frau schlägt alles auf den Magen. Jeder Ärger, jede Emotion führt zu Krämpfen oder neuralgischen Beschwerden. Im Gegensatz zu Chamomilla stehen hier die organischen Beschwerden im Vordergrund.

Teil II – Seelische Beschwerden

Lycopodium D12

Geist-Gemüt-Symptome:
► kann keinen Widerspruch ertragen
► reizbar und cholerisch aus Angst, zu versagen
► nach außen dominant und herrschsüchtig, fühlt sich im Inneren aber unsicher und klein
► rechthaberisch

Leitsymptome:
► nervöse Magen-Darm-Beschwerden
► Blähungen

Ursache:
► Reaktion auf neue Aufgaben oder neue Herausforderungen

Besserung:
► Süßigkeiten

Verschlimmerung:
► morgens (Morgenmuffel!)
► Alleinsein

Die Frau ist in ihrem Inneren sehr unsicher und hat große Versagensängste. Sie überspielt ihre Ängste mit arrogantem Auftreten. Sie neigt zur Rechthaberei und kann nicht den geringsten Widerspruch ertragen.

Nux vomica D12

Geist-Gemüt-Symptome:
► jähzornig, reizbar, ständig genervt
► streitsüchtig und uneinsichtig

Leitsymptome:
► nervöse Kopfschmerzen
► nervöse Magenschmerzen
► Verlangen nach „Aufputschmitteln" wie Kaffee, Alkohol, Nikotin, Medikamente

Ursache:
▶ Stress, Überarbeitung, Hektik

Besserung:
▶ kurzer Schlaf und Ruhe

Verschlimmerung:
▶ Kälte und Zugluft (macht noch wütender)
▶ berufliche Sorgen

Permanente Überlastung und Stress, das Verlangen nach „Aufputschmitteln", um leistungsfähig zu bleiben. Für ungeduldige, ehrgeizige Frauen, die viel arbeiten, um ihre selbst gesteckten Leistungsziele zu erreichen (Workaholics).

Staphisagria D12

Geist-Gemüt-Symptome:
▶ zornige, heftige Wutausbrüche, häufig aus kleinstem Anlass
▶ wirft in der Wut mit Gegenständen um sich
▶ leicht beleidigt, kann keine Kritik ertragen und fühlt sich angegriffen
▶ reagiert empfindlich, aber unterdrückt Wut und Aggression

Leitsymptome:
▶ Neigung zu Hautausschlägen
▶ Zittern
▶ Koliken

Ursache:
▶ lang unterdrückter Ärger und Wut
▶ Demütigungen durch den Partner oder durch Vorgesetzte und Arbeitskollegen (Mobbing)

Besserung:
▶ Ruhe

Verschlimmerung:
▶ Beleidigung
▶ Ärger und Kummer

Teil II – Seelische Beschwerden

Sehr empfindsame und zurückhaltende Frauen. Sie wollen eigentlich niemandem etwas Böses, erwarten aber auch von anderen diese Haltung. Sie sind empört und entrüstet über erfahrene Ungerechtigkeit und seelische Verletzungen. Lange bleiben sie ruhig und versuchen ihre Fassung zu wahren, bis es irgendwann aus nichtigen Anlässen zu Zornesausbrüchen kommen kann.

3 Erschöpfung/Müdigkeit/ Abgeschlagenheit

Vernünftige Arbeits- und Lebensgewohnheiten bilden die Grundlage für Harmonie von Körper und Seele. Homöopathische Mittel können in bestimmten Situationen helfen, das körperliche und seelisch-geistige Gleichgewicht wieder herzustellen.

Abgrenzung der Arzneien:

Bei dieser Indikation steht die Ursache im Vordergrund. Zudem sollte man hinterfragen, ob es sich um eine rein körperliche oder auch um eine geistige Erschöpfung handelt. Bei erschöpfungsbedingten Konzentrations- oder Gedächtnisstörungen siehe auch Teil II, Kap. 4.

Unterscheidungs- merkmal	arzneiweisende Symptome	passende Arznei
Folge von erschöp- fenden Krankheiten	Folge von Flüssigkeitsverlust; blasses Gesicht; Apathie im Wechsel mit Reizbarkeit	China D12
	Gefühl des Burnout; nervös und ängstlich; empfindsame, mitfühlende Frauen	Phosphorus D12
Folge von Schock, Schreck, Trauma	körperliche Erschöpfung mit Zerschla- genheitsgefühl; alles tut weh	Arnica D12
	apathisch, energielos; zittrige Schwäche mit großer Schläfrigkeit	Gelsemium D12
Folge von Kummer und Sorgen	gleichgültig, apathisch; kann sich nichts mehr merken; innere Leere, totale Erschöpfung	Acidum phospho- ricum D12

▶

Unterscheidungs-merkmal	arzneiweisende Symptome	passende Arznei
	starkes Schwitzen bei geringster Anstrengung; Sorge um die Familie; Angst vor Krankheiten; träge, korpulente Frauen	Calcium carbonicum D12
	völlig übermüdet als Folge von durchwachten Nächten am Krankenbett; nervös, überreizt	Cocculus D12
	„Nervenbündel"; ausgelaugt und schwach; Neigung zu psychovegetativen Problemen	Kalium phosphoricum D12
Folge von körperlicher Überarbeitung	körperliche Erschöpfung mit Zerschlagenheitsgefühl; alles tut weh	Arnica D12
	Schwäche und Frieren; besorgt um die Gesundheit; ängstliche Unruhe	Arsenicum album D12
	starkes Schwitzen bei geringster Anstrengung; Sorge um die Familie; Angst vor Krankheiten; träge, korpulente Frauen	Calcium carbonicum D12
Folge von Überlastung und Überforderung	gleichgültig, apathisch; kann sich nichts mehr merken; totale Erschöpfung; innere Leere nach einem großen Ereignis	Acidum phosphoricum D12
	„Nervenbündel"; ausgelaugt und schwach; Neigung zu psychovegetativen Problemen	Kalium phosphoricum D12
	Gefühl des Burnout; nervös und ängstlich; empfindsame, mitfühlende Frauen	Phosphorus D12
	fühlt sich gestresst und ausgenutzt; reizbar; Wunsch nach Distanz und Alleinsein	Sepia D12

▶

Unterscheidungs-merkmal	arzneiweisende Symptome	passende Arznei
nach einem Ereignis (Prüfung, großes Fest)	gleichgültig, apathisch; kann sich nichts mehr merken; totale Erschöpfung; innere Leere	Acidum phosphoricum D12
	apathisch, energielos; zittrige Schwäche mit großer Schläfrigkeit	Gelsemium D12
Folge von Schlafmangel, Schichtarbeit		Cocculus D12
Ursache ist ein bevorstehendes Ereigniss		Gelsemium D12

Dosierung:

In den ersten drei Tagen 3-mal täglich eine Gabe, danach nur noch 2-mal täglich. Eine Besserung des seelischen Zustandes sollte nach spätestens einer Woche eintreten. Dann die Arznei absetzen und im Bedarfsfall erneut einnehmen.

Acidum phosphoricum D12

Geist-Gemüt-Symptome:
- gleichgültig, apathisch, mag keine Gesellschaft
- voller Kummer und Sorgen

Leitsymptome:
- tagsüber schläfrig, nachts schlaflos
- innere Leere mit verminderter Gedächtnisleistung
- begreift nichts und findet nicht die richtigen Worte
- geistige und körperliche Schwäche

Ursache:
- Kummer, Sorgen
- Überlastung
- überstandene Ereignisse

Besserung:
- Wärme
- kurzer Schlaf

Verschlimmerung:
▶ geistige und körperliche Überanstrengung

Die totale Erschöpfung durch Überarbeitung oder nach einem großen Ereignis (Familienfeier o. Ä.). Wichtig ist hier die geistige Schwäche und der Mangel an Merkfähigkeit. Die Frau ist nicht bei der Sache, verlegt dauernd irgendwelche Dinge, vergisst viel.

Arnica D12

Geist-Gemüt-Symptome:
▶ mürrisch und abweisend
Leitsymptome:
▶ körperliche Erschöpfung
▶ Zerschlagenheitsgefühl
▶ der ganze Körper tut weh, nachts weiß sie nicht, wie sie liegen soll, das ganze Bett erscheint zu hart
▶ schickt alle weg, die sich um sie sorgen, mag nicht über ihre Beschwerden reden
Ursache:
▶ Überanstrengung
▶ Schock, Unfall, Trauma
Besserung:
▶ Hinlegen mit Kopftieflage
Verschlimmerung:
▶ Berührung
▶ Bewegung

Für Frauen, bei denen die körperliche Schwäche im Vordergrund steht. Man beachte die Ursache, sie ist bei Arnica das arzneiweisende Symptom.

Arsenicum album D12

Geist-Gemüt-Symptome:
- ▶ Angst um die Gesundheit, vor allem vor Krebs und ansteckenden Krankheiten
- ▶ ängstliche Unruhe

Leitsymptome:
- ▶ große körperliche Schwäche
- ▶ geistig hellwach
- ▶ Frieren und Frösteln
- ▶ Magen-Darmprobleme
- ▶ nächtliche Atemnot mit Herzklopfen und Beklemmungsgefühl

Ursache:
- ▶ körperliche Überlastung

Besserung:
- ▶ Wärme in jeder Form
- ▶ Gesellschaft

Verschlimmerung:
- ▶ nachts
- ▶ Alleinsein

Die Schwäche steht hier im Vordergrund. Die Frau möchte sich warm eingewickelt auf das Sofa legen und keinen Schritt mehr tun. Sie ist ordnungsliebend mit einem Hang zur Perfektion und Pedanterie. Durch ihre Gewissenhaftigkeit reagiert sie auch schnell überempfindlich bis hin zur Erschöpfung und Schwäche.

Calcium carbonicum D12

Geist-Gemüt-Symptome:
- ▶ Sorge und Angst um die Zukunft
- ▶ Angst vor ansteckenden Krankheiten und Unglück
- ▶ Angst, den Verstand zu verlieren

Leitsymptome:
- ▶ geistige und körperliche Erschöpfung

- ▶ Ein- und Durchschlafstörungen
- ▶ geschwächter Allgemeinzustand mit Erkältungsneigung
- ▶ starkes Schwitzen bei leichtester Anstrengung und besonders nachts am Kopf
- ▶ feuchtkalte Hände und Füße

Ursache:
- ▶ Überarbeitung
- ▶ Sorge um andere, v. a. um Familienangehörige

Besserung:
- ▶ Wärme

Verschlimmerung:
- ▶ Anstrengung (körperlich und geistig)
- ▶ Kälte, Feuchtigkeit

Für mütterliche, korpulente Frauen mit gutmütigem Charakter. Sie sind oft langsam und träge und zeigen keine Ausdauer.

China D12

Geist-Gemüt-Symptome:
- ▶ Apathie, Gleichgültigkeit im Wechsel mit Reizbarkeit, Übererregung

Leitsymptome:
- ▶ große Erschöpfung und Schwäche
- ▶ lebhafte Fantasien am Abend
- ▶ tagsüber schläfrig, nachts schlaflos
- ▶ blasses Gesicht mit roten Flecken, blaue Augenränder

Ursache:
- ▶ Flüssigkeitsverlust des Körpers (z. B. Stillen, Operationen)
- ▶ erschöpfende, auslaugende Krankheiten mit Flüssigkeitsverlust (Erbrechen, Durchfall)

Besserung:
- ▶ Wärme

Verschlimmerung:
- ▶ Kälte

Hier stehen der Verlust von vitalen Körperflüssigkeiten, z. B. nach Operationen mit Blutverlust oder schwächenden Durchfallerkrankungen und die daraus resultierende Erschöpfung und Schwäche im Vordergrund.

Cocculus D12

Geist-Gemüt-Symptome:
- nervös, überreizt, ärgerlich
- empfindlich gegen Widerspruch

Leitsymptome:
- nervöse Erschöpfung
- völlig übermüdet, kann aber nicht einschlafen
- Gähnkrämpfe
- Zittern und inneres Frieren
- Kopfschmerzen

Ursache:
- Schlafmangel
- Sorge um andere
- verdrehter Schlaf-Wach-Rhythmus (Schichtarbeit, Jetlag)

Besserung:
- in der Ruhe

Verschlimmerung:
- Kummer und Sorgen
- Ärger

Für Frauen, die nach durchwachten Nächten oder durch Sorge um andere unter Schlafmangel leiden (das kranke Kind, der Pflegefall in der Familie oder der Schichtdienst im Krankenhaus). Wenn sie dann endlich schlafen könnten, sind sie völlig übermüdet und erschöpft, evtl. mit Kopfschmerzen, und finden nicht in den Schlaf.

Teil II – Seelische Beschwerden

Gelsemium D12

Geist-Gemüt-Symptome:
▶ apathisch, benommen, schlapp, energielos
Leitsymptome:
▶ große Schläfrigkeit und Erschöpfung
▶ zittrige Schwäche
▶ kann die Augen kaum noch offenhalten
▶ viele wirre Gedanken halten vom Schlafen ab
▶ schlechter Schlaf mit schweren Träumen
Ursache:
▶ Schreck, Angst, Schock
▶ schlechte Nachrichten
▶ bevorstehende Ereignisse (Prüfung, Reise)
▶ überstandene Ereignisse
Besserung:
▶ an der frischen Luft
Verschlimmerung:
▶ Wetterwechsel
▶ warme Räume, Sonne, Hitze

Für Frauen mit fehlender Energie oder dem Gefühl „gelähmt zu sein", verbunden mit zittriger Schwäche vor oder nach einem Ereignis oder einschneidendem Erlebnis.

Kalium phosphoricum D12

Geist-Gemüt-Symptome:
▶ ausgelaugt, schwach, nervös
Leitsymptome:
▶ „Nervenbündel"
▶ nervöse Schlaflosigkeit
▶ nächtliche Unruhe und Ängste

Ursache:
- ▶ Überforderung
- ▶ Sorgen, Aufregung

Besserung:
- ▶ Wärme

Verschlimmerung:
- ▶ frühmorgens (zwischen 3 und 5 Uhr)
- ▶ körperliche und geistige Anstrengung
- ▶ Kälte

Für Frauen, die zu psychovegetativen Problemen neigen und nervlich nicht belastbar sind.

Phosphorus D12

Geist-Gemüt-Symptome:
- ▶ nervöse Erschöpfung
- ▶ viele Ängste, viele Fantasien und Vorahnungen

Leitsymptome:
- ▶ Missverhältnis zwischen Spannung und Entspannung
- ▶ Burnout-Syndrom
- ▶ organische Beschwerden mit brennendem Charakter (Kopf, Magen)
- ▶ nervöse Schlafstörungen
- ▶ reagiert empfindsam auf äußere Einflüsse

Ursache:
- ▶ äußere Reizüberflutung
- ▶ erschöpfende Krankheiten

Besserung:
- ▶ Gesellschaft und Trost
- ▶ Ruhepausen und Schlaf

Verschlimmerung:
- ▶ Wetterwechsel
- ▶ Geräusche, Gerüche

Teil II – Seelische Beschwerden

Für strahlende, herzliche, liebevolle Frauen, die sehr mitfühlend sind und intensiv an Freude und Schmerz anderer teilnehmen. Sehr begeisterungsfähig, immer „Feuer und Flamme". Dies führt auf Dauer zu Erschöpfungszuständen und dem Gefühl „ausgebrannt zu sein".

Sepia D12

Geist-Gemüt-Symptome:
▶ nervöse Erschöpfung mit Reizbarkeit
▶ Überforderung, die mit dem Wunsch nach Distanz und Alleinsein einhergeht
▶ fühlt sich gestresst und ausgenutzt, alles ist zur Zeit zu viel

Leitsymptome:
▶ Senkungsbeschwerden der Unterleibsorgane
▶ Abneigung gegen Geschlechtsverkehr
▶ friert sehr leicht

Ursache:
▶ Überforderung
▶ hormonelle Umstellungen (Schwangerschaft, Klimakterium)

Besserung:
▶ Bettwärme
▶ kräftige Bewegung (Joggen, Tanzen)

Verschlimmerung:
▶ Kälte und Feuchtigkeit

Für Frauen, die aus Pflichtbewusstsein „weiterfunktionieren". Sie fühlen sich nach langjähriger Familien- oder Berufstätigkeit ausgebrannt und leer, reagieren gleichgültig gegenüber der Familie.

4 Konzentrations- und Gedächtnisstörungen

Die Beschwerden können altersbedingt sein oder auch eine Folge von vorübergehender Überlastung und Überforderung. Wenn zudem Erschöpfung und Müdigkeit hinzukommen, bitte auch das Teil II, Kap. 3 beachten.

Abgrenzung der Arzneien:

Bei dieser Indikation kann eine Arzneiwahl aufgrund der Ursache vorgenommen werden. Wenn keine der Ursachen zutrifft, kann man die Symptomatik genauer hinterfragen und danach eine Arzneiwahl vornehmen.

Unterscheidungs-merkmal	arzneiweisende Symptome	passende Arznei
Vergesslichkeit im Alter	schüchtern und „zart besaitet"; reagiert sehr empfindlich; viele Sorgen; Schlaflosigkeit	Ambra D6
	kein Selbstvertrauen; Angst, etwas falsch zu machen – schweigt lieber; begriffsstutzig	Barium carbonicum D12
	Angst vor dem Versagen – überspielt dies mit arrogantem Auftreten; Folge von Belastung und neuen Aufgaben	Lycopodium D12
Folge von Stress, Schlafmangel, Erschöpfung	vergisst viel, verlegt viel; tagsüber schläfrig, nachts schlaflos; einsilbig und mürrisch	Acidum phosphoricum D12
	nervös, überreizt, zittrig; Folge von Schlafmangel und Sorge um andere	Cocculus D12

▶

Unterscheidungs-merkmal	arzneiweisende Symptome	passende Arznei
	verliert den Faden beim Lesen; überreiztes Nervensystem; verlangt nach „Aufputschmitteln"	Nux vomica D12
	Folge von Erschöpfung; Burnout; keine Entspannung möglich; sehr empfindsam auf äußere Reize	Phosphorus D12
muss alles mehrmals lesen	begreift nichts und findet keine Worte; Folge von Überlastung und Sorgen	Acidum phosphoricum D12
	schüchtern und „zart besaitet"; reagiert sehr empfindlich; viele Sorgen; Schlaflosigkeit	Ambra D6
	reizbare Stimmung; flucht oft; häufig Kopfschmerzen; alles bessert sich durch Essen	Anacardium D12
	verliert den Faden beim Lesen; überreiztes Nervensystem; Folge von Stress	Nux vomica D12
schlechtes Namensgedächtnis	reizbare Stimmung; flucht oft; häufig Kopfschmerzen; alles bessert sich durch Essen	Anacardium D12
	Angst vor dem Versagen – überspielt dies mit arrogantem Auftreten; Folge von Belastung und neuen Aufgaben	Lycopodium D12

Dosierung:

In der ersten Woche 3-mal täglich eine Gabe, danach 2-mal täglich. Nicht länger als 3–6 Wochen einnehmen, spätestens dann absetzen oder reduzieren, wenn eine Besserung eingetreten ist. Es sollte eine Regulierung des Zustandes eintreten, sodass die Frau nur noch in besonderen Situationen und für eine kurze Einnahmedauer auf das Mittel zurückgreifen muss.

Acidum phosphoricum D12

Geist-Gemüt-Symptome:
- gleichgültig, apathisch, mag keine Gesellschaft
- einsilbig, mürrisch

Leitsymptome:
- innere Leere mit verminderter Gedächtnisleistung
- begreift nichts und findet nicht die richtigen Worte
- Fehlen von Ideen
- Tagesschläfrigkeit
- geistige und körperliche Schwäche
- kein Appetit

Ursache:
- Kummer, Sorgen
- Überlastung

Besserung:
- Wärme
- kurzer Schlaf

Verschlimmerung:
- geistige und körperliche Überanstrengung

Die totale Erschöpfung durch Überarbeitung oder nach einem großen Ereignis (Familienfeier o. Ä.). Wichtig ist hier die geistige Schwäche und der Mangel an Merkfähigkeit. Die Frau ist nicht bei der Sache, verlegt dauernd irgendwelche Dinge, vergisst viel.

Ambra D6

Geist-Gemüt-Symptome:
- schüchtern und zurückhaltend
- „zart besaitet", schnelles Erröten
- gedrückte und verzweifelte Stimmung

Leitsymptome:
- muss alles mehrmals lesen und begreift es dennoch nicht

Teil II – Seelische Beschwerden

▶ schlaflos vor Sorgen
▶ Musik stimmt traurig und rührt zu Tränen

Ursache:
▶ Vergesslichkeit im Alter

Besserung:
▶ Alleinsein

Verschlimmerung:
▶ beim Denken an die Beschwerden
▶ Musik
▶ Anwesenheit von Fremden

Für ältere Frauen mit Vergesslichkeit und Nervenschwäche. Sie reagieren oft sehr empfindlich auf ihre Mitmenschen und erröten schnell.

Anacardium D12

Geist-Gemüt-Symptome:
▶ reizbare, verdrießliche Stimmung

Leitsymptome:
▶ verminderte Konzentration und Merkfähigkeit
▶ schlechtes Namensgedächtnis
▶ Heißhungerattacken
▶ Kopfschmerzen

Besserung:
▶ Essen

Für reizbare Frauen mit mangelndem Selbstbewusstsein, die sich und anderen etwas beweisen wollen. Sie haben das Gefühl, nur noch die Buchstaben zu lesen und können sich nichts mehr merken. Jeder Versuch zu arbeiten ruft Kopfschmerzen hervor. Häufig Bedürfnis zu fluchen und zu schimpfen.

Barium carbonicum D12

Geist-Gemüt-Symptome:
► scheu und schüchtern

Leitsymptome:
► Mangel an Selbstvertrauen
► Angst, etwas falsch zu machen und dann ausgelacht zu werden
► braucht lange etwas zu verstehen
► vergesslich und unfähig, logisch zu denken

Ursache:
► Vergesslichkeit im Alter

Besserung:
► Alleinsein

Verschlimmerung:
► Anwesenheit von Fremden
► ausgelacht und verspottet werden

Frauen, deren Denken und Gedächtnis in alltäglichen Situationen überfordert wirken. Zu bemerken am einfältigen Gesichtsausdruck oder durch Begriffsstutzigkeit und völlig unangemessene Antworten. Häufig schweigen sie dann lieber, um sich nicht zu blamieren.

Cocculus D12

Geist-Gemüt-Symptome:
► nervös, überreizt, ärgerlich

Leitsymptome:
► Vergesslichkeit, verminderte Gedächtnisleistung
► nervöse Erschöpfung
► Zittern und inneres Frieren, zittrige Hände
► Leere des Kopfes
► Kopfschmerzen

Ursache:
► Schlafmangel

▶ Sorge um andere
▶ verdrehter Schlaf-Wach-Rhythmus (Schichtarbeit, Jetlag)

Besserung:
▶ Ruhe

Verschlimmerung:
▶ Kummer und Sorgen
▶ Ärger

Für Frauen, die nach durchwachten Nächten und durch Sorge um andere unter Schlafmangel leiden (das kranke Kind, der Pflegefall in der Familie oder der Schichtdienst im Krankenhaus). Der Schlafmangel führt dann zu Vergesslichkeit und verminderter Gedächtnisleistung.

Lycopodium D12

Geist-Gemüt-Symptome:
▶ reizbar und cholerisch
▶ Angst vor Versagen und Blamage
▶ überspielt Angst mit arrogantem Auftreten

Leitsymptome:
▶ Schreibfehler: Auslassen oder Verdrehen und Verwechseln von Buchstaben
▶ schlechtes Namensgedächtnis
▶ kann Selbstgeschriebenes nicht mehr lesen
▶ Morgenmuffel, Angst vor den Herausforderungen des Tages

Ursache:
▶ Vergesslichkeit im Alter
▶ Belastung oder neue Aufgaben

Besserung:
▶ frische Luft
▶ Bewegung

Verschlimmerung:
▶ morgens und am späten Nachmittag (zwischen 16 und 20 Uhr)

Intellektuelle Frauen mit rascher Auffassungsgabe und Intelligenz, die sich lange überwinden müssen, bevor sie eine neue Aufgabe anpacken; im Inneren besteht eine große Unsicherheit. Im Alter wird die Vergesslichkeit mit arrogantem Auftreten überspielt, da man seine Schwächen nicht zeigen möchte.

Nux vomica D12

Geist-Gemüt-Symptome:
- gereizt und gestresst

Leitsymptome:
- verschreibt und verspricht sich leicht
- verliert beim Lesen und Lernen den Faden
- überreiztes Nervensystem
- Verlangen nach „Aufputschmitteln" wie Kaffee, Alkohol, Nikotin, Medikamente

Ursache:
- Stress, Überarbeitung, Hektik

Besserung:
- kurzer Schlaf und Ruhe

Verschlimmerung:
- Ärger

Konzentrationsprobleme aufgrund von Stress und Hektik und totaler Überarbeitung. Häufig begleitet von Magenproblemen oder Kopfschmerzen.

Phosphorus D12

Geist-Gemüt-Symptome:
- nervöse Erschöpfung
- viele Ängste, viele Fantasien und Vorahnungen
- sehr empfindsam gegenüber äußeren Einflüssen

Leitsymptome:
- Missverhältnis zwischen Spannung und Entspannung
- Burnout-Syndrom

Teil II – Seelische Beschwerden

▶ nervöse Schlafstörungen

Ursache:

▶ äußere Reizüberflutung

▶ erschöpfende Krankheiten

Besserung:

▶ Gesellschaft und Trost

▶ Ruhepausen und Schlaf

Verschlimmerung:

▶ Wetterwechsel

▶ Geräusche, Gerüche

Für strahlende, herzliche, liebevolle Frauen, die sehr mitfühlend sind und intensiv an Freude und Schmerz anderer teilnehmen. Sehr begeisterungsfähig, immer „Feuer und Flamme". Dies führt auf Dauer zu Erschöpfungszuständen mit Konzentrationsproblemen. Kurze Ruhepausen erfrischen schnell, aber nicht auf Dauer.

5 Nervöse Unruhe

Nervöse Unruhe ist meist ein Frühzeichen für seelische Überlastung und sollte als Warnsignal ernst genommen werden, um eine Verschlimmerung der Symptomatik zu verhindern.

Abgrenzung der Arzneien:

Bei der nervösen Unruhe geben neben der Ursache auch die Leitsymptome einen wichtigen Hinweis, die richtige Arznei zu wählen. Handelt es sich eher um körperliche Unruhe oder fühlen die Frauen sich innerlich gehetzt und unruhig?

Unterscheidungs-merkmale	arzneiweisende Symptome	passende Arznei
plötzliche Unruhe	begleitet von Angst und Panik; Folge von Schreck und Schock	Aconitum C30
	Angst mit Unruhe, Atemnot und Frieren	Arsenicum album D12
körperliche Unruhe im Vordergrund	nervöse Tics und unfreiwillige Zuckungen; fahrige Bewegungen mit Konzentrationsstörungen (lässt ständig etwas fallen)	Agaricus D12
	hochgradige körperliche Unruhe; Folge von Verkühlen oder Überanstrengung; muss immer ihre Position wechseln	Rhus toxicodendron D12
	nervöses Muskelzucken in den Gliedern v. a. nachts; Folge von Schlafmangel und Stress, kann aber trotzdem schlecht einschlafen	Zincum metallicum D12

▶

Unterscheidungs-merkmale	arzneiweisende Symptome	passende Arznei
nächtliche Unruhe	innere Unruhe, muss aufstehen und umhergehen; friert und ist durstig; braucht Wärme und Gesellschaft	Arsenicum album D12
	körperliche Unruhe; weiß nicht, wie sie liegen soll; Folge von Überanstrengung	Rhus toxicodendron D12
	nervöses Muskelzucken in den Gliedern; müde, kann aber trotzdem schlecht einschlafen	Zincum metallicum D12
Unruhe mit Ängstlichkeit	innere Unruhe mit Erschöpfung und Schwäche; sorgt sich um die Gesundheit; Bedürfnis nach Wärme und Gesellschaft	Arsenicum album D12
	viele böse Vorahnungen; vor einem besonderen Ereignis; Versagensängste; wirkt immer wie gehetzt und in Eile	Argentum nitricum D12
zu viele Gedanken im Kopf	viele Ängste; viele böse Vorahnungen, z. B. vor einer Prüfung; vor beruflichem Ereignis	Argentum nitricum D12
	Tausend Gedanken kreisen im Kopf; nervöse Erregung; Vorfreude oder Folge von Streit; schlaflos und überdreht	Coffea D12
	schüchtern und „zart besaitet"; Denken an unangenehme Dinge; viele Sorgen	Ambra D6

▶

Unterscheidungs-merkmale	arzneiweisende Symptome	passende Arznei
überdreht und über-lebendig	nervöse Tics und unfreiwillige Zuckungen; fahrige Bewegungen mit Konzentrationsstörungen (lässt ständig etwas fallen)	Agaricus D12
	Tausend Gedanken kreisen im Kopf; nervöse Erregung; Vorfreude oder Folge von Streit	Coffea D12
Folge von bevorste-henden Ereignissen	gehetzt, immer in Eile; Versagens-ängste mit vielen bösen Vorahnungen	Argentum nitricum D12
	erregt und hellwach; Schlaflosigkeit; völlig überdreht; auch vor freudigen Ereignissen	Coffea D12

Dosierung:

In den ersten 3 Tagen 3-mal täglich eine Gabe, danach 2-mal täglich. Eine Besserung sollte nach ungefähr einer Woche eintreten. Nicht länger als 3 Wochen einnehmen, spätestens dann absetzen oder reduzieren, wenn eine Besserung eingetreten ist. Es sollte eine Regulierung des Zustandes eintreten, sodass die Frau nur noch in besonderen Situationen und für eine kurze Einnahmedauer auf das Mittel zurückgreifen muss.

▶ *Aconitum* ist das erste Mittel bei sehr plötzlich auftretender Unruhe mit großer Angst und wird akut mit einer einmaligen Gabe dosiert. Eventuell folgt nach 15 min eine Wiederholungsgabe.

▶ *Arsenicum album* kann in akuten Fällen alle 5–10 min gegeben werden. Eine Besserung sollte innerhalb von 30–60 min eintreten, dann die Abstände der Gaben verlängern bzw. absetzen.

Aconitum C30

Geist-Gemüt-Symptome:

▶ hochgradige Unruhe mit Todesangst

Leitsymptome:
- ▶ plötzlich auftretende Unruhe und Angst
- ▶ wildes Herzklopfen mit Drehschwindel, Luftmangel, Beklemmung

Ursache:
- ▶ Schreck, Schock
- ▶ nach Unfall oder traumatischen seelischen Erlebnissen

Die Frau hat in diesem Moment das Gefühl, sie müsse sterben.

Beachte: Besonderheiten unter Dosierung.

Agaricus D12

Geist-Gemüt-Symptome:
- ▶ nervöse Überlebendigkeit

Leitsymptome:
- ▶ nervöse Ticks und unfreiwillige Zuckungen (z.B. Lidzuckungen)
- ▶ starker Bewegungsdrang, kann nicht still sitzen
- ▶ Ruhelosigkeit mit fahrigen Bewegungen
- ▶ Konzentrationsstörungen
- ▶ Zuckungen im Schlaf

Besserung:
- ▶ langsame Bewegung
- ▶ Schlaf

Verschlimmerung:
- ▶ Alkohol, Tabak

Für nervöse, unruhige, zittrige Frauen; sie beschreiben häufig ein Gefühl von Kälte unter der Haut „wie von Eisnadeln".

Ambra D6

Geist-Gemüt-Symptome:
- ▶ schüchtern und zurückhaltend

▸ „zart besaitet", schnelles Erröten
▸ gedrückte und verzweifelte Stimmung

Leitsymptome:
▸ alles geht zu nahe
▸ unangenehme Dinge beherrschen die Gedanken
▸ schlaflos vor Sorgen
▸ Musik stimmt traurig und rührt zu Tränen

Ursache:
▸ Folge von Sorgen und Denken an unangenehme Dinge

Besserung:
▸ Alleinsein
▸ Bewegung im Freien

Verschlimmerung:
▸ jede Beanspruchung der Nerven
▸ Denken an die Beschwerden
▸ Musik
▸ Anwesenheit von Fremden

Für Frauen, die oft sehr empfindlich auf ihre Mitmenschen reagieren und schnell erröten. Vor lauter Sorgen können sie nicht schlafen. Auch Schlaflosigkeit nach lebhaften Gesprächen.

Argentum nitricum D12

Geist-Gemüt-Symptome:
▸ viele Ängste
▸ getrieben von bösen Vorahnungen

Leitsymptome:
▸ nervös und fahrig, immer in Eile und Hetze
▸ geistige Erschöpfung mit Gedächtnisschwäche
▸ Verlangen nach Süßigkeiten, die nicht vertragen werden
▸ Ängste werden häufig von Durchfällen begleitet

Ursache:
▸ Versagensängste

- bevorstehende Ereignisse

Besserung:
- frische Luft und Kälte

Verschlimmerung:
- Einengung

Impulsive, stets eilige Frauen mit bösen Vorahnungen und sonderbaren, verrückten Vorstellungen. Viele Ängste beherrschen ihr Leben: Angst, zu spät zu kommen, Angst vor Prüfungen, Angst vor Terminen.

Arsenicum album D12

Geist-Gemüt-Symptome:
- ruhelos, wie getrieben
- nervös und sehr ängstlich
- sorgt sich um ihre Gesundheit

Leitsymptome:
- große innere Unruhe
- Erschöpfung und Schwäche
- Aufwachen nach Mitternacht mit dem Bedürfnis umherzugehen
- Frieren und Frösteln
- Herzklopfen, Atemnot, kalter Schweiß

Besserung:
- Wärme in jeder Form
- Gesellschaft

Verschlimmerung:
- Alleinsein
- nachts, vor allem nach Mitternacht

Für perfektionistische Frauen mit Kontrollzwang, Verlustängsten und pingeligem Ordnungssinn. Das nächtliche Erwachen und Umhergehen kann begleitet sein von Atembeschwerden und Herzklopfen oder Durst auf kleine Schlucke kaltes Wasser.

Beachte: Besonderheiten unter Dosierung.

Coffea D12

Geist-Gemüt-Symptome:
▶ unruhig, nervös erregt, hellwach

Leitsymptome:
▶ körperlich und geistig völlig überdreht
▶ nervöses Herzklopfen
▶ Schlaflosigkeit mit Tausend Gedanken im Kopf

Ursache:
▶ bevorstehende, auch freudige Ereignisse
▶ Schreck und Streit
▶ zu viel Kaffee

Besserung:
▶ Wärme

Verschlimmerung:
▶ noch mehr Kaffee oder Aufputschmittel
▶ starke Gefühlsregungen
▶ Lärm und Gerüche

Die Frau hat das Gefühl, sie hätte zu viel Kaffee getrunken. Sie wirkt überdreht und kann nicht abschalten. Sie hat viele Ideen im Kopf, aber wenig Ausdauer.

Rhus toxicodendron D12

Leitsymptome:
▶ innere Unruhe
▶ hochgradige körperliche Unruhe
▶ kann nicht ruhig sitzen
▶ ruhelos in der Nacht, Gefühl, als triebe irgendetwas sie aus dem Bett
▶ Neigung zu nervösen, juckenden Hautausschlägen

Ursache:
▶ Überanstrengung
▶ Folge von Kälte und Nässe, von Verkühlen

Besserung:
▶ Bewegung
▶ Wärme
Verschlimmerung:
▶ Kälte, Nässe
▶ Ruhe

Die Frau versucht andauernd, ihre Position zu verändern; sie kann nicht lange auf einem Stuhl sitzen und rutscht ständig hin und her. Die körperlichen Aspekte stehen hier im Vordergrund.

Zincum metallicum D12

Geist-Gemüt-Symptome:
▶ nervös, rastlos, unruhig
▶ unzufrieden, dauernd am Jammern
Leitsymptome:
▶ nervöses Muskelzucken
▶ große Unruhe in den Gliedern
▶ Zucken der Beine im Schlaf
▶ nervöse Schwäche mit Frieren
Ursache:
▶ Überarbeitung, Stress
▶ Schlafmangel
Besserung:
▶ Bewegung
Verschlimmerung:
▶ nachts

Die Frau fühlt sich sehr müde, kann aber schlecht einschlafen. Vor allem nachts zucken und zittern die Glieder unkontrollierbar. Bei Zincum metallicum stehen die körperlichen Symptome im Vordergrund.

6 Reizbarkeit

Reizbarkeit ist meist ein Zeichen von Überlastung, Problemen in Beruf oder Partnerschaft oder Ähnlichem. Jegliche Ruhe und Gelassenheit fehlt und viele Ereignisse rufen eine unverhältnismäßig heftige Reaktion hervor. Dies kann zu gehäuften Wutausbrüchen und ständigem Ärger führen (siehe auch Teil II, Kap. 2). Die Homöopathie kann hier helfen, das seelische Gleichgewicht wiederzufinden. Bei immer wiederkehrenden Beschwerden ist die Behandlung durch einen homöopathischen Therapeuten angezeigt.

Abgrenzung der Arzneien:
Es wird die Ursache der Reizbarkeit hinterfragt.

Unterscheidungs-merkmal	arzneiweisende Symptome	passende Arznei
Folge von Über-arbeitung	mürrisch und wortkarg; sehnt sich nach Ruhe; begleitet von Existenz-ängsten	Bryonia D12
	jähzornig und streitsüchtig; verlangt nach „Aufputschmitteln"; beruflicher Ehrgeiz	Nux vomica D12
	fühlt sich ausgenutzt und erschöpft; verlangt nach Distanz; greift die eigene Familie an	Sepia D12
Versagensängste	erträgt keinen Widerspruch; überspielt Ängste mit cholerischem oder arro-gantem Auftreten	Lycopodium D12

▷

Unterscheidungs-merkmal	arzneiweisende Symptome	passende Arznei
Folge von unter-drückter Wut	überempfindlich und reizbar; launisch – nichts kann man recht machen; schlimmer durch Kaffee	Chamomilla D12
	alles schlägt auf den Magen und führt zu Krämpfen und Neuralgien; besser durch Kaffee	Colocynthis D12

Dosierung:
In den ersten drei Tagen 3-mal täglich eine Gabe, danach nur noch 2-mal täglich. Eine Besserung des seelischen Zustandes sollte nach spätestens einer Woche eintreten. Dann die Arznei absetzen und im Bedarfsfall erneut einnehmen.

Bryonia D12

Geist-Gemüt-Symptome:
▶ mürrisch, brummig, ungeduldig
▶ wortkarg und abweisend
▶ will in Ruhe gelassen werden und reagiert zornig und wütend, wenn dies nicht respektiert wird
▶ mag keinen Widerspruch
Ursache:
▶ Zukunftsängste, besonders Existenzängste
▶ Angst vor Armut
Besserung:
▶ Ruhe
Verschlimmerung:
▶ weiterer Ärger und Aufregung

Die Frau ist übergeschäftig und fühlt sich immer getrieben. Sie hat das Gefühl, mit der Arbeit nie fertig zu werden, die Arbeit wird als zu viel empfunden. Sie sehnt sich nach Ruhe und Alleinsein und wird noch wütender, wenn dies nicht zu ermöglichen ist.

Chamomilla D12

Geist-Gemüt-Symptome:
▶ enorme Überempfindlichkeit und Reizbarkeit
▶ launisches Verhalten – nichts kann man recht machen
Leitsymptome:
▶ kann keinerlei Schmerz ertragen
▶ Krämpfe und Durchfall nach Ärger
Ursache:
▶ Reaktion auf eine massive Beleidigung, auf Ärger oder unterdrückte Wut
Verschlimmerung:
▶ Kaffee
▶ Ärger und geistige Anstrengung

Die Reizbarkeit kann zu heftigen Wut- und Zornesausbrüchen führen. Die Frau fährt dann bei kleinsten Anlässen aus der Haut, oft weiß sie gar nicht mehr, warum. Folge davon sind dann ungerechte Entscheidungen.

Colocynthis D12

Geist-Gemüt-Symptome:
▶ schnell verärgert und ungeduldig
▶ wütend über Kleinigkeiten
▶ kann Ungerechtigkeiten nicht ertragen
Leitsymptome:
▶ krampfartige Magenschmerzen
▶ neuralgische Beschwerden
Ursache:
▶ angestaute Emotionen
▶ Kränkung und Entrüstung

Besserung:
▶   Krämpfe besser durch Zusammenkrümmen und Wärme
▶   Kaffee

Verschlimmerung:
▶   Magenbeschwerden schlimmer durch Essen und Trinken

Bei der Frau schlägt alles auf den Magen. Jeder Ärger, jede Emotion führt zu Krämpfen oder neuralgischen Beschwerden. Im Gegensatz zu Chamomilla stehen hier die organischen Beschwerden im Vordergrund.

Lycopodium D12

Geist-Gemüt-Symptome:
▶   reizbar und cholerisch aus Angst, zu versagen
▶   kann keinen Widerspruch ertragen
▶   nach außen dominant und herrschsüchtig, fühlt sich im Inneren aber unsicher und klein
▶   rechthaberisch

Leitsymptome:
▶   nervöse Magen-Darm-Beschwerden
▶   Blähungen

Ursache:
▶   Reaktion auf neue Aufgaben oder neue Herausforderungen

Besserung:
▶   Süßigkeiten

Verschlimmerung:
▶   morgens (Morgenmuffel!)
▶   Alleinsein

Die Frau ist in ihrem Inneren sehr unsicher und hat große Versagensängste. Sie überspielt ihre Ängste mit arrogantem Auftreten. Sie neigt zur Rechthaberei und kann nicht den geringsten Widerspruch ertragen.

Nux vomica D12

Geist-Gemüt-Symptome:
▸ jähzornig, reizbar, ständig genervt
▸ streitsüchtig und uneinsichtig

Leitsymptome:
▸ nervöse Kopfschmerzen
▸ nervöse Magenschmerzen
▸ Verlangen nach „Aufputschmitteln" wie Kaffee, Alkohol, Nikotin, Medikamenten

Ursache:
▸ Stress, Überarbeitung, Hektik

Besserung:
▸ kurzer Schlaf und Ruhe

Verschlimmerung:
▸ Kälte und Zugluft (macht noch wütender)
▸ berufliche Sorgen

Permanente Überlastung und Stress, das Verlangen nach „Aufputschmitteln", um leistungsfähig zu bleiben. Für ungeduldige, ehrgeizige Frauen, die viel arbeiten, um ihre selbst gesteckten Leistungsziele zu erreichen (Workaholics).

Sepia D12

Geist-Gemüt-Symptome:
▸ alles ist zu viel, sie fühlt sich ausgenutzt
▸ reagiert gereizt und ärgerlich, fühlt sich leicht angegriffen
▸ greift mit spitzer Zunge andere an
▸ reizbar, vor allem gegenüber der eigenen Familie und den Kindern
▸ Verlangen nach Distanz und Freiheit

Leitsymptome:
▸ Neigung zu Senkungsbeschwerden
▸ häufig bei hormonellen Veränderungen (Klimakterium, Schwangerschaft)

Teil II – Seelische Beschwerden

Ursache:
▶ Erschöpfung
▶ Doppelbelastung der berufstätigen Mutter
Besserung:
▶ kräftige Bewegung, Sport, Tanzen
Verschlimmerung:
▶ Trost und Zuspruch

Oft „funktionieren" die Frauen aufgrund ihres starken Pflichtbewusstseins weiter, hegen aber innerlich einen tiefen Groll gegen alles und jeden und v. a. ihre Situation.

7 Schlafstörungen

Schlafstörungen sind ein sehr komplexes Thema und nicht einfach zu behandeln. Oft bestehen sie schon jahrelang, sodass der Zeitpunkt der Entstehung der Probleme nicht mehr deutlich festzustellen ist. Einfacher sind Schlafstörungen zu behandeln, die erst seit kurzem bestehen.

Abgrenzung der Arzneien:

Schlafstörungen haben immer eine Ursache. Diese zu erkennen hilft, die richtige homöopathische Arznei zu wählen. Die Ursache kann auch schon weiter zurückliegen, sodass sie zunächst einmal nicht offensichtlich erscheint.

Außer nach Ursachen können die Arzneien auch nach Einschlaf- oder Durchschlafstörungen unterschieden werden.

Unterscheidungs-merkmal	arzneiweisende Symptome	passende Arznei
Folge von Kummer und Sorgen	**kann nicht einschlafen**; denkt an unangenehme Dinge; Musik rührt zum Weinen; schüchtern, alles geht ihr nahe	Ambra D6
	nächtliches Erwachen; ängstliche Sorgen, vor allem Sorgen um die Gesundheit	Arsenicum album D12
	frischer Kummer wie Liebeskummer, Tod eines Angehörigen, nach einer Fehlgeburt	Ignatia D12
	schwieriges Einschlafen oder **nächtliches Erwachen**; grübelt über Vergangenes	Natrium chloratum D12

▶

Unterscheidungs-merkmal	arzneiweisende Symptome	passende Arznei
	kann nicht einschlafen; sorgt sich um die Familie; braucht Harmonie und Gesellschaft	Pulsatilla D12
Folge von Über-arbeitung, Stress, Erschöpfung	**kann nicht einschlafen**, ist aber total übermüdet; Folge von Schlafmangel, durchwachten Nächten am Kranken-bett	Cocculus D12
	Erwachen zwischen 3 und 4 Uhr; Gedanken kreisen um den Beruf; kann nicht mehr einschlafen, erst kurz bevor der Wecker läutet	Nux vomica D12
	kann nicht einschlafen; tagsüber müde; nervöses Muskelzucken in den Beinen	Zincum metallicum D12
Folge von Ängsten	**nächtliches Erwachen**; innere, ängst-liche Unruhe; sorgt sich um die Gesundheit; Verlustängste	Arsenicum album D12
	plötzliches Erwachen in der Nacht; Todesangst, Alpträume; Folge von Schreck, Schock, traumatischem Erlebnis	Aconitum D12
	kann nicht einschlafen; Versagens-ängste; vor Terminen und Prüfungen; Angstträume	Argentum nitricum D12
	kann nicht einschlafen, nur bei sanftem Licht; extreme Angst vor der Dunkelheit als Folge einer erlebten Schrecksituation	Stramonium D12
Unfähigkeit abzuschalten	**kann nicht einschlafen**; nach leb-haften Gesprächen; schüchtern und „zart besaitet", alles geht ihr nahe; denkt an unangenehme Dinge	Ambra D6

▶

Unterscheidungs-merkmal	arzneiweisende Symptome	passende Arznei
	kann nicht einschlafen; böse Vorahnungen und Ängste; vor Terminen und Prüfungen	Argentum nitricum D12
	kann nicht einschlafen; Folge von Ärger oder Beleidigung; ist gereizt und launisch	Chamomilla D12
	kann nicht einschlafen; völlig überdreht; Tausend Gedanken im Kopf; nervöses Herzklopfen; vor Ereignissen	Coffea D12
	schwieriges Einschlafen oder **nächtliches Erwachen**; grübelt über Vergangenes; ist nachtragend und voll von Kränkungen	Natrium chloratum D12
	Erwachen zwischen 3 und 4 Uhr; Gedanken kreisen um den Beruf; kann nicht mehr einschlafen, erst kurz bevor der Wecker läutet	Nux vomica D12
	kann nicht einschlafen; sorgt sich um die Familie; immer der gleiche Gedanke dreht sich im Kopf; braucht Harmonie und Trost	Pulsatilla D12
körperliche Beschwerden als Ursache oder Leitsymptom	**kann nicht einschlafen** oder **erwacht in der Nacht**; Zerschlagenheitsgefühl und Schmerzen am Körper; Folge von Überanstrengung	Arnica D12
	kann nicht einschlafen; Hitzegefühl im Körper; Folge von unerträglichen Schmerzen	Chamomilla D12
	erwacht vor Mitternacht, weil die Bettdecke zu heiß ist, muss sich aufdecken	Pulsatilla D12

Teil II – Seelische Beschwerden

▸

Unterscheidungs-merkmal	arzneiweisende Symptome	passende Arznei
	kann nicht einschlafen; tagsüber müde; nervöses Muskelzucken in den Beinen	Zincum metallicum D12
Folge von schwerem Essen	zu spätes, reichhaltiges Essen; zu viel Alkohol	**Nux vomica D12**
	fettes Essen, v. a. Schweinefleisch	**Pulsatilla D12**

Dosierung:

Bei akuten Problemen, die einer schnellen Regulierung bedürfen 3-mal täglich eine Gabe und zusätzlich direkt vor dem Schlafengehen. Wenn nötig, auch beim nächtlichen Erwachen eine Gabe.

Wenn die Probleme schon länger bestehen, in den ersten 3 Tagen 3-mal täglich eine Gabe, danach 2-mal täglich. Eine Besserung sollte nach ungefähr ein bis zwei Wochen eintreten. Nicht länger als 3–6 Wochen einnehmen, spätestens dann absetzen oder reduzieren, wenn eine Besserung eingetreten ist. Es sollte eine Regulierung des Zustandes eintreten, sodass die Frau nur noch in besonderen Situationen und für eine kurze Einnahmedauer auf das Mittel zurückgreifen muss.

Aconitum D12

Geist-Gemüt-Symptome:
► starke plötzliche Angst und Panik
Leitsymptome:
► plötzliches Hochfahren aus dem Schlaf
► ängstliche Träume oder Alpträume
► wildes Herzklopfen mit Beklemmungsgefühl
Ursache:
► Schreck, Schock
► nach Unfall oder traumatischen seelischen Erlebnissen
► lange zurückliegende Schockerlebnisse

Ursache der Schlaflosigkeit kann sowohl eine kürzlich erlebte Schock- und Schrecksituation sein, aber auch Erlebnisse, die lange zurückliegen und nicht verarbeitet sind, z. B. Kriegserlebnisse, Autounfall, Bedrohungen und Todesängste in der Kindheit.

Ambra D6

Geist-Gemüt-Symptome:
▶ schüchtern und zurückhaltend
▶ „zart besaitet", schnelles Erröten
▶ gedrückte und verzweifelte Stimmung

Leitsymptome:
▶ alles geht zu nahe
▶ unangenehme Dinge beherrschen die Gedanken
▶ schlaflos vor Sorgen
▶ Musik stimmt traurig und rührt zu Tränen

Ursache:
▶ Sorgen und Denken an unangenehme Dinge

Besserung:
▶ Alleinsein
▶ Bewegung im Freien

Verschlimmerung:
▶ jede Beanspruchung der Nerven
▶ Denken an die Beschwerden
▶ Musik
▶ Anwesenheit von Fremden

Für Frauen, die oft sehr empfindlich auf ihre Mitmenschen reagieren und schnell erröten. Vor lauter Sorgen können sie nicht schlafen. Auch Schlaflosigkeit nach lebhaften Gesprächen.

Teil II – Seelische Beschwerden

Arnica D12

Geist-Gemüt-Symptome:
▶ mürrisch und abweisend

Leitsymptome:
▶ körperliche Erschöpfung
▶ Zerschlagenheitsgefühl
▶ der ganze Körper tut weh, nachts weiß sie nicht, wie sie liegen soll, das ganze Bett erscheint zu hart
▶ schickt alle weg, die sich um sie sorgen, mag nicht über die Beschwerden reden

Ursache:
▶ Überanstrengung
▶ Schock, Unfall, Trauma

Besserung:
▶ Hinlegen mit Kopftieflage

Verschlimmerung:
▶ Berührung
▶ Bewegung

Schlaflosigkeit aufgrund von körperlichen Schmerzen und Zerschlagenheitsgefühl.

Argentum nitricum D12

Geist-Gemüt-Symptome:
▶ viele Ängste
▶ getrieben von bösen Vorahnungen, erwartet stets das Schlimmste

Leitsymptome:
▶ morgens wie zerschlagen
▶ tagsüber nervös und fahrig, immer in Eile und Hetze
▶ Angstträume

Ursache:
▶ Versagensängste
▶ bevorstehende Ereignisse

Besserung:
▶ frische Luft und Kälte
Verschlimmerung:
▶ Einengung

Einschlafstörungen vor wichtigen Terminen, Schlafprobleme vor Prüfungen. Die bösen Vorahnungen und verrückten Vorstellungen verfolgen die Frau in Form von Träumen bis in den Schlaf.

Arsenicum album D12

Geist-Gemüt-Symptome:
▶ ruhelos, wie getrieben
▶ nervös und sehr ängstlich
▶ sorgt sich um ihre Gesundheit
Leitsymptome:
▶ große innere Unruhe
▶ körperliche Erschöpfung und Schwäche
▶ ängstliches Aufschrecken aus dem Schlaf
▶ Aufwachen nach Mitternacht mit dem Bedürfnis umherzugehen
▶ Frieren und Frösteln
Ursache:
▶ ängstliche Sorgen
Besserung:
▶ Wärme in jeder Form
▶ Gesellschaft
Verschlimmerung:
▶ Alleinsein
▶ nachts, vor allem nach Mitternacht

Passend u.a. für perfektionistische Frauen mit Kontrollzwang, Verlustängsten und pingeligem Ordnungssinn. Das nächtliche Erwachen und Umhergehen kann begleitet sein von Atembeschwerden und Herzklopfen oder Durst auf kleine Schlucke kaltes Wasser.

Teil II – Seelische Beschwerden

Chamomilla D12

Geist-Gemüt-Symptome:
▶ enorme Überempfindlichkeit und Reizbarkeit

Leitsymptome:
▶ müde, kann aber nicht einschlafen
▶ Hitzegefühl im Körper

Ursache:
▶ Reaktion auf massive Beleidigung
▶ nach Ärger oder unterdrückter Wut
▶ Folge von unerträglichen Schmerzen

Verschlimmerung:
▶ Kaffee
▶ Ärger und geistige Anstrengung

Schlaflosigkeit als Folge von Ärger. Die Frau ist überempfindlich und schlecht gelaunt, nichts kann man ihr recht machen.

Coffea D12

Geist-Gemüt-Symptome:
▶ unruhig, nervös erregt, hellwach

Leitsymptome:
▶ körperlich und geistig völlig überdreht
▶ nervöses Herzklopfen
▶ Schlaflosigkeit mit Tausend Gedanken im Kopf

Ursache:
▶ bevorstehende, auch freudige Ereignisse
▶ Schreck und Streit
▶ zu viel Kaffee

Besserung:
▶ Wärme

Verschlimmerung:
▶ noch mehr Kaffee oder Aufputschmittel

- ▶ starke Gefühlsregungen
- ▶ Lärm und Gerüche

Die Frau hat das Gefühl, sie hätte zu viel Kaffee getrunken. Sie wirkt überdreht und kann nicht abschalten. Jedes kleinste Geräusch nervt. Die vielen Gedanken lassen sie nicht zur Ruhe kommen.

Cocculus D12

Geist-Gemüt-Symptome:
- ▶ nervös, überreizt, ärgerlich
- ▶ empfindlich gegen Widerspruch

Leitsymptome:
- ▶ nervöse Erschöpfung
- ▶ völlig übermüdet, kann aber nicht einschlafen
- ▶ Gähnkrämpfe
- ▶ Zittern und inneres Frieren
- ▶ Kopfschmerzen

Ursache:
- ▶ Schlafmangel
- ▶ Sorge um andere
- ▶ verdrehter Schlaf-Wach-Rhythmus (Schichtdienst, Jetlag)

Besserung:
- ▶ in der Ruhe

Verschlimmerung:
- ▶ Kummer und Sorgen
- ▶ Ärger

Für Frauen, die nach durchwachten Nächten und durch Sorge um andere unter Schlafmangel leiden (das kranke Kind, der Pflegefall in der Familie oder der Schichtdienst im Krankenhaus). Wenn sie dann endlich schlafen könnten, sind sie völlig übermüdet und erschöpft, evtl. mit Kopfschmerzen, und finden nicht in den Schlaf.

Teil II – Seelische Beschwerden

Ignatia D12

Geist-Gemüt-Symptome:
▶ starke Stimmungsschwankungen
Leitsymptome:
▶ müde am Tag, schlaflos in der Nacht
▶ häufiges Seufzen und Gähnen
▶ Neigung zu Lach- und Weinkrämpfen
Ursache:
▶ frischer Kummer (Heimweh, Liebeskummer, Fehlgeburt)
▶ Tod eines Angehörigen
Besserung:
▶ Alleinsein
Verschlimmerung:
▶ durch Trost

Das Mittel der ersten Wahl bei Schlaflosigkeit durch frischen Kummer. Kummer und Enttäuschung werden verkrampft zurückgehalten. Die Frauen haben Probleme, das Ereignis zu verarbeiten.

Natrium chloratum D12

Geist-Gemüt-Symptome:
▶ introvertiert und verschlossen
Leitsymptome:
▶ großes Schlafbedürfnis
▶ grübelt beim Einschlafen oder nächtlichen Erwachen über Vergangenes nach
▶ weint im Verborgenen
Ursache:
▶ lange bestehender Kummer oder Kränkung
Besserung:
▶ Alleinsein

Verschlimmerung:
▶ durch Trost

Für Frauen, die nachtragend sind und viele alte Kränkungen mit sich herumtragen.

Nux vomica D12

Geist-Gemüt-Symptome:
▶ gestresst, überreizt

Leitsymptome:
▶ spätes Zubettgehen und frühzeitiges Erwachen
▶ Erwachen zwischen 3 und 4 Uhr morgens, kann nicht mehr einschlafen
▶ Gedanken kreisen um Arbeit und Beruf
▶ Einschlafen erst wieder kurz bevor es Zeit ist aufzustehen

Ursache:
▶ Stress, Überarbeitung, Hektik
▶ „Aufputschmittel" wie Kaffee, Alkohol, Nikotin, Medikamente
▶ zu spätes, schweres Essen

Besserung:
▶ kurzer Schlaf und Ruhe

Verschlimmerung:
▶ berufliche Sorgen

Permanente Überlastung und Stress, das Verlangen nach „Aufputschmitteln", um leistungsfähig zu bleiben und dann als Folge die Schlaflosigkeit. Für ungeduldige, ehrgeizige Frauen, die viel arbeiten, um ihre selbst gesteckten Leistungsziele zu erreichen (Workaholics).

Pulsatilla D12

Geist-Gemüt-Symptome:
▶ weinerlich und anhänglich
▶ auf Harmonie bedacht, vor allem in der Familie

Leitsymptome:
- ▸ unruhige erste Schlafphase, Aufwachen vor Mitternacht
- ▸ abends hellwach mit schlechtem Einschlafen, nachmittags sehr müde
- ▸ Erwachen, weil das Bett zu heiß ist, abwerfen der Bettdecke
- ▸ schläft mit verschränkten Händen über dem Kopf oder Bauch

Ursache:
- ▸ schweres Abendessen, v. a. fettes Essen
- ▸ viele Gedanken im Kopf

Besserung:
- ▸ frische, kühle Luft
- ▸ durch Trost

Verschlimmerung:
- ▸ warme, stickige Räume

Die Ursache ist zum einen körperlicher Art, nämlich die Hitze oder der volle Bauch, aber auch seelischer Natur, wenn die Frau sich Sorgen um die Nöte ihrer Familie macht oder wenn die Harmonie in Gefahr ist.

Stramonium D12

Geist-Gemüt-Symptome:
- ▸ Angst vor der Dunkelheit
- ▸ Angst vor Tod und Gewalt

Leitsymptome:
- ▸ Einschlafen ist nur bei sanftem Licht möglich
- ▸ viele angstbesetzte Fantasien
- ▸ kann mit Wutanfällen und Aggressivität reagieren

Ursache:
- ▸ miterlebte Gewaltszenen (auch in TV oder Kino)
- ▸ Kriegserlebnisse
- ▸ Schrecksituationen in der Kindheit

Besserung:
- ▸ Gesellschaft

- Wärme
- sanftes Licht

Verschlimmerung:
- grelles oder plötzliches Licht

Sehr häufig findet sich eine Ursache der Dunkelangst durch erlebte Gewalt oder Schrecksituationen in der Dunkelheit. Es ist ein Mittel der Extreme: Die Frau kann lieb und sanft sein und dann plötzlich mit Gewalt und Wut reagieren.

Zincum metallicum D12

Geist-Gemüt-Symptome:
- nervös, rastlos, unruhig
- unzufrieden, dauernd am Jammern

Leitsymptome:
- nervöses Muskelzucken
- Zucken der Beine im Schlaf
- Zähneknirschen und Kopfrollen im Schlaf
- tagsüber müde, nachts schlaflos

Ursache:
- Überarbeitung, Stress

Besserung:
- Bewegung

Verschlimmerung:
- nachts

Die Frau fühlt sich sehr müde, kann aber schlecht einschlafen. Vor allem nachts beim Einschlafen zucken und zittern die Glieder unkontrollierbar.

Teil II – Seelische Beschwerden

8 Schüchternheit/Mangel an Selbstvertrauen

Schüchternheit oder Mangel an Selbstvertrauen sind Merkmale der Persönlichkeit und bedürfen normalerweise keiner Behandlung. Erst wenn dieser Wesenszug dazu führt, dass man sich selbst im Wege steht oder die Frau sehr unglücklich über ihre Art ist, kann man mithilfe von homöopathischen Mitteln versuchen, das Selbstvertrauen zu stärken. Wenn das richtig gewählte Mittel nicht anschlägt, ist eine Konstitutionsbehandlung bei einem homöopathischen Therapeuten eine weitere Möglichkeit.

Abgrenzung der Arzneien:
Zur Unterscheidung dienen bestimmte Merkmale im Wesenszug der Frau. Das, was für Sie im Vordergrund steht, sollte zur Auswahl herangezogen werden.

Unterscheidungs-merkmal	arzneiweisende Symptome	passende Arznei
reizbare Stimmungs-lage	Verstand kontra Gefühl; Produkt einer autoritären Erziehung; Essen bessert alles	Anacardium D12
	angeberisch und arrogant – überspielt ihre Versagensängste; meidet Verantwortung	Lycopodium D12
unfähig, Entscheidungen zu treffen – fremdbestimmt	Verstand kontra Gefühl; Produkt einer autoritären Erziehung; Essen bessert alles; reizbar und verdrießlich	Anacardium D12
	lieb, fügsam; mag nicht ausgelacht werden; will alleine sein und hat Scheu vor Fremden	Barium carbonicum D12

▶

Unterscheidungs-merkmal	arzneiweisende Symptome	passende Arznei
	mag nicht alleine sein; sucht Schutz und Sicherheit in der Abhängigkeit von anderen	Pulsatilla D12
Scheu vor Fremden – mag gerne alleine sein	„zart besaitet"; alles geht ihr sehr nahe; errötet schnell; gedrückte Stimmung; denkt an unangenehme Dinge	Ambra D6
	lieb, fügsam; hat Angst, etwas falsch zu machen und dann ausgelacht zu werden; oft Spätentwickler oder vorzeiliges Altern	Barium carbonicum D12
mangelndes Selbstvertrauen mit Versagensängsten	überspielt Ängste mit arrogantem Auftreten; mag keine neuen Aufgaben und keine Verantwortung übernehmen	Lycopodium D12
	fleißig, perfekt, ordentlich; nachgiebig, kann ihre eigene Meinung nicht vertreten; große Selbstvorwürfe bei (seltenem) Versagen	Silicea D12

Teil II – Seelische Beschwerden

Dosierung:

In den ersten 3 Tagen 3-mal täglich eine Gabe, danach 2-mal täglich. Eine Besserung sollte nach ungefähr ein bis zwei Wochen eintreten. Nicht länger als 3–6 Wochen einnehmen, spätestens dann absetzen oder reduzieren, wenn eine Besserung eingetreten ist. Es sollte eine Regulierung des Zustandes eintreten, sodass die Frau nur noch in besonderen Situationen und für eine kurze Einnahmedauer auf das Mittel zurückgreifen muss.

Ambra D6

Geist-Gemüt-Symptome:
- ▶ schüchtern und zurückhaltend
- ▶ „zart besaitet", schnelles Erröten

▶ gedrückte und verzweifelte Stimmung

Leitsymptome:

▶ alles geht zu nahe, sehr dünnhäutig
▶ unangenehme Dinge beherrschen die Gedanken
▶ Musik stimmt traurig und rührt zu Tränen

Besserung:

▶ Alleinsein
▶ Bewegung im Freien

Verschlimmerung:

▶ jede Beanspruchung der Nerven
▶ Denken an die Beschwerden
▶ Musik
▶ Anwesenheit von Fremden

Für Frauen, die oft sehr empfindlich auf ihre Mitmenschen reagieren und schnell erröten. Sie bekommen Hustenanfälle in Gegenwart anderer, fühlen sich durch die Anwesenheit anderer sehr gestört.

Anacardium D12

Geist-Gemüt-Symptome:

▶ reizbare, verdrießliche Stimmung
▶ fühlt sich leicht angegriffen

Leitsymptome:

▶ verminderte Konzentration und Merkfähigkeit
▶ unfähig, Entscheidungen zu treffen (Verstand kontra Gefühl)
▶ nervöse Verdauungsbeschwerden
▶ Heißhungerattacken
▶ Kopfschmerzen, besser durch Essen

Besserung:

▶ Essen

Für reizbare Frauen mit mangelndem Selbstbewusstsein, die sich und anderen etwas beweisen wollen. Häufig geprägt durch eine autoritäre Erziehung. Die Frau liegt im ständigen Wettstreit zwischen Gefühl und Verstand. Jeder Versuch zu arbeiten ruft Kopfschmerzen hervor. Bedürfnis zu fluchen und zu schimpfen.

Barium carbonicum D12

Geist-Gemüt-Symptome:
▶ scheu und schüchtern
▶ liebenswürdig, beeinflussbar und fügsam

Leitsymptome:
▶ Angst, etwas falsch zu machen und dann ausgelacht zu werden
▶ unfähig, Entscheidungen zu treffen, abhängig von den Ratschlägen anderer
▶ zeigt oft kindisches Verhalten
▶ braucht lange, um etwas zu verstehen
▶ vergesslich und unfähig, logisch zu denken

Besserung:
▶ Alleinsein

Verschlimmerung:
▶ Anwesenheit von Fremden
▶ ausgelacht und verspottet werden

Frauen, die entweder Spätentwickler sind oder vorzeitig altern. Sie haben große Angst vor Kritik und halten sich in der Gegenwart Fremder mit Äußerungen sehr zurück. Wohl fühlen sie sich nur in vertrauter Umgebung, in der Familie oder bei wenigen, ausgesuchten Freunden.

Lycopodium D12

Geist-Gemüt-Symptome:
▶ reizbar und cholerisch
▶ angeberisch und arrogant

Leitsymptome:
▶ Angst vor Versagen und Blamage
▶ überspielt Angst mit arrogantem Auftreten

- ▶ nervöse Magen-Darm-Beschwerden
- ▶ Morgenmuffel; Angst vor den Herausforderungen des Tages

Besserung:
- ▶ frische Luft
- ▶ Bewegung

Verschlimmerung:
- ▶ Verantwortung
- ▶ neue Aufgaben

Frauen mit rascher Auffassungsgabe und Intelligenz, die sich lange überwinden müssen, bevor sie eine neue Aufgabe anpacken, die dann problemlos und erfolgreich bewältigt wird.

Typisch im Beruf: nach oben buckeln, nach unten treten!

Pulsatilla D12

Geist-Gemüt-Symptome:
- ▶ anhänglich, scheu, zaghaft
- ▶ mild, nachgiebig, harmoniebedürftig

Leitsymptome:
- ▶ fürchtet sich vor dem Alleinsein
- ▶ Verlangen nach Mitgefühl
- ▶ abhängig von anderen, ordnet sich gerne unter
- ▶ abhängig von der Meinung anderer

Besserung:
- ▶ Gesellschaft
- ▶ durch Trost, Zuwendung
- ▶ gemütliche Bewegung an frischer Luft

Verschlimmerung:
- ▶ Alleinsein
- ▶ warme, stickige Räume

Für mütterliche Frauen, die sich wegen des Gefühls der Sicherheit gerne in Abhängigkeit und Fremdbestimmung geben. Sie geben gerne nach und vermeiden Streit und Auseinandersetzung. Sie frieren sehr leicht, vertragen aber auch keine Wärme.

Silicea D12

Geist-Gemüt-Symptome:
- sanft, schüchtern, nachgiebig
- perfekt, ordentlich, strukturiert, fleißig

Leitsymptome:
- chronischer Mangel an Selbstbewusstsein
- Angst vor Misserfolg und Versagen
- abhängig von der Meinung anderer
- jedes noch so kleine Versagen führt zu Selbstvorwürfen, denn nur gute Leistung steigert ihren Wert
- friert ständig, braucht Wärme
- wählt Aufgaben und Berufe, die weit unter ihren Fähigkeiten liegen

Besserung:
- Wärme
- Schutz durch die Familie

Verschlimmerung:
- im Mittelpunkt stehen
- öffentliche Auftritte, vor Prüfungen

Teil II – Seelische Beschwerden

Die Frauen haben eine eigene, klare Meinung, können diese aber durch ihre fehlende innere Stärke nicht vor anderen vertreten. Sie pflichten anderen bei oder halten sich zurück.

9 Stimmungsschwankungen

Stimmungsschwankungen sind normale Reaktionen auf verschiedene Situationen des Alltags. Wenn aber die ganze Familie und der Partner oder auch die Arbeitskollegen darunter leiden müssen und die Frau selbst unglücklich mit ihren Reaktionen ist, kann die Homöopathie helfen, eine Regulation zu erzielen.

Abgrenzung der Arzneien:

Bei dieser Indikation kann eine Arzneiwahl aufgrund der Ursache vorgenommen werden.

Unterscheidungs-merkmal	arzneiweisende Symptome	passende Arznei
Folge von hormonellen Schwankungen	redselig, eifersüchtig, manipulierend, dann wieder depressiv und traurig	Lachesis D12
	schüchtern, nachgiebig und sanft, dann wieder gereizt und dickköpfig; weint viel und braucht Trost; will nicht alleine sein	Pulsatilla D12
	gereizt und ärgerlich; fühlt sich missbraucht und überfordert; sucht Ruhe; will keinen Trost	Sepia D12
Folge von Kummer und Schicksalsschlägen	traurig mit viel Seufzen und Jammern; paradoxe Reaktionen: lacht, obwohl sie weinen möchte; Wein- und Wutanfälle	Ignatia D12
	sprunghaft, nervös und gereizt; morgens ganz lange unausgeschlafen; Arbeitsunlust; keine Ausdauer	Magnesium carbonicum D12

▶

Unterscheidungs-merkmal	arzneiweisende Symptome	passende Arznei
	weint viel; traurig, weil ihre Kinder außer Haus gehen; möchte immer all ihre Lieben um sich haben; braucht Harmonie und Liebe	Pulsatilla D12
Folge von Überlastung und Überforderung	gereizt und ärgerlich; fühlt sich ausgenutzt und überfordert; sucht Ruhe; will keinen Trost	Sepia D12
	traurig mit viel Seufzen und Jammern; paradoxe Reaktionen: lacht, obwohl sie weinen möchte; Wein- und Wutanfälle	Ignatia D12

Dosierung:

In den ersten drei Tagen 3-mal täglich eine Gabe, danach nur noch 2-mal täglich. Eine Besserung des seelischen Zustandes sollte nach ungefähr einer Woche eintreten. Dann die Arznei absetzen und im Bedarfsfall erneut einnehmen.

Ignatia D12

Geist-Gemüt-Symptome:
▶ traurig und verkrampft
▶ empfindsam und sensibel
▶ romantisch mit hohen Wunschvorstellungen

Leitsymptome:
▶ lacht, obwohl ihr nach Weinen zumute ist
▶ unwillkürliches Seufzen und Kloßgefühl im Hals
▶ plötzliche Weinkrämpfe
▶ plötzliche Wutanfälle, auch gegenüber Unbeteiligten

Ursache:
▶ frischer Kummer und Leid
▶ Überlastung

Teil II – Seelische Beschwerden

Besserung:
▶ Wärme
▶ leichte Bewegung
Verschlimmerung:
▶ durch Trost

Die Frau reagiert sehr empfindlich mit widersprüchlichen, oft hysterischen und paradoxen Symptomen. Zuspruch verschlimmert alles: Was eben noch gut war, ist plötzlich ganz schlecht. Sie hat hohe Ansprüche an den Partner und das Leben und wird, wenn diese nicht erfüllt werden, aus Enttäuschung verkrampft.

Lachesis D12

Geist-Gemüt-Symptome:
▶ eifersüchtig und sehr misstrauisch
▶ manipulierend und besitzergreifend
▶ redselig und geschwätzig
▶ traurig und depressiv
Leitsymptome:
▶ Wechsel von Euphorie und Extrovertiertheit zu Depression und dem Bedürfnis nach Rückzug
▶ extreme innere Spannung, sucht nach einem Ventil
Ursache:
▶ hormonelle Schwankungen (Periode, Klimakterium)
▶ unterdrückte Sexualität
▶ Liebeskummer mit Eifersucht
Besserung:
▶ an der kühlen, frischen Luft
▶ Bewegung
Verschlimmerung:
▶ morgens, nach dem Erwachen
▶ jede Art von Enge (physisch und psychisch)

Die Frau wechselt von einem erregten Zustand mit Heiterkeit, Lebenslust, aber auch Zorn und Eifersucht zu einem Zustand der Lähmung mit vielen Ängsten, tiefer Traurigkeit und Depression.

Magnesium carbonicum D12

Geist-Gemüt-Symptome:
▶ reizbar und übellaunig
▶ überempfindlich und weinerlich
▶ sprunghaft und nervös
▶ ärgerlich und streitsüchtig

Leitsymptome:
▶ lange anhaltende morgendliche Müdigkeit
▶ tagsüber schläfrig und ohne Ausdauer
▶ Arbeitsunlust mit Gereiztheit und Wutausbrüchen
▶ Erkältungsneigung

Ursache:
▶ Folge von nicht erhaltener Aufmerksamkeit
▶ Folge eines immer währenden „Lebenskampfes"

Besserung:
▶ am Abend
▶ Bewegung an frischer Luft

Verschlimmerung:
▶ am Morgen

Unter anderem für Frauen, die oft eine lange Leidensgeschichte hinter sich haben. Als Kind abgelehnt und ungeliebt, als Erwachsene folgen dann immer wieder weitere Schicksalsschläge. Ihre Stimmung wechselt von Euphorie und gesteigertem Wohlbefinden zu Gereiztheit und innerer Unruhe.

Teil II – Seelische Beschwerden

Pulsatilla D12

Geist-Gemüt-Symptome:
- nachgiebig und sanft
- schüchtern und zaghaft
- gereizt und misstrauisch
- eifersüchtig und dickköpfig

Leitsymptome:
- sehr wechselnde Stimmung, Lachen und Weinen nah zusammen
- sehr „nah am Wasser gebaut"
- braucht Zuspruch, Zuneigung und Trost
- kann nicht alleine sein (Angst, verlassen zu werden)

Ursache:
- hormonelle Schwankungen (Periode, Klimakterium)
- familiäre Veränderungen (Kinder verlassen das Haus)

Besserung:
- durch Trost und Zuspruch
- an der frischen Luft
- leichte Bewegung (Spazierengehen)

Verschlimmerung:
- in warmen, stickigen Räumen

Die Frau sucht ihr Glück im Heim und in der Familie. Harmonie ist ihr sehr wichtig, sie opfert sich für die Familie auf. Wenn dies aber nicht genügend gewürdigt und beachtet wird, kann die Stimmung schnell umschlagen. Sie möchte nicht immer nur Liebe geben, sondern auch empfangen.

Sepia D12

Geist-Gemüt-Symptome:
- gereizt und ärgerlich
- aggressiv und distanziert
- empfindlich und enttäuscht

Leitsymptome:
- ▶ Gleichgültigkeit und Gefühlsleere gegenüber Familie und Pflichten
- ▶ alles ist ihr zu viel, sie fühlt sich ausgenutzt
- ▶ manchmal auch Angst, den Anforderungen des Alltags nicht gewachsen zu sein
- ▶ Verlangen nach Distanz und Freiheit

Ursache:
- ▶ Überforderung und Stress
- ▶ hormonelle Schwankungen (Periode, Klimakterium)

Besserung:
- ▶ kräftige Bewegung, Sport, Tanzen
- ▶ Ablenkung

Verschlimmerung:
- ▶ durch Trost
- ▶ Kälte

Alles ist zu viel: Die Familie, der Partner, der Job. Oft „funktionieren" die Frauen aufgrund ihres starken Pflichtbewusstseins weiter, hegen aber innerlich einen tiefen Groll gegen alles und jeden und v. a. ihre Situation. Sie sind leicht reizbar und wütend und brechen schnell in Tränen aus, wollen aber keinen Trost und keine Umarmung, sondern nur alleine sein.

Teil II – Seelische Beschwerden

10 Trauer/Traurigkeit/ Niedergeschlagenheit

Der Tod eines Angehörigen, Liebeskummer oder Beleidigungen und Kränkungen können hier die Ursache sein. Homöopathie kann helfen, die traurige Stimmungslage zu regulieren und auch die Trauerbewältigung zu unterstützen. Bei lang anhaltendem Kummer mit Neigung zu Depressionen ist der Rat eines Arztes oder homöopathischen Therapeuten notwendig.

Abgrenzung der Arzneien:

Bei dieser Indikation kann eine Arzneiwahl aufgrund der Ursache vorgenommen werden.

Unterscheidungs- merkmal	arzneiweisende Symptome	passende Arznei
Folge von frischem Kummer (Liebes- kummer, Todesfall) und Heimweh	hochgradige Panik- und Angstanfälle	Aconitum C30
	apathisch und resigniert; geistige und körperliche Schwäche; innere Leere	Acidum phosphoricum D12
	viel Seufzen; plötzliche Weinkrämpfe; innerlich verkrampft; verbirgt Kummer hinter Lachen; wenig Appetit	Ignatia D12
Folge von altem Kummer und Krän- kungen	Helfersyndrom; starkes Mitleid für andere; will etwas wiedergutmachen; fühlt sich gelähmt durch den Kummer	Causticum D12
	nachtragend und introvertiert; denkt immer wieder über erfahrene Krän- kungen nach; will alleine sein; weint nur im Verborgenen	Natrium chloratum D12
	Beleidigung und gekränktes Ehrgefühl; schluckt alles hinunter; fühlt sich „gemobbt"; entrüstet über Reaktionen ihrer Mitmenschen	Staphisagria D12

▶

Unterscheidungs-merkmal	arzneiweisende Symptome	passende Arznei
Folge von Sorgen	apathisch und resigniert; geistige und körperliche Schwäche; innere Leere, fühlt sich tagsüber müde und erschöpft; nachts schlaflos	Acidum phosphoricum D12
	alles geht ihr zu nahe; reagiert empfindlich und sensibel; schwaches Nervenkostüm; grübelt über Kleinigkeiten; kann nicht schlafen; will alleine sein	Ambra D6
	sorgt sich um andere, v.a. um Benachteiligte, aber auch um die Familie; starkes Mitgefühl und Mitleid	Causticum D12

Dosierung:

Aconitum ist das erste Mittel bei jedem Schockerlebnis oder einer Panikattacke und wird akut mit einer einmaligen Gabe dosiert. Eventuell nach 15 min eine Wiederholungsgabe.

Alle anderen Mittel: In den ersten drei Tagen 3-mal täglich eine Gabe, danach nur noch 2-mal täglich. Eine Besserung des seelischen Zustandes sollte nach ungefähr einer Woche eintreten. Dann die Arznei absetzen und im Bedarfsfall erneut einnehmen.

Acidum phosphoricum D12

Geist-Gemüt-Symptome:
▶ gleichgültig und apathisch
▶ vergesslich und unkonzentriert
▶ müde und erschöpft
▶ traurig, resigniert und bedrückt

Leitsymptome:
▶ mag keine Gesellschaft, will alleine sein
▶ innere Leere mit verminderter Gedächtnisleistung
▶ tagsüber schläfrig, nachts schlaflos

Teil II – Seelische Beschwerden

- ▶ geistige und körperliche Schwäche
- ▶ wenig Appetit, wenn, dann nur auf frische Sachen wie Obst und Säfte

Ursache:
- ▶ Kummer und Sorgen
- ▶ Heimweh

Besserung:
- ▶ Wärme
- ▶ kurzer Schlaf

Verschlimmerung:
- ▶ geistige und körperliche Überanstrengung
- ▶ Trost

Als Folge von Heimweh oder Liebeskummer, aber auch bei totaler Erschöpfung und Überarbeitung, verbunden mit vielen Sorgen. Die Frauen merken, dass ihnen auch die körperlichen Kräfte fehlen, sie vergessen viel und wirken völlig teilnahmslos.

Aconitum C30

Geist-Gemüt-Symptome:
- ▶ ängstlich und panisch

Leitsymptome:
- ▶ plötzliche heftige Angstanfälle mit Panik
- ▶ wildes Herzklopfen mit Drehschwindel, Luftmangel, Beklemmung

Ursache:
- ▶ Schock und Schreck, z. B. bei einem unerwarteten Todesfall
- ▶ nach Unfall oder traumatischen seelischen Erlebnissen

Die Frau steht unter Schock, ihr ist die Angst und Panik ins Gesicht geschrieben.

Beachte: Besonderheiten unter Dosierung

Ambra D6

Geist-Gemüt-Symptome:
- schüchtern und zurückhaltend
- „zart besaitet" und sensibel
- gedrückte und verzweifelte Stimmung

Leitsymptome:
- schnelles Erröten
- alles geht zu nahe, sehr dünnhäutig
- schlechter Schlaf: unangenehme Dinge beherrschen die Gedanken
- Musik stimmt traurig und rührt zu Tränen

Ursache:
- kleine und große Sorgen und Probleme
- Denken an unangenehme Dinge

Besserung:
- Alleinsein
- Bewegung im Freien

Verschlimmerung:
- jede Beanspruchung der Nerven
- Denken an die Beschwerden
- Musik
- Anwesenheit von Fremden

Für Frauen, die oft sehr empfindlich auf ihre Mitmenschen reagieren und schnell erröten. Kleine Probleme lassen sie nicht wieder los, sie grübeln viel. Ihr Nervenkostüm ist sehr empfindlich, auch lebhafte Gespräche lassen sie am Abend nicht zur Ruhe kommen.

Causticum D12

Geist-Gemüt-Symptome:
- niedergeschlagen und leidend
- übersensibel mit hoher Anteilnahme
- starker Gerechtigkeitssinn

Leitsymptome:
- ► starkes Mitgefühl, kann das Leid anderer nicht ertragen
- ► fühlt sich wie gelähmt durch den Kummer
- ► aber auch mutig, rebellisch und aufmüpfig beim Einsatz für Benachteiligte

Ursache:
- ► Sorge um andere
- ► leidvolle Erfahrungen

Besserung:
- ► Wärme und feuchtes Wetter

Verschlimmerung:
- ► trockene Kälte

Frauen mit einem Helfersyndrom. Das Leid anderer erzeugt starkes Mitgefühl mit dem dringenden Wunsch zu helfen. Sie haben immer das Gefühl, etwas wiedergutmachen zu müssen.

Ignatia D12

Geist-Gemüt-Symptome:
- ► traurig und verkrampft
- ► empfindsam und sensibel
- ► romantisch mit hohen Wunschvorstellungen

Leitsymptome:
- ► lacht, obwohl ihr nach Weinen zumute ist
- ► unwillkürliches Seufzen und Kloßgefühl im Hals
- ► plötzliche Weinkrämpfe
- ► plötzliche Wutanfälle, auch gegenüber Unbeteiligten
- ► wenig Appetit

Ursache:
- ► frischer Kummer und Leid
- ► Heimweh

Besserung:
- ▶ Wärme
- ▶ leichte Bewegung

Verschlimmerung:
- ▶ durch Trost

Den Frauen fällt es schwer, traurige Ereignisse zu verarbeiten. Sie verbergen den Kummer zunächst hinter einer fröhlichen Fassade, um andere nicht zu belasten. Ab und zu bricht es dann aus Ihnen heraus, dann ziehen sie sich aber zurück und wollen keinen Zuspruch. Ihr Verhalten wirkt auf andere launisch oder auch hysterisch.

Natrium chloratum D12

Geist-Gemüt-Symptome:
- ▶ introvertiert und verschlossen
- ▶ ernst und nachtragend

Leitsymptome:
- ▶ stiller, nagender Kummer
- ▶ melancholischer Gesichtsausdruck, der in Gegenwart anderer durch eine lächelnde Maske ersetzt wird
- ▶ grübelt beim Einschlafen oder nächtlichem Erwachen über Vergangenes nach
- ▶ weint im Verborgenen

Ursache:
- ▶ lange bestehender Kummer oder Kränkung
- ▶ Folge von Liebesentzug, Beleidigung, Streit

Besserung:
- ▶ Alleinsein

Verschlimmerung:
- ▶ durch Trost

Die Frauen, denen in ihrem Leben eine traurige Geschichte oder Ereignis widerfahren ist, von dem sie nicht loskommen. Sie konservieren ihr Leid und tragen es im-

Teil II – Seelische Beschwerden

mer mit sich herum. Sie bauen eine Mauer um sich auf, verschließen sich vor anderen und möchten sich so auch vor erneuten Enttäuschungen schützen.

Staphisagria D12

Geist-Gemüt-Symptome:
- schüchtern und zurückhaltend
- empfindsam und verletzlich
- ehrenhaft und anständig

Leitsymptome:
- schluckt erfahrene Beleidigungen und Sticheleien lange hinunter
- fürchtet sich vor klärender Auseinandersetzung
- zittert nach Streit, bebt innerlich vor Wut
- vermeidet Aggression, nie laut und zankend – bis zu einem gewissen Punkt, der das Fass zum Überlaufen bringt
- schlaflos nach Ärger und Beleidigung

Ursache:
- Mobbing im Beruf oder der Familie
- erfahrene Beleidigungen und Ehrverletzungen

Besserung:
- Ruhe

Verschlimmerung:
- weitere Gemütsbewegungen

Sehr empfindsame und zurückhaltende Frauen. Sie wollen eigentlich niemandem etwas Böses, erwarten aber auch von anderen diese Haltung. Sie sind empört und entrüstet über erfahrene Ungerechtigkeit und seelische Verletzungen. Lange bleiben sie ruhig, fressen den Kummer in sich hinein und versuchen, ihre Fassung zu wahren, bis es irgendwann aus nichtigen Anlässen auch zu Zornesausbrüchen kommen kann.

11 Überforderung/Stress

Überforderung oder Stress äußern sich meist zunächst in Form von seelischen Merkmalen wie Gereiztheit, Vergesslichkeit, Müdigkeit. Aber auch körperliche Symptome wie Magen-Darm-Probleme oder Kopfschmerzen sind ein Warnsignal. Dauerstress macht Seele und Körper krank, daher sollten bereits die ersten Signale richtig erkannt werden. Homöopathische Arzneien helfen, das innere Gleichgewicht wiederzufinden oder nicht vermeidbare Situationen besser zu überstehen.

Abgrenzung der Arzneien:
Hier wird unterschieden, ob die Beschwerden aufgrund kommender Ereignisse auftreten oder aufgrund vergangener und andauernder Belastungssituationen.

Unterscheidung-merkmal	arzneiweisende Symptome	passende Arznei
Folge von neuen Aufgaben und Herausforderungen	nervös und ängstlich; innerlich angespannt; wirkt immer wie gehetzt; Durchfall und gehäuftes Wasserlassen	**Argentum nitricum D12**
	gereizt und rechthaberisch; überdeckt Ängste mit Arroganz; kein Selbstbewusstsein; nervöse Magen-Darm-Beschwerden; Blähungen	**Lycopodium D12**
Folge von den Überlastungen des Alltags	nervlich am Ende; psychovegetative Probleme; vergesslich, ausgelaugt, schwach	**Kalium phosphoricum D12**
	kein Selbstwertgefühl; Angst vor dem Versagen; reagiert gereizt und rechthaberisch; nach außen dominant, innen unsicher	**Lycopodium D12**

▶

Unterscheidung-merkmal	arzneiweisende Symptome	passende Arznei
	hat ehrgeizige hohe Ziele; arbeitet bis zum Umfallen; Workaholic; müde und gereizt; Kopf und Magenprobleme; braucht „Aufputschmittel"	Nux vomica D12
	gereizt und ärgerlich; alles ist zu viel; will ihre Ruhe haben; überforderte, berufstätige Mutter mit dem Wunsch nach Alleinsein	Sepia D12

Dosierung:

In den ersten drei Tagen 3-mal täglich eine Gabe, danach nur noch 2-mal täglich. Eine Besserung des Zustandes sollte nach ungefähr einer Woche eintreten. Dann die Arznei absetzen und im Bedarfsfall erneut einnehmen.

Argentum nitricum D12

Geist-Gemüt-Symptome:
▶ ängstlich und nervös
▶ getrieben von bösen Vorahnungen
Leitsymptome:
▶ häufig von Durchfällen begleitet
▶ fahrig, immer in Eile und Hetze
▶ nervöse Überreizung mit Erwartungsspannung
▶ Verlangen nach Süßigkeiten, die nicht vertragen werden
Ursache:
▶ bevorstehende Ereignisse (Prüfungen, Auftritt)
Besserung:
▶ frische Luft und Kälte

Jede neue Herausforderung oder Aufgabe bringt zunächst Überforderung und Ängstlichkeit mit sich. Das bevorstehende Ereignis „raubt den letzten Nerv". Die

Frau reagiert mit Durchfall oder gehäuftem Wasserlassen. Innerlich fühlt sie sich total angespannt.

Kalium phosphoricum D12

Geist-Gemüt-Symptome:
- ausgelaugt, schwach, nervös
- verwirrt und vergesslich

Leitsymptome:
- „Nervenbündel"
- körperliche und geistige Erschöpfung
- Angst, die Anforderungen nicht zu bewältigen
- nächtliche Unruhe und Ängste

Ursache:
- Überforderung
- Sorgen, Aufregung

Besserung:
- Wärme

Verschlimmerung:
- körperliche und geistige Anstrengung
- Kälte

Für Frauen, die zu psychovegetativen Problemen neigen und nervlich nicht belastbar sind.

Lycopodium D12

Geist-Gemüt-Symptome:
- reizbar und cholerisch
- rechthaberisch, verträgt keinen Widerspruch

Leitsymptome:
- mangelndes Selbstwertgefühl; Gefühl, dem Stress und den Anforderungen nicht gewachsen zu sein

Teil II – Seelische Beschwerden

▶ Angst vor Versagen und Blamage, überspielt diese Angst mit arrogantem Auftreten

▶ nach außen dominant und herrschsüchtig, fühlt sich im Inneren aber unsicher und klein

▶ nervöse Magen-Darm-Beschwerden, Blähungen

▶ Morgenmuffel, Angst vor den Herausforderungen des Tages

Ursache:

▶ neue Aufgaben und Herausforderungen

▶ Überlastung durch Anforderungen des Alltags

Besserung:

▶ frische Luft

▶ Bewegung

Verschlimmerung:

▶ morgens und am späten Nachmittag (zwischen 16 und 20 Uhr)

Frauen, die Probleme haben, mit neuen Situationen und Herausforderungen zurechtzukommen. Meist gelingt ihnen dann alles problemlos, aber der Weg dorthin ist geprägt durch reizbares Verhalten, überspielte Unsicherheit und arrogantes Auftreten.

Nux vomica D12

Geist-Gemüt-Symptome:

▶ jähzornig, reizbar, ständig genervt

▶ müde und ausgelaugt

Leitsymptome:

▶ nervöse Kopf- und Magenschmerzen

▶ Erwachen zwischen 3 und 4 Uhr morgens, kann nicht mehr einschlafen, denkt an den Beruf

▶ Verlangen nach „Aufputschmitteln" wie Kaffee, Alkohol, Nikotin, Medikamente

Ursache:

▶ Überarbeitung und Hektik

▶ unregelmäßige Lebensgewohnheiten

Besserung:
▶ kurzer Schlaf und Ruhe

Verschlimmerung:
▶ Kälte und Zugluft
▶ berufliche Sorgen

Permanente Überlastung und Stress, das Verlangen nach „Aufputschmitteln", um leistungsfähig zu bleiben. Für ungeduldige, ehrgeizige Frauen, die viel arbeiten, um ihre selbst gesteckten Leistungsziele zu erreichen (Workaholics).

Sepia D12

Geist-Gemüt-Symptome:
▶ reagiert gereizt und ärgerlich, fühlt sich leicht angegriffen
▶ aggressiv und distanziert
▶ empfindlich und enttäuscht

Leitsymptome:
▶ Gleichgültigkeit und Gefühlsleere gegenüber der Familie und Pflichten
▶ alles ist ihr zu viel, sie fühlt sich ausgenutzt
▶ manchmal auch Angst, den Anforderungen des Alltags nicht gewachsen zu sein
▶ Verlangen nach Distanz und Freiheit

Ursache:
▶ Überforderung und Stress

Besserung:
▶ kräftige Bewegung, Sport, Tanzen
▶ Ablenkung

Verschlimmerung:
▶ durch Trost
▶ Kälte

Teil II – Seelische Beschwerden

Alles ist zu viel: Die Familie, der Partner, der Job. Oft „funktionieren" die Frauen aufgrund ihres starken Pflichtbewusstseins weiter, hegen aber innerlich einen tiefen Groll gegen alles und jeden und v. a. ihre Situation. Sie sind leicht reizbar und wütend und brechen schnell in Tränen aus, wollen aber keinen Trost und keine Umarmung, sondern nur alleine sein.

Teil III

Organische Beschwerden

In diesem Teil werden, dem bewährten Kopf-zu-Fuß-Schema folgend, die geeigneten homöopathischen Arzneien für die wichtigsten, organisch bedingten Beschwerden bei Frauen behandelt.

Trotz Bezugs zur körperlichen Ebene kann auch die Seele ein Auslöser für organische Beschwerden sein. Manche Frauen suchen homöopathische Hilfe aufgrund von körperlichen Beschwerden, die aber nach genauerem Hinterfragen eine seelische Ursache haben und eventuell eine besondere Stimmungslage bewirken. Daher lohnt es sich auch hier, die Geist-Gemüts-Lage nicht völlig zu ignorieren und, wenn möglich, zur Wahl der Arznei mit einzubeziehen.

1 Haarausfall

Haarausfall kann die Folge einer Grunderkrankung sein, die, wenn sie nicht eindeutig ist, unbedingt abgeklärt werden muss. Ein weiterer möglicher Auslöser kann auch Mineralstoffmangel sein, der aber mit homöopathischen Arzneien nicht therapiert werden kann.

Abgrenzung der Arzneien:

Bei Haarausfall wird zunächst die Ursache hinterfragt, um die passende Arznei zu finden. Wenn dies nicht möglich ist, kann man entweder ein allgemein bewährtes Mittel nehmen oder, falls es sich um kreisrunden Haarausfall handelt, anhand der weiteren Symptome die passende Arznei wählen.

Unterscheidungs-merkmal	arzneiweisende Symptome	passende Arznei
Folge von erschöpfenden Krankheiten	frühzeitiges Ergrauen; gleichgültig, apathisch; Konzentrationsprobleme	Acidum phosphoricum D12
	juckende, brennende, berührungsempfindliche Kopfhaut; ängstlich, besorgt, ruhelos	Arsenicum album D12
	juckende, brennende Kopfhaut; sehr erschöpft; fühlt sich besser nach Schlaf	Phosphorus D12
	juckende, druckempfindliche Kopfhaut; friert ständig, will Kopf warmhalten	Silicea D12
	Mittel der ersten Wahl, wenn kein oben genanntes Symptom zutrifft	Thallium D12

▶

Unterscheidungs- merkmal	arzneiweisende Symptome	passende Arznei
Folge von Kummer und Sorgen	frühzeitiges Ergrauen; gleichgültig, apathisch; Konzentrationsprobleme	**Acidum phosphoricum D12**
	nervös, müde, erschöpft; Folge von geistiger Überanstrengung, von zu viel Lernen	**Kalium phosphoricum D12**
	Haarausfall am Stirnansatz; Misch- haut; fettige Haare; introvertiert und nachtragend	**Natrium chloratum D12**
Folge von hormo- neller Umstellung (Schwangerschaft, Stillzeit, Wechsel- jahre, Pillenpause)	juckende Kopfhaut; nächtliches Schwitzen; blasse, teigige Haut; träge und ohne Ausdauer	**Calcium carbonicum D12**
	vorzeitiges Ergrauen und Altern; trockene, faltige Haut; reizbar und cholerisch	**Lycopodium D12**
	Haarausfall am Stirnansatz; Misch- haut; fettige Haare; introvertiert und nachtragend	**Natrium chloratum D12**
	gelbliche Gesichtsfarbe, braune Fle- cken; dunkle Augenringe; überfordert und gereizt	**Sepia D12**
Folge von Chemotherapie und Arzneimittelnebenwirkung		**Sulfur D12**
kreisrunder Haar- ausfall	juckende, brennende, berührungsemp- findliche Kopfhaut; ängstlich, besorgt, ruhelos	**Arsenicum album D12**
	vorzeitiges Ergrauen und Altern; trockene, faltige Haut; reizbar und cholerisch	**Lycopodium D12**
	juckende, brennende Kopfhaut; sehr erschöpft; fühlt sich besser nach Schlaf	**Phosphorus D12**

▶

Unterscheidungs-merkmal	arzneiweisende Symptome	passende Arznei
	Mattigkeit und Abmagerung; Nervenschmerzen	Thallium D12
allgemein bewährte Mittel		Calcium fluoratum D12; Silicea D12

Dosierung:

2-mal täglich eine Gabe für einen längeren Zeitraum (4–6 Wochen). Die Arznei wird spätestens dann abgesetzt, wenn der Haarausfall deutlich nachlässt. Wenn nach 6 Wochen keine Veränderung zu bemerken ist oder der Haarausfall sogar mehr wird, sollte ärztliche Hilfe aufgesucht werden.

Acidum phosphoricum D12

Leitsymptome:
► frühzeitiges Ergrauen der Haare
► diffuser Haarausfall und Ausdünnen der Haare
► Konzentrationsstörungen und Gedächtnisschwäche

Ursache:
► seelische Erschöpfung
► Kummer und Sorgen
► erschöpfende Erkrankungen

Geist-Gemüt-Symptome:
► gleichgültige, apathische Stimmung

Die Frau fühlt sich total erschöpft und ausgelaugt. Sie hat ein großes Ruhe- und Schlafbedürfnis. Sie wirkt unkonzentriert und vergesslich.

Teil III – Organische Beschwerden

Arsenicum album D12

Leitsymptome:
▶ juckende, brennende Kopfhaut
▶ stark schuppende Kopfhaut, kreisrunder Haarausfall
▶ berührungsempfindliche Kopfhaut

Ursache:
▶ erschöpfende Erkrankungen

Besserung:
▶ Wärme

Verschlimmerung:
▶ nachts

Geist-Gemüt-Symptome:
▶ ängstlich und ruhelos

Die Frau ist unruhig, ängstlich und sehr besorgt um ihre Gesundheit. Kämmen ist für sie unerträglich. Vor allem nachts hat sie starke Beschwerden.

Calcium carbonicum D12

Leitsymptome:
▶ juckende Kopfhaut mit Haarausfall
▶ nächtlicher Kopfschweiß
▶ Abneigung gegen Milch und Verlangen nach Süßigkeiten
▶ geschwächter Allgemeinzustand mit Erkältungsneigung

Ursache:
▶ hormonelle Umstellung

Verschlimmerung:
▶ feuchte Kälte

Geist-Gemüt-Symptome:
▶ sorgenvoll und niedergeschlagen

Haarausfall nach der Geburt oder nach der Stillzeit. Passend für mollige, blonde Frauen mit heller, teigiger Haut. Sie sind oft langsam und träge und zeigen keine Ausdauer.

Calcium fluoratum D12

Leitsymptome:
▶ Haarwuchsstörung und Haarausfall
Ursache:
▶ keine Ursache festzustellen

Wenn keine genaue Ursache zu ermitteln ist, kann Calcium fluoratum als ein allgemein bewährtes Mittel eingenommen werden. Ideal in der Kombination mit Silicea D12 (siehe dort), mit halbstündigem Abstand jeweils 2-mal täglich.

Kalium phosphoricum D12

Leitsymptome:
▶ Haarausfall
Ursache:
▶ geistige Überanstrengung und nervliche Erschöpfung
▶ Sorgen und Kummer
Geist-Gemüt-Symptome:
▶ nervös, müde, schwach

Ein bewährtes Mittel bei jungen Frauen, Schülerinnen und Studentinnen.

Lycopodium D12

Leitsymptome:
▶ diffuser, kreisrunder Haarausfall
▶ vorzeitiges Ergrauen der Haare
▶ trockene, faltige Haut, die fahl und grau wirkt

Teil III – Organische Beschwerden

- ▶ vorzeitig gealtert
- ▶ weiteres Symptom: Blähungen

Ursache:
- ▶ hormonelle Veränderungen

Geist-Gemüt-Symptome:
- ▶ reizbar, ungeduldig

Die Frau ist leicht aufbrausend und cholerisch, sieht grau und faltig aus und sieht auch selbst alles grau in grau. Seit der Geburt oder anderen hormonellen Veränderungen wirkt sie gealtert und ist noch sehr erschöpft.

Natrium chloratum D12

Leitsymptome:
- ▶ Haarausfall vor allem an der Stirn (Geheimratsecken)
- ▶ allgemein trockene Haut, aber oft fettige Stirnpartie
- ▶ fettige Haare, die büschelweise ausfallen
- ▶ eventuell schuppige, juckende Kopfhaut

Ursache:
- ▶ Kummer und Sorgen
- ▶ hormonelle Veränderungen

Geist-Gemüt-Symptome:
- ▶ introvertiert und verschlossen
- ▶ ernst und nachtragend

Die Frau wirkt sehr zurückhaltend, öffnet sich selten und kann auch schlecht von ihren Beschwerden berichten. Trost und Zuwendung lehnt sie ab. Sie hat eine Neigung zu Hautproblemen, wie z. B. Schuppenflechte oder Sonnenallergie.

Phosphorus D12

Leitsymptome:
- ▶ Haarausfall in Büscheln (kreisrunder Haarausfall)
- ▶ brennende, heftig juckende Kopfhaut

Ursache:
▶ erschöpfende Erkrankungen
Geist-Gemüt-Symptome:
▶ überempfindlich gegenüber allen Sinneseindrücken

Die Frau ist nach einer langen Erkrankung sehr erschöpft und müde. Schlafen verbessert ihren Allgemeinzustand, doch nach geringer Anstrengung ist sie schnell erschöpft. Auf Lärm, Gerüche, Licht reagiert sie häufig sehr empfindlich.

Sepia D12

Leitsymptome:
▶ gelbliche Gesichtsfarbe, braune Hautflecken, dunkle Augenringe
▶ Pickel auf der Stirn am Haaransatz
▶ chronische, juckende Hautausschläge am Haaransatz oder an der Kopfhaut
Ursache:
▶ hormonelle Veränderungen
Geist-Gemüt-Symptome:
▶ müde, erschöpft, überfordert und dadurch gereizt

Die Frau fühlt sich ausgenutzt und alleine gelassen. Trotzdem lehnt sie Zuwendung ab und möchte am liebsten ihre Ruhe haben.

Silicea D12

Leitsymptome:
▶ Kopfhaut ist juckend und druckempfindlich
▶ großes Bedürfnis nach Wärme, besonders am Kopf, friert ständig
▶ kalter Kopf- und Fußschweiß
Ursache:
▶ erschöpfende Erkrankungen
▶ einseitige Ernährung

Teil III – Organische Beschwerden

Geist-Gemüt-Symptome:
► sanft und nachgiebig

Für junge Frauen nach Krankheiten oder radikalen Fastenkuren. Weitere Besonderheiten sind die Neigung zu Hauteiterungen und Nagelstörungen. Silicea ist in Kombination mit Calcium fluoratum D12 (siehe dort) auch ein allgemein bewährtes Mittel bei Haarwachstumsproblemen.

Sulfur D12

Leitsymptome:
► juckende, brennende, empfindliche Kopfhaut mit Haarausfall
► trockenes, glanzloses, struppiges Haar
Ursache:
► nach Chemotherapie
► Nebenwirkung von Arzneimitteln
Verschlimmerung:
► Waschen
► Bettwärme

Die Patientin hat meist generell eine Neigung zu Hautausschlägen oder Hautproblemen. Waschen und Bettwärme verschlimmern vor allem den Juckreiz und das brennende, trockene Gefühl.

Thallium D12

Leitsymptome:
► kreisrunder Haarausfall
► Mattigkeit und Abmagerung
► manchmal von Nervenschmerzen begleitet
Ursache:
► erschöpfende Erkrankungen

Thallium ist das Mittel der ersten Wahl bei Haarausfall nach erschöpfenden Krankheiten, wenn die Symptome nicht auf eine andere Arznei weisen.

2 Nagelprobleme

Die Frauen klagen bei Nagelwachstumsstörungen häufig über das Aussehen der Nägel; störend ist also mehr die kosmetische Seite. Eine Behandlung erfordert Geduld und sollte auch Grunderkrankungen, die Einfluss auf das gesunde Nagelwachstum haben ausschließen.

Abgrenzung der Arzneien:

Bei Nagelproblemen ist es häufig schwierig, eine Ursache der Beschwerden zu hinterfragen. Daher werden die objektiven Symptome, also die Beschaffenheit und das Aussehen der Nägel zur Unterscheidung der Arzneien gewählt.

Unterscheidungs-merkmal	arzneiweisende Symptome	passende Arznei
Nägel mit Bildung von Längsrillen	schnell wachsend; schlimmer im Sommer	Acidum hydrofluoricum D12
	langsam wachsend; tiefe Rillen bis zur Spaltung; Patient mit Neigung zu starker Hornhautbildung	Antimonium crudum D12 (Stibium sulfuratum nigrum)
	weiße Flecken; nach Fehlernährung oder Krankheiten	Silicea D12
Nägel mit Bildung von Querrillen	weiche Nägel mit Dellen und Grübchen; schmutziges Aussehen	Thuja D12

▶

Unterscheidungs-merkmal	arzneiweisende Symptome	passende Arznei
Nägel mit weißen Flecken	Neigung zu Verstopfung; geschwächter Allgemeinzustand; Abneigung gegen Milch	Calcium carbonicum D12
	Längsrillen; Neigung zu Nagelbett-entzündung; nach Fehlernährung oder Krankheit	Silicea D12
brüchige Nägel	schnell wachsend mit Längsrillen; schlimmer im Sommer	Acidum hydro-fluoricum D12
	langsam wachsend; tiefe Rillen bis zur Spaltung; Patientin mit Neigung zu starker Hornhautbildung	Antimonium crudum D12 (Stibium sulfu-ratum nigrum)
	Nägel mit weißen Flecken; geschwächter Allgemeinzustand; Abneigung gegen Milch	Calcium carbonicum D12
	bewährte Arznei in Kombination mit Silicea bei Nagelwachstumsstörungen	Calcium fluoratum D12
	Neigung zu Hauteinrissen an Finger-spitzen und Mundwinkeln	Graphites D12
	Nägel mit Längsrillen; Neigung zu Nagelbettentzündung; nach Fehl-ernährung oder Krankheiten	Silicea D12
	Nägel mit Querrillen; weiche Nägel mit Dellen und Grübchen; schmutziges Aussehen	Thuja D12

▶

Unterscheidungs-merkmal	arzneiweisende Symptome	passende Arznei
Neigung zu Nagel-pilz	langsam wachsend; tiefe Rillen bis zur Spaltung; Patientin mit Neigung zu starker Hornhautbildung	**Antimonium crudum D12** (Stibium sulfu-ratum nigrum)
	Nägel mit Längsrillen; Neigung zu Nagelbett-entzündung; nach Fehl-ernährung oder Krankheit	**Silicea D12**

Dosierung:

2-mal täglich eine Gabe für einen längeren Zeitraum (4–6 Wochen). Nach einer Pause von 1–2 Wochen kann die Arznei erneut für 4–6 Wochen eingenommen werden. Nicht häufiger als 2-mal wiederholen. Die Arznei wird spätestens dann abgesetzt, wenn die Nagelprobleme deutlich nachlassen. Wenn nach wiederholter Gabe keine Veränderung zu bemerken ist, sollte ärztliche Hilfe aufgesucht werden.

Acidum hydrofluoricum D12

Leitsymptome:
▶ brüchige, spröde, deformierte Nägel
▶ schnell wachsende Nägel mit Rillenbildung (Längsfurchen)
Verschlimmerung:
▶ im Sommer
Geist-Gemüt-Symptome:
▶ voller Unruhe und Hast

Ab und zu wird von einem Schmerzgefühl „wie ein Splitter unter dem Nagel" berichtet.

Teil III – Organische Beschwerden

Antimonium crudum D12

(Der neue Name lautet **Stibium sulfuratum nigrum**. Nur so ist diese Arznei in den Apotheken gelistet. Häufig findet man aber noch den alten, gängigen Namen **Antimonium crudum**.)

Leitsymptome:
▶ hornige, harte Nägel mit tiefen Längsrillen bis zur Spaltung
▶ langsam wachsende Nägel, die in großen Schichten abblättern
▶ Neigung zu starker Hornhautbildung an Händen und Füßen
▶ Neigung zu Nagelpilz

Nach einer Verletzung wachsen die Nägel deformiert nach und bleiben kürzer als die anderen. Oft geeignet für Frauen mit gutem Appetit und Neigung zu Übergewicht.

Calcium carbonicum D12

Leitsymptome:
▶ verdickte, spröde oder deformierte Nägel
▶ Nägel mit kleinen, weißen Flecken
▶ nächtlicher Kopfschweiß, feuchtkalte Hände und Füße
▶ Abneigung gegen Milch und Verlangen nach Süßigkeiten
▶ geschwächter Allgemeinzustand mit Erkältungsneigung
Geist-Gemüt-Symptome:
▶ sorgenvoll und niedergeschlagen

Passend für mollige, blonde Frauen mit heller, teigiger Haut. Sie sind oft langsam und träge, zeigen keine Ausdauer und neigen zu Verstopfung.

Calcium fluoratum D12

Leitsymptome:
▶ Nagelwachstumsstörungen

Wenn keine genaueren Symptome zu hinterfragen sind, kann Calcium fluoratum als ein allgemein bewährtes Mittel eingenommen werden. Ideal in der Kombination mit Silicea D12 (siehe dort), mit halbstündigem Abstand jeweils 2-mal täglich.

Graphites D12

Leitsymptome:
▶ Nägel, die in Schichten abblättern oder einreißen
▶ spröde, verdickte, deformierte Nägel
▶ Neigung zu Hauteinrissen an Fingerspitzen und Mundwinkeln
▶ eingewachsene Zehennägel

Geist-Gemüt-Symptome:
▶ träge und verzagt

Frostige Frauen mit gedrückter Stimmung und zur Bequemlichkeit neigend. Eventuell haben sie Probleme mit Verstopfung.

Silicea D12

Leitsymptome:
▶ verdickte, deformierte Nägel, die leicht einreißen
▶ Nägel mit Längsrillen und vielen weißen Flecken
▶ Neigung zu Nagelpilz, eingewachsenen Nägeln und Nagelbettentzündung
▶ großes Bedürfnis nach Wärme, friert ständig
▶ kalter Kopf- und Fußschweiß

Ursache:
▶ erschöpfende Erkrankungen
▶ einseitige Ernährung

Geist-Gemüt-Symptome:
▶ sanft und nachgiebig

Teil III – Organische Beschwerden

Für junge Frauen nach Krankheiten oder radikalen Fastenkuren. Silicea ist in Kombination mit Calcium fluoratum D12 (siehe dort) auch ein allgemein bewährtes Mittel bei Nagelproblemen.

Thuja D12

Leitsymptome:
- ▶ weiche, spröde Nägel, die leicht einreißen
- ▶ Nägel blättern in Schichten ab und haben ein schmutziges Aussehen
- ▶ Nägel mit wellenförmigen Querfurchen oder Dellen und Grübchen
- ▶ Neigung zu eingewachsenen Nägeln

Häufig besteht bei den Patientinnen auch eine Neigung zu Hautwucherungen, wie z. B. Warzen oder Polypen.

3 Hyperhidrosis

Übermäßiges Schwitzen wird von den Patientinnen als sehr unangenehm und störend empfunden. Homöopathische Hilfe ist häufig die einzige Möglichkeit zur Behandlung. Wenn weitere Symptome hinzukommen, wie Gewichtsabnahme oder Müdigkeit, muss unbedingt ein Facharzt aufgesucht werden.

Abgrenzung der Arzneien:
Beim übermäßigen Schwitzen wird zunächst die Ursache hinterfragt, um die passende Arznei zu finden. Wenn der Auslöser nicht zu ermitteln ist, kann man auch nach Modalitäten oder speziellen Symptomen fragen.

Unterscheidungs-merkmal	arzneiweisende Symptome	passende Arznei
Folge von hormoneller Umstellung (siehe auch Teil I, Kap. 6.3)	Schwitzen direkt nach dem Einschlafen; schlimmer in der Bettwärme oder in warmen Räumen; anhänglich, weinerlich	Pulsatilla D12
	übel riechender Schweiß; erschöpft und reizbar; sucht Distanz und Ruhe	Sepia D12
	übel riechender Schweiß; schlimmer in der Bettwärme; brennende Hand- und Fußsohlen	Sulfur D12
Folge von Erkrankungen oder Operationen	erschöpft und schwach; Folge von Flüssigkeitsverlust (Milch, Blut)	China D6
	kalter Schweiß; kalte, blasse Haut; Folge von Erbrechen und Durchfall oder niedriger Blutruck	Veratrum album D6

▶

Unterscheidungs-merkmal	arzneiweisende Symptome	passende Arznei
Folge von Flüssig-keitsverlust	erschöpft und schwach; nach Blutver-lust durch Operationen oder in der Stillzeit	China D6
Nebenwirkung von Medikamenten	übel riechender Schweiß; schlimmer in der Bettwärme; brennende Hand- und Fußsohlen	Sulfur D12
säuerlich riechender Schweiß	nächtliches Schwitzen am Hinterkopf; Abneigung gegen Milch	Calcium carbonicum D12
	Schwitzen direkt nach dem Ein-schlafen; wird trotz Bettwärme nicht warm; friert ständig	Silicea D12
schlimmer durch Bettwärme	Schwitzen direkt nach dem Ein-schlafen; schlimmer in warmen Räumen; möchte frische Luft; anhäng-lich, weinerlich	Pulsatilla D12
	übel riechender Schweiß; brennende Hand- und Fußsohlen; Hautjucken	Sulfur D12
Schwitzen direkt nach dem Ein-schlafen	schlimmer in der Bettwärme oder in warmen Räumen; möchte frische Luft; anhänglich, weinerlich	Pulsatilla D12
	wird trotz Bettwärme nicht warm; friert ständig; säuerliche Kopf- und Fußschweiße	Silicea D12

Dosierung:

Bei akuten Beschwerden gibt man anfangs stündlich eine Gabe (z. B. Veratrum album oder China), am nächsten Tag dann 3–5-mal täglich eine Gabe bis zur Besserung. Bei Beschwerden, die schon etwas länger bestehen, wird 2-mal täglich eine Gabe für einen längeren Zeitraum (maximal 4–6 Wochen) gegeben. Die Arznei wird spätestens dann abge-setzt, wenn die Schweißausbrüche deutlich nachlassen.

Calcium carbonicum D12

Leitsymptome:
▶ säuerlich riechender Schweiß
▶ Schwitzen nur an bestimmten Stellen, wie z. B. Füße oder Brust
▶ nächtliches Schwitzen am Hinterkopf
▶ Abneigung gegen Milch und Verlangen nach Süßigkeiten
▶ geschwächter Allgemeinzustand mit Erkältungsneigung

Geist-Gemüt-Symptome:
▶ sorgenvoll und niedergeschlagen

Passend für mollige, blonde Frauen mit heller, teigiger Haut. Sie sind oft langsam und träge, zeigen keine Ausdauer und schwitzen schnell nach der geringsten Belastung.

China D6

Leitsymptome:
▶ Schweißausbrüche bei Belastung
▶ überempfindlich gegen Geräusche, Licht, Gerüche

Ursache:
▶ erschöpfende Krankheiten
▶ nach Flüssigkeitsverlust (Blutverlust bei Operationen oder Entbindung, Stillen)

Besserung:
▶ Wärme

Verschlimmerung:
▶ Kälte

Geist-Gemüt-Symptome:
▶ Apathie, Gleichgültigkeit im Wechsel mit Reizbarkeit, Übererregung

Hier stehen der Verlust von vitalen Körperflüssigkeiten (Milch, Blut) und die daraus resultierende Erschöpfung und Schwäche im Vordergrund. Die Frau erfährt auch durch Ruhe oder Schlaf keine Erholung.

Teil III – Organische Beschwerden

Pulsatilla D12

Leitsymptome:
▶ Schwitzen direkt nach dem Einschlafen
▶ unruhiger Schlaf durch das Hitzegefühl
Ursache:
▶ stickige Bettwärme oder warme, stickige Zimmerluft
▶ hormonelle Umstellungen
Besserung:
▶ Kälte und frische Luft
Verschlimmerung:
▶ Wärme
Geist-Gemüt-Symptome:
▶ weinerlich und launisch

Schweißausbrüche besonders in Zeiten der hormonellen Umstellung wie Klimakterium oder nach der Schwangerschaft. Für anhängliche und trostbedürftige Frauen mit starken Stimmungsschwankungen. Lachen und Weinen sind nahe beieinander.

Sepia D12

Leitsymptome:
▶ übel riechender Achsel- und Körperschweiß
▶ unreine Haut, vor allem um die Mundpartie
▶ gelbliche Gesichtsfarbe, braune Hautflecken, dunkle Augenringe
Ursache:
▶ hormonelle Umstellungen
Geist-Gemüt-Symptome:
▶ erschöpft, ausgebrannt, innerliche Leere
▶ reizbares Verhalten

Die Frau fühlt sich ausgenutzt und alleine gelassen. Trotzdem lehnt sie Zuwendung ab und möchte am liebsten ihre Ruhe haben. Sie geht auf Distanz, selbst gegenüber ihren engsten Familienangehörigen.

Silicea D12

Leitsymptome:
▶ säuerlich riechender, kalter Kopf- und Fußschweiß
▶ wund machender Schweiß
▶ Schwitzen direkt nach dem Einschlafen, trotzdem verfroren

Besserung:
▶ Wärme

Verschlimmerung:
▶ Kälte

Geist-Gemüt-Symptome:
▶ sanft und nachgiebig

Für sehr gewissenhafte Frauen mit einem großen Wärmebedürfnis. Sie frieren ständig, verlangen auch im Sommer eine Mütze.

Sulfur D12

Leitsymptome:
▶ übel riechende Schweißausbrüche an Kopf, Händen und Füßen und unter den Achseln
▶ Handflächen und Fußsohlen heiß und brennend, v. a. in der Bettwärme, Füsse müssen nachts aus dem Bett gestreckt werden
▶ Hautjucken

Ursache:
▶ hormonelle Umstellung
▶ Nebenwirkung von Medikamenten

Besserung:
▶ Kälte

Teil III – Organische Beschwerden

Verschlimmerung:
► nachts

Die Frau klagt vielleicht zusätzlich über sehr leichten Schlaf, jedes kleinste Geräusch lässt sie erwachen. Gegen 11 Uhr spürt sie ein flaues Gefühl im Magen, sie hat starkes Verlangen nach Süßigkeiten.

Veratrum album D6

Leitsymptome:
► kalter Schweiß
► kalte, blasse Haut
► kollapsähnliche Kreislaufbeschwerden

Ursache:
► niedriger Blutdruck
► Magen-Darm-Erkrankungen mit Durchfall und Erbrechen

Besserung:
► Hinlegen
► Wärme

Verschlimmerung:
► beim Aufrichten

Die Frau fühlt sich auch innerlich kalt. Jedes Aufstehen verursacht einen Schwächeanfall und zwingt zum erneuten Hinsetzen oder Hinlegen.

4 Kopfschmerzen

Kopfschmerzen sind ein schwerwiegendes Problem, das viele Frauen belastet und in ihrer körperlichen und geistigen Leistungsfähigkeit beeinträchtigt. Oft drücken die Schmerzen auch auf die Stimmungslage. Die Kopfschmerz-Kapitel sind nach der Entstehungsursache des Schmerzes gegliedert. Diese muss stets zuerst erfragt werden, um die große Anzahl der möglichen Arzneien einzuschränken.

4.1 Kopfschmerzen durch Erschöpfung/Überarbeitung

Die Erhaltung vernünftiger Arbeits- und Lebensgewohnheiten ist die Grundlage für Harmonie von Körper und Seele. Wird dies – aus welchen Gründen auch immer – missachtet, reagiert der Körper häufig mit organischen Beschwerden, wie auch mit Kopfschmerzen.

Abgrenzung der Arzneien:
Eine Möglichkeit zur Auswahl der richtigen Arznei ist, die Ursache genauer zu ermitteln. Wenn dies nicht möglich ist, sollte die Lokalisation des Schmerzes hinterfragt werden.

Unterscheidungs-merkmal	arzneiweisende Symptome	passende Arznei
Ursache		
Schlafmangel	berstender Schmerz, vom Nacken zur Stirn ziehend, viel besser im Liegen	Acidum picrinicum D12
	Schmerz in Hinterkopf und Nacken; Schwindel und Übelkeit	Cocculus D6

▶

Unterscheidungs-merkmal	arzneiweisende Symptome	passende Arznei
Flüssigkeitsverlust	Folge von Stillen oder starker Periode; empfindliche Kopfhaut; blasses Gesicht	China D6
Folge von geistiger Überarbeitung	dumpfer, drückender Schmerz vom Hinterkopf zum Scheitel; Schwindel	Acidum phosphoricum D12
	berstender Schmerz, vom Nacken zur Stirn ziehend; halbseitiger, von einer zur anderen Seite ziehender Schmerz	Acidum picrinicum D12
	Schmerz bei jeder geistigen Arbeit, besser durch Essen; reizbare Stimmung	Anacardium D12
	drückender Hinterkopfschmerz, Leere-gefühl im Magen; sehr nervös und vergesslich	Kalium phosphoricum D12
	dumpfer, drückender Schmerz, ständiges Frieren, besser durch warmes Einhüllen	Silicea D12
Stress, Hektik	Spannungskopfschmerz; Magenbe-schwerden; Verlangen nach „Aufputschmitteln"	Nux vomica D6
Schmerzlokalisation		
Hinterkopfschmerz	Schwindel; Folge von Überarbeitung oder nach einem großen Ereignis	Acidum phosphoricum D12
	Schlafmangel; Schichtdienst; Schwindel mit Übelkeit	Cocculus D6
	Folge von geistiger Überarbeitung, Schulkopfschmerz	Kalium phosphoricum D12
	Folge von Stress und Hektik; Workaholic	Nux vomica D6

▷

Unterscheidungs-merkmal	arzneiweisende Symptome	passende Arznei
vom Nacken oder Hinterkopf zu den Augen ziehend	berstender Schmerz; Folge von Überarbeitung oder Schlafmangel	Acidum picrinicum D12
	dumpfer, drückender Schmerz; ständiges Frieren, besser durch warmes Einhüllen	Silicea D12
Stirnkopfschmerz	Schmerz bei jeder geistigen Arbeit, besser durch Essen; reizbare Stimmung	Anacardium D12
	Folge von Stress und Hektik; Workaholic	Nux vomica D6
Schläfenkopf-schmerz	Schwindel; Folge von Überarbeitung oder nach einem großen Ereignis	Acidum phosphoricum D12
	Folge von Stillen oder starker Periode; empfindliche Kopfhaut; blasses Gesicht	China D6

Dosierung:

Zu Beginn der Beschwerden alle 30 min eine Gabe, eine Besserung sollte nach 2–3 Stunden erfolgen, wenn nötig danach 3-mal täglich weiternehmen, bis die Schmerzen abklingen.

Wenn die Schmerzen schon länger bestehen, am ersten Tag 5-mal täglich und danach 3-mal täglich eine Gabe.

Acidum phosphoricum D12

Leitsymptome:
▶ dumpfe, drückende Kopfschmerzen vom Hinterkopf zum Scheitel
▶ Schläfenkopfschmerz
▶ Schwindel beim Aufstehen, Stehen oder Gehen
▶ geringe Merkfähigkeit und Konzentrationsstörungen

Ursache:
▶ Überarbeitung in der Schule

Teil III – Organische Beschwerden

▶ geistige Anstrengung
Besserung:
▶ Hinlegen
▶ kurzer Schlaf
Verschlimmerung:
▶ Erschütterung, Geräusche
Geist-Gemüt-Symptome:
▶ gleichgültig, apathisch, innere Leere

Kopfschmerzen durch Überarbeitung oder nach einem großen Ereignis (Familienfeier etc.). Sehr bewährt bei Kopfschmerzen als Folge von schulischer Überlastung.

Acidum picrinicum D12

Leitsymptome:
▶ berstende Schmerzen in allen Teilen des Kopfes
▶ Schmerz oft im Nacken beginnend und bis zu den Augen ausbreitend
▶ halbseitiger Kopfschmerz, von einer Seite zur anderen ziehend
Ursache:
▶ Überarbeitung
▶ Schlafmangel
Besserung:
▶ frische Luft und kühle Räume
▶ ruhiges Liegen
▶ festes Bandagieren des Kopfes
Verschlimmerung:
▶ Bewegung
▶ körperliche und geistige Anstrengung
▶ grelles Licht
Geist-Gemüt-Symptome:
▶ Gehirnmüdigkeit, Entschlussunfähigkeit

Ein Mittel für ähnliche Symptome wie bei Acidum phosphoricum, die Schmerz-symptomatik ist hier das arzneiweisende Symptom. Es ist ebenso bewährt nach schulischer Überlastung.

Anacardium D12

Leitsymptome:
▶ Kopfschmerzen mit dem Gefühl, als ob ein Pflock im Kopf säße oder ein Band um den Kopf wäre
▶ ziehende Schmerzen in oder hinter der Stirn
▶ verminderte Konzentration und Merkfähigkeit
▶ Heißhungerattacken

Besserung:
▶ Essen

Verschlimmerung:
▶ geistige Arbeit
▶ Kritik

Geist-Gemüt-Symptome:
▶ reizbare, verdrießliche Stimmung

Für reizbare Frauen mit mangelndem Selbstbewusstsein, die sich und anderen etwas beweisen wollen. Jeder Versuch zur Arbeit ruft Kopfschmerzen hervor. Häufig Bedürfnis zu fluchen und zu schimpfen.

China D6

Leitsymptome:
▶ klopfender pulsierender Schläfenschmerz
▶ sehr empfindliche Kopfhaut, selbst die Haare schmerzen
▶ blasses Gesicht mit roten Flecken, blaue Augenränder

Ursache:
▶ Flüssigkeitsverlust des Körpers (Menstruation, Stillen)
▶ erschöpfende, auslaugende Krankheiten mit Flüssigkeitsverlust (Erbrechen, Durchfall)

Teil III – Organische Beschwerden

Besserung:
- ▶ starker Druck
- ▶ Wärme

Verschlimmerung:
- ▶ Berührung
- ▶ Kälte und Luftzug
- ▶ Geräusche

Geist-Gemüt-Symptome:
- ▶ geistig rege, aber sehr unkonzentriert

Hier steht der Verlust von vitalen Körperflüssigkeiten, z. B. bei starker Menstruation oder schwächenden Durchfallerkrankungen im Vordergrund. Die Frau ist blass und blutarm. Geistig ist sie fit, aber körperlich erschöpft.

Cocculus D6

Leitsymptome:
- ▶ Kopfschmerzen im Hinterkopf und Nacken
- ▶ Schwäche des Nackenmuskels, Kopf fühlt sich schwer an
- ▶ Schwindel mit Übelkeit, sobald man den Kopf bewegt

Ursache:
- ▶ Schlafmangel
- ▶ verdrehter Schlaf-Wach-Rhythmus (Jetlag, Schichtarbeit)

Besserung:
- ▶ in der Ruhe und nach kurzem Schlaf

Verschlimmerung:
- ▶ Liegen auf dem Hinterkopf
- ▶ Essen und Trinken
- ▶ Ärger und Aufregung

Geist-Gemüt-Symptome:
- ▶ nervös, überreizt, ärgerlich
- ▶ empfindlich gegenüber Widerspruch

Für Frauen, die nach durchwachten Nächten und durch Sorge um andere unter Schlafmangel leiden (das kranke Kind, der Pflegefall in der Familie oder der Schichtdienst im Krankenhaus). Wenn sie dann endlich schlafen könnten, sind sie völlig übermüdet und erschöpft, haben Kopfschmerzen und finden nicht in den Schlaf.

Kalium phosphoricum D12

Leitsymptome:
▶ drückende Kopfschmerzen im Hinterkopf
▶ Kopfschmerzen mit Leeregefühl im Magen
Ursache:
▶ geistige Anstrengung, nach „Kopfarbeit"
▶ Schulkopfschmerz
Besserung:
▶ Ruhe
▶ leichte Bewegung
Verschlimmerung:
▶ morgens
▶ laute Geräusche
▶ Föhn
Geist-Gemüt-Symptome:
▶ nervös, erschöpft, vergesslich

Für nervenschwache Frauen, die auch sehr empfindlich auf Föhnwetter reagieren. Sie sind vergesslich und unkonzentriert.

Nux vomica D6

Leitsymptome:
▶ reißender Spannungskopfschmerz im Hinterkopf oder über den Augen oder in der Stirn
▶ Magenbeschwerden wie Übelkeit und Würgereiz

Teil III – Organische Beschwerden

▶ Verlangen nach „Aufputschmitteln" wie Kaffee, Alkohol, Nikotin, Medikamente

Ursache:
▶ Stress, Überarbeitung, Hektik
▶ zu viele „Aufputschmittel"

Besserung:
▶ kurzer Schlaf und Ruhe

Verschlimmerung:
▶ am Morgen
▶ Kälte und Zugluft
▶ berufliche Sorgen

Geist-Gemüt-Symptome:
▶ reizbar, genervt

Permanente Überlastung und Stress, das Verlangen nach „Aufputschmitteln", um leistungsfähig zu bleiben. Für ungeduldige, ehrgeizige Frauen, die viel arbeiten, um ihre selbst gesteckten Leistungsziele zu erreichen (Workaholics).

Silicea D12

Leitsymptome:
▶ dumpfe, drückende Schmerzen vom Nacken zur Stirn, setzen sich über den Augen fest
▶ ständiges Frieren mit großem Bedürfnis nach Wärme

Ursache:
▶ geistige Anstrengung
▶ Lärm

Besserung:
▶ festes Bandagieren des Kopfes
▶ warmes Einhüllen

Verschlimmerung:
▶ Drehen, Bücken, Sprechen
▶ Kälte

Geist-Gemüt-Symptome:
▶ sanft, schüchtern, nachgiebig
▶ perfekt, ordentlich, strukturiert, fleißig

Auch für Frauen mit geringem Selbstwertgefühl. Neue Aufgaben lassen sie an sich zweifeln, sie halten sich für klein und unfähig. Sie wählen gerne Berufe, die weit unter ihren Fähigkeiten liegen.

4.2 Kopfschmerzen durch Muskelverspannung

Verkrampfe Haltung, langes Sitzen, Stress und Schlafmangel können zu Kopfschmerzen mit Nacken- und Schulterschmerzen führen.

Abgrenzung der Arzneien:
Eine Möglichkeit zur Auswahl der richtigen Arznei ist, die Ursache genauer zu hinterfragen.

Unterscheidungs-merkmal	arzneiweisende Symptome	passende Arznei
Stress, langes Sitzen	reizbar und nervös; steifer Nacken; reißende Kopfschmerzen	**Nux vomica D6**
	schlapp und zittrig; Wundheitsgefühl im Nacken; dumpfe Hinterkopf-schmerzen	**Gelsemium D6**
Schlafmangel	schwache Nackenmuskeln; Schwindel und Übelkeit	**Cocculus D6**

▶

Teil III – Organische Beschwerden

Unterscheidungs-merkmal	arzneiweisende Symptome	passende Arznei
Gemütsbewegung	niedergeschlagen und antriebslos; Nackenschmerz in den linken Arm ausstrahlend; druckempfindliche Halswirbelsäule	Cimicifuga D6
	schlapp und zittrig; Wundheitsgefühl im Nacken; dumpfe Hinterkopfschmerzen	Gelsemium D6
hormonelle Umstellung	niedergeschlagen und antriebslos; Nackenschmerz in den linken Arm ausstrahlend; druckempfindliche Halswirbelsäule	Cimicifuga D6

Dosierung:
Zu Beginn der Beschwerden alle 30 min eine Gabe, eine Besserung sollte nach 2–3 Stunden erfolgen. Wenn nötig, danach 3-mal täglich weiternehmen, bis die Schmerzen abklingen.
Wenn die Schmerzen schon länger bestehen, am ersten Tag 5-mal täglich und danach 3-mal täglich eine Gabe.

Cimicifuga D6

Leitsymptome:
▶ meist linksseitige Kopfschmerzen vom Nacken bis zu den Augen
▶ linksseitige Nackenschmerzen, in den linken Arm ausstrahlend
▶ druckempfindliche Halswirbelsäule
▶ Neigung zu Schlafstörungen und Depressionen
Ursache:
▶ Gemütsbewegungen
▶ hormonelle Umstellungen
Besserung:
▶ Wärme
▶ an der frischen Luft

Verschlimmerung:
▶ morgens
▶ feuchtkaltes Wetter

Geist-Gemüt-Symptome:
▶ ängstlich, niedergeschlagen, antriebslos

Der Schmerz wird auch manchmal beschrieben als ein Gefühl, „als ob die Schädeldecke wegfliegt" oder „als ob sich das Gehirn öffnet und schließt". Eine Arznei, die häufig bei Beschwerden in der Schwangerschaft oder den Wechseljahren eingesetzt wird.

Cocculus D6

Leitsymptome:
▶ Kopfschmerzen im Hinterkopf und Nacken
▶ Schwäche des Nackenmuskels, Kopf fühlt sich schwer an
▶ Schwindel mit Übelkeit, sobald man den Kopf bewegt

Ursache:
▶ Schlafmangel
▶ verdrehter Schlaf-Wach-Rhythmus (Jetlag, Schichtarbeit)

Besserung:
▶ in der Ruhe und nach kurzem Schlaf

Verschlimmerung:
▶ Liegen auf dem Hinterkopf
▶ Essen und Trinken
▶ Ärger und Aufregung

Geist-Gemüt-Symptome:
▶ nervös, überreizt, ärgerlich

Für Frauen, die nach durchwachten Nächten unter Schlafmangel leiden. Wenn sie dann endlich schlafen könnten, sind sie völlig übermüdet und erschöpft, mit Kopf und Nackenschmerzen und finden nicht in den Schlaf.

Teil III – Organische Beschwerden

Gelsemium D6

Leitsymptome:
- ▸ dumpfe, schwere Hinterkopfschmerzen
- ▸ Schmerz vom Nacken zu den Augen aufsteigend
- ▸ Nacken fühlt sich an wie gequetscht

Ursache:
- ▸ Gemütsbewegung, Kummer und Sorgen
- ▸ bevorstehende oder überstandene Ereignisse

Besserung:
- ▸ Harnabgang bessert auffallend
- ▸ Ruhe

Verschlimmerung:
- ▸ Sonne
- ▸ Bewegung
- ▸ Tabak

Geist-Gemüt-Symptome:
- ▸ apathisch und benommen, schlapp und energielos, schwach und zittrig

Auch bei Kopfschmerzen, die erst nach dem Ereignis (Prüfung etc.) beginnen. Der Kopf ist so schwer, dass die Frau das Gefühl hat, sie könne ihn nicht halten und müsse ihn ablegen. Mit Wundheitsschmerz in Nacken- und Schultermuskeln.

Nux vomica D6

Leitsymptome:
- ▸ reißender Spannungskopfschmerz im Hinterkopf, über den Augen oder in der Stirn
- ▸ steifer Nacken durch Luftzug
- ▸ starke Schulter- oder Nackenverspannungen

Ursache:
- ▸ Zeitdruck, Stress, Überarbeitung
- ▸ verkrampftes Sitzen, lange Autofahrt

Besserung:
▶ kurzer Schlaf und Ruhe

Verschlimmerung:
▶ am Morgen
▶ Kälte und Zugluft

Geist-Gemüt-Symptome:
▶ reizbar, nervös, ständig genervt
▶ streitsüchtig und uneinsichtig

Zeitdruck und Hektik machen nervös und reizbar, die Frau fährt schnell aus der Haut. Meist ungeduldige, ehrgeizige Frauen, die viel arbeiten, um ihre selbst gesteckten Leistungsziele zu erreichen (Workaholics).

4.3 Kopfschmerzen durch besondere Wetterlagen

Ein Wetterwechsel oder eine besondere Wetterlage stellen für den Organismus einen Reiz dar, auf den viele Frauen mit organischen Beschwerden, vor allem mit Kopfschmerzen, reagieren.

Abgrenzung der Arzneien:
Hier wird die genaue Ursache bzw. Wetterlage hinterfragt, um die Arzneien voneinander zu unterscheiden.

Teil III – Organische Beschwerden

Unterscheidungs-merkmal	arzneiweisende Symptome	passende Arznei
Folge von zu viel Sonne	pulsierende Schmerzen; empfindliche Kopfhaut; schlimmer beim Hinlegen	Belladonna D6
	dumpfer Hinterkopfschmerz; Harnabgang bessert; apathisch und energielos	Gelsemium D6
	berstender Schmerz; besser durch Kälte	Glonoinum D6
	Klopfschmerz über den Augen; hämmernder Schmerz; schlimmer am Morgen	Lachesis D12
Folge von Föhnwind	dumpfer Hinterkopfschmerz; Harnabgang bessert; schlimmer durch Bewegung; apathisch und energielos	Gelsemium D6
	drückender Hinterkopfschmerz; besser durch Bewegung; nervös und erschöpft	Kalium phosphoricum D12
Folge von Gewitter	stechender, bohrender oder brennender Schmerz in der Stirn; besser durch Ruhe und Gesellschaft; nervös und ängstlich	Phosphorus D12

▶

Unterscheidungs-merkmal	arzneiweisende Symptome	passende Arznei
Folge von Kälte oder kaltem Wind oder Folge von Wetterwechsel	pulsierende Schmerzen; empfindliche Kopfhaut; schlimmer beim Hinlegen	Belladonna D6
	stechende Schmerzen; gereizte Stimmung; Neigung zu Nasennebenhöhlen-entzündung	Hepar sulfuris D12
	reißender Spannungskopfschmerz; steifer Nacken; Folge von Stress; reizbar	Nux vomica D6
	reißende Schmerzen überall im Gesicht; rheumatische Beschwerden; Ruhelosigkeit	Rhus toxicoden-dron D12
	Schmerz vom Nacken zur Stirn; besser durch Bandagieren des Kopfes; sanftes Gemüt; alte Narben schmerzen	Silicea D12

Dosierung:

Zu Beginn der Beschwerden alle 30 min eine Gabe, eine Besserung sollte nach 2–3 Stunden erfolgen. Wenn nötig, danach 3-mal täglich weiternehmen, bis die Schmerzen abklingen.

Wenn die Schmerzen schon länger bestehen, am ersten Tag 5-mal täglich und danach 3-mal täglich eine Gabe.

Belladonna D6

Leitsymptome:
▶ pulsierende, klopfende, meist rechtsseitige Kopfschmerzen
▶ empfindliche Kopfhaut

Ursache:
▶ zu viel Sonne, Sonnenstich
▶ Verkühlen, Zugluft nach Schwitzen

Besserung:
▶ Ruhe

Teil III – Organische Beschwerden

- ▶ Rückwärtsbeugen des Kopfes
- ▶ halb aufrechte Lage

Verschlimmerung:
- ▶ alle Sinneseindrücke: Licht, Geräusche, Berührung, Erschütterung
- ▶ flaches Hinlegen

Geist-Gemüt-Symptome:
- ▶ überempfindlich gegenüber allen Sinneseindrücken

Die Frau möchte ihre Ruhe haben und sich am liebsten in einem abgedunkelten Raum aufhalten.

Gelsemium D6

Leitsymptome:
- ▶ dumpfe, schwere Hinterkopfschmerzen
- ▶ Schmerz vom Nacken zu den Augen aufsteigend

Ursache:
- ▶ zu viel Sonne
- ▶ Föhnwind

Besserung:
- ▶ Harnabgang bessert auffallend
- ▶ Ruhe

Verschlimmerung:
- ▶ Bewegung
- ▶ Tabak

Geist-Gemüt-Symptome:
- ▶ apathisch und benommen, schlapp und energielos, schwach und zittrig

Der Kopf ist so schwer, dass die Frau das Gefühl hat, sie könne ihn nicht halten und müsse ihn ablegen. Sie wirkt apathisch und total energielos. Der Kopfschmerz ist manchmal begleitet von Sehstörungen.

Glonoinum D6

Leitsymptome:
▶   klopfender, berstender Kopfschmerz (Schmerzexplosionen)
▶   Empfindung, als ob der Kopf platzt
Ursache:
▶   zu viel Sonne, Sonnenstich
▶   überheizte Räume
Besserung:
▶   Abkühlen, im Freien
▶   Ruhe
Verschlimmerung:
▶   Alkohol, besonders Wein
▶   Bewegung, Erschütterung

Die Frau hat das Gefühl, jeden Pulsschlag im Kopf zu fühlen, bzw. als ob das Gehirn zu groß für den Schädel sei. Die Schmerzen werden oft als „Schmerzexplosion" beschrieben.

Hepar sulfuris D12

Leitsymptome:
▶   stechende, splitterartige Schmerzen über der Nasenwurzel
▶   halbseitiger Schmerz, wie von einem Nagel oder Pflock
Ursache:
▶   Wetterwechsel, schlechtes Wetter
▶   kalter Wind, Luftzug
Besserung:
▶   Wärme
Verschlimmerung:
▶   Berührung
Geist-Gemüt-Symptome:
▶   gereizt und jähzornig, schnell genervt

Eventuell besteht eine Neigung zu Eiterungen und zu Nasennebenhöhlenentzündung.

Kalium phosphoricum D12

Leitsymptome:
- ▸ drückende Kopfschmerzen im Hinterkopf
- ▸ Kopfschmerzen mit Leeregefühl im Magen

Ursache:
- ▸ Föhnwind
- ▸ geistige Anstrengung

Besserung:
- ▸ Ruhe
- ▸ leichte Bewegung

Verschlimmerung:
- ▸ morgens
- ▸ laute Geräusche

Geist-Gemüt-Symptome:
- ▸ nervös und erschöpft

Für nervenschwache Frauen, die auch sehr empfindlich auf geistige Überarbeitung reagieren.

Lachesis D12

Leitsymptome:
- ▸ Kopfschmerz über den Augen bis in die Nasenwurzel
- ▸ klopfender, hämmernder Spannungsschmerz, meist linksseitig

Ursache:
- ▸ zu viel Sonne

Besserung:
- ▸ Schwitzen
- ▸ Kälte

Verschlimmerung:
- morgens, nach dem Schlafen
- Alkohol (aber starkes Verlangen danach)
- Einengung

Geist-Gemüt-Symptome:
- geschwätzig, im ständigen Redefluss

Die Frau wacht schon morgens mit Kopfschmerzen auf, oft als Folge eines sonnenreichen Tages, eventuell auch im Zusammenhang mit hormonellen Veränderungen. Sie kann nichts Enges am Körper oder am Hals ertragen.

Nux vomica D6

Leitsymptome:
- reißender Spannungskopfschmerz im Hinterkopf oder über den Augen, in der Stirn
- steifer Nacken durch Luftzug

Ursache:
- Wetterwechsel, schlechtes Wetter
- kalter Wind, Zugluft

Besserung:
- kurzer Schlaf und Ruhe
- Wärme

Verschlimmerung:
- am Morgen

Geist-Gemüt-Symptome:
- reizbar, genervt

Häufig passend für Frauen, die viel Stress haben und von einem Termin zum anderen hetzen.

Teil III – Organische Beschwerden

Phosphorus D12

Leitsymptome:
► stechender, bohrender Schmerz in der Stirn über den Augen, meist einseitig
► brennender Schmerz in der Stirn
Ursache:
► Gewitter, Sturm
Besserung:
► Ruhepausen und Schlaf
► Gesellschaft und Trost
Verschlimmerung:
► kalte Luft, kaltes Wasser
► Geräusche, Gerüche
Geist-Gemüt-Symptome:
► nervöse Erschöpfung

Die Schmerzen sind oft verbunden mit vermehrter Empfindlichkeit gegen Gerüche. Meist kontaktfreudige, offene, herzliche Frauen, die sehr mitfühlend sind und intensiv an Freude und Leid anderer teilnehmen, aber auch viele Ängste haben (z. B. vor Gewitter).

Rhus toxicodendron D12

Leitsymptome:
► ziehende, reißende Schmerzen in allen Teilen des Kopfes
► berstender Kopfschmerz, Hinterkopfschmerz
► rheumatische Beschwerden
Ursache:
► Wetterwechsel zu kaltem, nassen Wetter
Besserung:
► Wärme
Verschlimmerung:
► Nässe, Kälte, Zugluft

Auffallend ist hier die Ruhelosigkeit, die die Patientin erfasst. Sie möchte sich gerne bewegen, kann nicht still sitzen und hat ein sehr großes Wärmebedürfnis. Der ganze Körper ist oft in Mitleidenschaft gezogen, alle Gelenke schmerzen.

Silicea D12

Leitsymptome:
- ► dumpfe, drückende Schmerzen vom Nacken zur Stirn, setzen sich über den Augen fest
- ► ständiges Frieren mit dem großen Bedürfnis nach Wärme
- ► alte Narben schmerzen bei Wetterwechsel

Ursache:
- ► kalter Wind, Zugluft

Besserung:
- ► festes Bandagieren des Kopfes
- ► warmes Einhüllen

Verschlimmerung:
- ► Drehen, Bücken, Sprechen

Geist-Gemüt-Symptome:
- ► sanft, schüchtern, nachgiebig

Eventuell besteht bei der Patientin auch eine Neigung zu immer wiederkehrender Seitenstrangangina oder Nasennebenhöhlenentzündung.

4.4 Kopfschmerzen mit hormoneller Ursache

Durch die hormonellen Veränderungen in Schwangerschaft, Wechseljahren oder während der monatlichen Blutungen können als Begleitsymptom auch Kopfschmerzen auftreten. Anbei eine Auswahl der Arzneien, die in Zusammenhang mit hormoneller Veränderung stehen. Siehe dazu auch Teil I, Kap. 2.4 und 6.

Teil III – Organische Beschwerden

Abgrenzung der Arzneien:
Da die Ursache bei dieser Indikation immer gleich und die Schmerzcharakteristik manchmal schwer zu hinterfragen ist, bietet es sich hier an, die einzelnen Arzneien zunächst aufgrund der Modalitäten voneinander zu unterscheiden.

Unterscheidungs-merkmal	arzneiweisende Symptome	passende Arznei
Besserung durch Wärme	pulsierender, meist rechtsseitiger Schmerz; empfindliche Kopfhaut; besser beim Rückwärtsbeugen des Kopfes	Belladonna D6
	Nackenschmerzen zum linken Auge und linken Arm ausstrahlend; niedergeschlagen	Cimicifuga D6
	halbseitige Schmerzen mit Stechen vom Auge zum Hinterkopf; Übelkeit; Reizbarkeit	Sepia D6
Besserung durch Kälte, frische Luft	berstende Schmerzen, als ob der Kopf platzt; Schmerzexplosionen	Glonoinum D6
	meist linksseitiger Schmerz über den Augen und der Nasenwurzel; geschwätzig	Lachesis D12
	wandernder Schmerz; schlimmer in warmen, stickigen Räumen; trostbedürftig, anhänglich	Pulsatilla D6
Verschlimmerung durch Hitze und Kälte	empfindliche Kopfhaut; besser beim Rückwärtsbeugen des Kopfes	Belladonna D6
	Schmerz setzt sich über dem rechten Auge fest; besser durch Erbrechen	Sanguinaria D6

Dosierung:

Zu Beginn der Beschwerden alle 30 min eine Gabe, eine Besserung sollte nach 2–3 Stunden erfolgen. Wenn nötig, danach 3-mal täglich weiternehmen, bis die Schmerzen abklingen.

Wenn die Schmerzen schon länger bestehen, am ersten Tag 5-mal täglich und danach 3-mal täglich eine Gabe.

Belladonna D6

Leitsymptome:

- pulsierende, klopfende, meist rechtsseitige Kopfschmerzen
- starker Blutandrang zum Kopf mit hochrotem Gesicht und klopfenden Halsschlagadern
- empfindliche Kopfhaut

Besserung:

- Ruhe
- Wärme (aber keine Hitze und Sonne, diese verschlimmern)
- Rückwärtsbeugen des Kopfes
- halb aufrechte Lage

Verschlimmerung:

- alle Sinneseindrücke: Licht, Geräusche, Berührung, Erschütterung
- flaches Hinlegen
- Kälte, Zugluft, Hitze, Sonne

Geist-Gemüt-Symptome:

- überempfindlich gegenüber allen Sinneseindrücken

Hochrotes, heißes Gesicht, eventuell begleitet von geröteten Augen. Hinlegen verschlimmert sehr, nur in halb aufrechter Lage, zum Beispiel mit einem Kissen im Rücken, sind die Schmerzen zu ertragen.

Cimicifuga D6

Leitsymptome:

- Kopfschmerzen vom Nacken bis zu den Augen, häufig links

- Nackenschmerzen meist linksseitig und in den linken Arm ausstrahlend
- druckempfindliche Halswirbelsäule
- Neigung zu Schlafstörungen und Depressionen

Besserung:
- Wärme
- an der frischen Luft

Verschlimmerung:
- morgens
- feuchtkaltes Wetter

Geist-Gemüt-Symptome:
- ängstlich, niedergeschlagen, antriebslos

Der Schmerz wird auch manchmal beschrieben als ein Gefühl, „als ob die Schädeldecke wegfliegt" oder „als ob sich das Gehirn öffnet und schließt".

Glonoinum D6

Leitsymptome:
- klopfender, berstender Kopfschmerz (Schmerzexplosionen)
- plötzliche, heftigste, pulsierende Völle im Kopf, mit hochrotem Gesicht
- Empfindung, als ob der Kopf platzt
- plötzliches Schwitzen mit Schwindel

Besserung:
- Abkühlen, im Freien
- Ruhe

Verschlimmerung:
- Alkohol, besonders Wein
- Wärme, Sonnenhitze
- Bewegung, Erschütterung

Die Frau hat das Gefühl, jeden Pulsschlag im Kopf zu fühlen, bzw. als ob das Gehirn zu groß für den Schädel sei.

Lachesis D12

Leitsymptome:
- Kopfschmerz über den Augen bis in die Nasenwurzel
- klopfender, hämmernder Spannungsschmerz, meist linksseitig

Besserung:
- alle Ausscheidungen und Absonderungen (Periode, Schwitzen, Reden)
- Kälte

Verschlimmerung:
- morgens, nach dem Schlafen
- Sonne, Wärme
- Alkohol (aber starkes Verlangen danach)

Geist-Gemüt-Symptome:
- geschwätzig, im ständigen Redefluss
- ständig unter Hochspannung, emotionale Ausbrüche dienen als Ventil

Die Frau wacht schon morgens mit Kopfschmerzen auf. Beschwerden als Folge von unterdrückten Absonderungen mit Besserung, wenn die Absonderungen einsetzen. Z. B. im Klimakterium, wenn die Periode ausbleibt oder beim prämenstruellen Syndrom, wenn die Kopfschmerzen mit dem Beginn der Regel schlagartig verschwinden.

Pulsatilla D6

Leitsymptome:
- wandernde Stiche über der Stirn, Schmerz wechselt oft die Stelle
- Schmerzen, als ob Stirn und Schläfe zerspringen

Besserung:
- durch Trost und Zuspruch
- an der frischen Luft
- leichte Bewegung (Spazierengehen)

Verschlimmerung:
▶ in warmen, stickigen Räumen
Geist-Gemüt-Symptome:
▶ nachgiebig und sanft
▶ unzufrieden und launisch

Die Frau ist weinerlich, anhänglich und starken Stimmungsschwankungen unterworfen. Lachen und Weinen sind nahe beieinander.

Sanguinaria D6

Leitsymptome:
▶ berstende, pulsierende, meist rechtsseitige Schmerzen
▶ Schmerz beginnt im Hinterkopf, setzt sich über dem rechten Auge fest
▶ Hitzewallungen mit hochrotem Gesicht, von oben nach unten absteigend
Besserung:
▶ Ruhe und Schlaf
▶ durch Erbrechen
▶ Dunkelheit
Verschlimmerung:
▶ am Mittag
▶ Lärm
▶ Hitze/Kälte
Geist-Gemüt-Symptome:
▶ reizbares, energisches, ungeduldiges Gemüt

Der Schmerz steigt und fällt mit der Sonne, die Schmerzspitze ist am Mittag erreicht und zum Abend hin wird es wieder besser.

Sepia D12

Leitsymptome:
▶ halbseitige Kopfschmerzen (meist links) mit Stechen vom Auge zum Hinterkopf
▶ berstende Kopfschmerzen mit Übelkeit und Erbrechen
▶ kalte Hände und Füße

Besserung:
▶ Alleinsein
▶ Essen
▶ Wärme

Verschlimmerung:
▶ Kälte

Geist-Gemüt-Symptome:
▶ erschöpft, ausgebrannt, innerliche Leere
▶ reizbar mit plötzlichen Wutausbrüchen, möchte ihre Ruhe haben

Auffallend ist hier die Besserung der Schmerzen durch Essen. Auch die Gemütslage sollte beachtet werden. Die Frau sucht Ruhe und Distanz, auch zu ihren nächsten Familienangehörigen.

4.5 Kopfschmerzen mit organischer Ursache

Organische Ursache bedeutet, dass die Kopfschmerzen z. B. als Folge einer Erkältung oder begleitend bei Magenbeschwerden auftreten. Neben den Schmerzen besteht also noch eine weitere Erkrankung.

Abgrenzung der Arzneien:
Hier wird die genaue Ursache hinterfragt, um die Arzneien voneinander zu unterscheiden.

Unterscheidungs-merkmal	arzneiweisende Symptome	passende Arznei
grippaler Infekt	pulsierende, klopfende Schmerzen, empfindliche Kopfhaut, Kälte verschlimmert	Belladonna D6
	berstende Schmerzen, Druck und Kälte bessern; großer Durst	Bryonia D6
	der ganze Körper tut weh; heftigste Gliederschmerzen	Eupatorium perfoliatum D6
	dumpfe Hinterkopfschmerzen, schwerer Kopf	Gelsemium D6
Nasennebenhöhlenentzündung	stechender Schmerz; sehr kälteempfindlich; gereizte Stimmung	Hepar sulfuris D6
	klopfender Schmerz, auf punktuelle Stellen beschränkt; besser an der frischen Luft	Kalium bichromicum D6
	dumpfe Schmerzen; großes Wärmebedürfnis; besser durch warmes Einhüllen	Silicea D6
Magenbeschwerden	berstende Schmerzen, Druck und Kälte bessern; großer Durst	Bryonia D6
	nach Völlerei	Nux vomica D6
	nach Durcheinanderessen, nach fettem Essen	Pulsatilla D6
Überanstrengung der Augen	Hitze und Brennen in den Augen; Schmerzen beim Lesen	Ruta D6
Alkoholkater	zu viel „Genussgifte"	Nux vomica D6
Schnupfen	reichliches, dickes Sekret, besser an der frischen Luft	Pulsatilla D6

Dosierung:
Am ersten Tag 5-mal täglich eine Gabe. Dann 3-mal täglich weiternehmen. Bei Besserung die Abstände verlängern bzw. absetzen.

Belladonna D6

Leitsymptome:
- ▶ pulsierende, klopfende, meist rechtsseitige Kopfschmerzen
- ▶ starker Blutandrang zum Kopf mit hochrotem Gesicht und klopfenden Halsschlagadern
- ▶ empfindliche Kopfhaut

Ursache:
- ▶ grippaler Infekt

Besserung:
- ▶ Ruhe
- ▶ Wärme (aber keine Hitze und Sonne, diese verschlimmern)
- ▶ Rückwärtsbeugen des Kopfes
- ▶ halb aufrechte Lage

Verschlimmerung:
- ▶ alle Sinneseindrücke: Licht, Geräusche, Berührung, Erschütterung
- ▶ flaches Hinlegen
- ▶ Kälte, Zugluft, Hitze, Sonne

Hochrotes, heißes Gesicht, eventuell begleitet von geröteten Augen. Hinlegen verschlimmert sehr, nur in halb aufrechter Lage, zum Beispiel mit einem Kissen im Rücken, sind die Schmerzen zu ertragen.

Bryonia D6

Leitsymptome:
- ▶ heftige, berstende Schmerzen, von der Stirn zum Hinterkopf bis in Nacken und Schultern ziehend
- ▶ Schmerzen in den Schläfen und/oder hinter den Augen
- ▶ großer Durst auf kalte Flüssigkeit

Ursache:
- ▶ grippaler Infekt, Husten
- ▶ Magenbeschwerden

Besserung:
- ▶ Ruhe
- ▶ kalte Auflagen
- ▶ fester Druck

Verschlimmerung:
- ▶ jede kleinste Bewegung und Erschütterung

Geist-Gemüt-Symptome:
- ▶ wortkarg und abweisend

Jede kleinste Bewegung ist unerträglich, jeder Hustenanfall bewirkt massive Schmerzen. Bei Magen-Problemen hat man das Gefühl eines Steines im Magen.

Eupatorium perfoliatum D6

Leitsymptome:
- ▶ klopfende Kopfschmerzen mit rotem, erhitztem Gesicht
- ▶ schmerzende Augäpfel
- ▶ heftige Gliederschmerzen mit Zerschlagenheitsgefühl

Ursache:
- ▶ grippaler Infekt

Besserung:
- ▶ Schwitzen

Verschlimmerung:
- ▶ Bewegung (Husten), Erschütterung

Ein Mittel bei grippalen Infekten, wenn die Frau das Gefühl hat, jeder Knochen im Körper tut weh.

Gelsemium D6

Leitsymptome:
- ▶ dumpfe, schwere Hinterkopfschmerzen
- ▶ Schmerz vom Nacken zu den Augen aufsteigend
- ▶ Nacken fühlt sich an wie gequetscht

Ursache:
▶ grippaler Infekt, Sommergrippe

Besserung:
▶ Harnabgang bessert auffallend
▶ Ruhe

Verschlimmerung:
▶ Sonne
▶ Bewegung
▶ Tabak

Geist-Gemüt-Symptome:
▶ apathisch und benommen, schlapp und energielos, schwach und zittrig

Ein bewährtes Mittel bei der sogenannten Kopfgrippe. Die Frau möchte sich nur noch hinlegen, der Kopf ist schwer, sie fühlt sich schwach und energielos.

Hepar sulfuris D12

Leitsymptome:
▶ stechende, splitterartige Schmerzen über der Nasenwurzel
▶ halbseitiger Schmerz, wie von einem Nagel oder Pflock

Ursache:
▶ Nasennebenhöhlenentzündung, chronisch oder akut

Besserung:
▶ Wärme (Inhalation)

Verschlimmerung:
▶ Luftzug, Kälte
▶ Berührung

Geist-Gemüt-Symptome:
▶ gereizt und jähzornig, schnell genervt

Das Sekret ist dick und gelb. Wenn die Absonderung stockt, kommt es häufig zu oben beschriebenem Kopfschmerz.

Teil III – Organische Beschwerden

Kalium bichromicum D6

Leitsymptome:
▶ klopfender, schießender Schmerz über einem Auge oder der Wange
▶ Kopfschmerz über der Nasenwurzel
▶ Schmerz, der auf punktuelle Stellen beschränkt ist
Ursache:
▶ Nasennebenhöhlenentzündung
Besserung:
▶ Wärme (Inhalation)
▶ frische Luft
▶ nach Absonderungen der Sekrete
Verschlimmerung:
▶ Kälte

Das Sekret ist gelb und sehr zähflüssig. Man kann es als „fadenziehende" Absonderung beschreiben.

Nux vomica D6

Leitsymptome:
▶ reißender Spannungskopfschmerz im Hinterkopf oder über den Augen, in der Stirn
▶ Magenbeschwerden wie Übelkeit und Würgereiz
▶ Verlangen nach „Aufputschmitteln" wie Kaffee, Alkohol, Nikotin, Medikamente
Ursache:
▶ Katerkopfschmerz
▶ reichliches und/oder schweres Essen
▶ zu viel „Aufputschmittel"
Besserung:
▶ kurzer Schlaf und Ruhe
Verschlimmerung:
▶ am Morgen

▶ Kälte und Zugluft

Geist-Gemüt-Symptome:

▶ reizbar, genervt

Das bewährte Mittel nach „Völlerei" (zu viel Essen, Alkohol oder sonstige Genüsse).

Pulsatilla D6

Leitsymptome:

▶ wandernde Stiche über der Stirn, Schmerz wechselt oft die Stelle
▶ Schmerzen, als ob Stirn und Schläfe zerspringen

Ursache:

▶ fettes Essen, Durcheinanderessen
▶ Schnupfen mit reichlichem, dickem Sekret

Besserung:

▶ an der frischen Luft
▶ leichte Bewegung (Spazierengehen)

Verschlimmerung:

▶ in warmen, stickigen Räumen

Geist-Gemüt-Symptome:

▶ anhänglich

Unverträglichkeit von fettem Fleisch, Kuchen, Gebäck oder einfach der Verzehr von zu vielen verschiedenen Speisen sind hier die Ursachen.

Ruta D6

Leitsymptome:

▶ Hitze und Brennen in den Augen, Schmerzen beim Lesen
▶ Akkommodationsstörungen der Augen
▶ Kopfschmerzen und Müdigkeit der Augen

Ursache:

▶ Überanstrengung der Augen

Teil III – Organische Beschwerden

Besserung:
▶ Reiben der Augen

Der Schmerz wird manchmal beschrieben als Stechen wie von einem Nagel. Unabhängig davon ist die Ursache das arzneiweisende Symptom.

Silicea D12

Leitsymptome:
▶ dumpfe, drückende Schmerzen vom Nacken zur Stirn, setzt sich über den Augen fest
▶ ständiges Frieren mit großem Bedürfnis nach Wärme
Ursache:
▶ chronische Nasennebenhöhlenentzündung
Besserung:
▶ festes Bandagieren des Kopfes
▶ warmes Einhüllen
Verschlimmerung:
▶ Drehen, Bücken, Sprechen
▶ Kälte
Geist-Gemüt-Symptome:
▶ sanft, schüchtern, nachgiebig

Eventuell besteht bei der Patientin auch eine Neigung zu immer wiederkehrender Seitenstrangangina.

4.6 Kopfschmerzen mit seelischem Auslöser (nervöse Kopfschmerzen)

Unter nervösen Kopfschmerzen sind hier Schmerzzustände zu verstehen, die ihre Ursache im Bereich der Seele haben. Folgen von Streit oder Sorgen, aber auch zu viel Stress und Gedanken an bevorstehende Eriegnisse führen zu Kopfschmerzen.

Abgrenzung der Arzneien:
Zur Unterscheidung werden die auslösenden Faktoren hinterfragt.

Unterscheidungs-merkmal	arzneiweisende Symptome	passende Arznei
bevorstehende Ereignisse	viele Ängste; bohrende Schmerzen; festes Bandagieren bessert	Argentum nitricum D12
	überdreht und nervös; Schmerz wie von einem Nagel im Kopf	Coffea D12
	schlapp und zittrig; dumpfe Hinterkopfschmerzen; Sehstörungen	Gelsemium D12
Ärger, Streit	reizbar und wortkarg; will ihre Ruhe; berstende Schmerzen; fester Druck bessert	Bryonia D12
	reizbar und launisch; kann Schmerz nicht ertragen; einseitiger Schmerz; Schwitzen	Chamomilla D12
	Schmerz wie von einem Nagel im Kopf; Jammern und Seufzen; schlimmer durch Tabak	Ignatia D12
	klopfender Schmerz wie kleine Hämmer; Sehstörungen; introvertiert und nachtragend;	Natrium chloratum D12

▶

Unterscheidungs-merkmal	arzneiweisende Symptome	passende Arznei
Kummer, Sorgen	schlapp und zittrig; dumpfe Hinter-kopfschmerzen; Sehstörungen	Gelsemium D12
	Schmerz wie von einem Nagel im Kopf; Jammern und Seufzen; schlimmer durch Tabak	Ignatia D12
	klopfender Schmerz wie kleine Hämmer; Sehstörungen; introvertiert und nachtragend	Natrium chloratum D12
	wandernder Schmerz; sucht Zuspruch; viel besser an der frischen Luft	Pulsatilla D12
Stress, Reiz-überflutung	reizbar und wortkarg; will ihre Ruhe; berstende Schmerzen; Druck bessert	Bryonia D12
	reizbar und nervös; verlangt nach Kaffee; reißende Hinterkopfschmerzen; oft mit Magenbeschwerden verbunden	Nux vomica D12
	stechender oder bohrender Schmerz; nervös und sehr empfindsam; wetter-fühlig	Phosphorus D12

Dosierung:

Zu Beginn der Beschwerden alle 30 min eine Gabe, eine Besserung sollte nach 2–3 Stunden erfolgen, wenn nötig, danach 3-mal täglich weiter-nehmen, bis die Schmerzen abklingen.

Wenn die Schmerzen schon länger bestehen, am ersten Tag 5-mal täg-lich und danach 3-mal täglich eine Gabe.

Argentum nitricum D12

Leitsymptome:
▶ bohrender Schmerz, entweder links oder rechts
▶ Kopfschmerz mit dem Gefühl der Ausdehnung

▶ Hitzegefühl und Schwindel

Ursache:

▶ Versagensängste

▶ bevorstehende Ereignisse (z. B. Prüfungen)

Besserung:

▶ festes Bandagieren, Druck

Verschlimmerung:

▶ Wärme

▶ geistige Anstrengung, Aufregung

Geist-Gemüt-Symptome:

▶ viele Ängste

▶ getrieben von bösen Vorahnungen

Ein Mittel vor Prüfungen oder bei Lampenfieber. Oft für impulsive, stets eilige Frauen mit bösen Vorahnungen und sonderbaren, verrückten Vorstellungen.

Bryonia D12

Leitsymptome:

▶ heftige, berstende Schmerzen, von der Stirn zum Hinterkopf bis in Nacken und Schultern ziehend

▶ Schmerzen in den Schläfen und/oder hinter den Augen

▶ großer Durst auf kalte Flüssigkeit

Ursache:

▶ Ärger, Stress

▶ Zukunftsängste, besonders Existenzängste (berufliche Sorgen)

Besserung:

▶ Ruhe

▶ kalte Auflagen

▶ fester Druck

Verschlimmerung:

▶ jede kleinste Bewegung und Erschütterung

▶ weiterer Ärger und Aufregung

Geist-Gemüt-Symptome:
- ► wortkarg und abweisend
- ► will in Ruhe gelassen werden und reagiert zornig und wütend, wenn dies nicht respektiert wird

Die Frau sehnt sich nach Ruhe und Alleinsein und wird noch wütender, wenn dies nicht zu ermöglichen ist. Der Schmerz ist oft schon morgens nach dem Aufwachen da. Jede kleinste Bewegung ist unerträglich, selbst das Öffnen der Augen schmerzt.

Chamomilla D12

Leitsymptome:
- ► halbseitige Kopfschmerzen
- ► drückende, stechende Schmerzen, wie elektrische Schläge
- ► Schwitzen und (einseitige) Röte des Gesichts
- ► sehr schmerzempfindlich, kann den Schmerz kaum aushalten

Ursache:
- ► nach Ärger oder unterdrückter Wut

Verschlimmerung:
- ► Kaffee
- ► Ärger und geistige Anstrengung

Geist-Gemüt-Symptome:
- ► enorme Überempfindlichkeit und Reizbarkeit
- ► launisches Verhalten – nichts kann man recht machen

Die einseitige Rötung des Gesichts ist seitengleich mit dem Schmerz. Typisch ist die reizbare Stimmung, die Frau fährt bei dem geringsten Anlass aus der Haut.

Coffea D12

Leitsymptome:
- ► stechender oder ziehender, drückender Schmerz
- ► Schmerz wie von einem Nagel im Kopf
- ► Schmerzen bringen zur Verzweiflung

▶ geistig und körperlich überdreht

Ursache:

▶ bevorstehende – auch freudige – Ereignisse

Verschlimmerung:

▶ Kaffee oder Aufputschmittel

▶ Lärm, Licht

Geist-Gemüt-Symptome:

▶ unruhig, nervös erregt, hellwach

Die Frau hat das Gefühl, sie hätte zu viel Kaffee getrunken. Sie wirkt überdreht und kann nicht abschalten. Sie hat viele Ideen im Kopf, aber wenig Ausdauer.

Gelsemium D12

Leitsymptome:

▶ dumpfe, schwere Hinterkopfschmerzen

▶ Schmerz vom Nacken zu den Augen aufsteigend

▶ Sehstörungen

Ursache:

▶ Gemütsbewegung, Kummer und Sorgen

▶ bevorstehende oder überstandene Ereignisse

Besserung:

▶ Harnabgang bessert auffallend

▶ Ruhe

Verschlimmerung:

▶ Sonne

▶ Bewegung

▶ Tabak

Geist-Gemüt-Symptome:

▶ apathisch und benommen, schlapp und energielos, schwach und zittrig

Auch bei Kopfschmerzen, die erst nach dem Ereignis (Prüfung etc.) beginnen. Der Kopf ist so schwer, dass die Frau das Gefühl hat, sie könne ihn nicht halten und müsse ihn ablegen.

Ignatia D12

Leitsymptome:
▶ pochender Schmerz, als ob ein Nagel oder eine Nadel ins Hirn getrieben würde
▶ Schmerz im Bereich der Augen, Augenbrauen oder über der Nasenwurzel
▶ Schmerz, der ständig wandert oder auf andere Körperteile überspringt

Ursache:
▶ frischer Kummer und Leid
▶ Streit und Kränkung

Besserung:
▶ Wärme
▶ Harnabgang

Verschlimmerung:
▶ Tabak
▶ Sprechen, Aufregung

Geist-Gemüt-Symptome:
▶ Seufzen und Jammern
▶ emotionales und widersprüchliches Verhalten

Kopfschmerzen nach einer Auseinandersetzung oder aber auch nach einem Besuch in einem verrauchten Lokal. Häufig Frauen mit launischem und sehr emotionalem Verhalten.

Natrium chloratum D12

Leitsymptome:
▶ klopfender Kopfschmerz wie von kleinen Hämmern

- Taubheit der Lippen, Zunge oder Nase
- Sehstörungen mit Flimmern

Ursache:
- lange bestehender Kummer oder Kränkung
- Folge von Liebesentzug, Beleidigung, Streit

Besserung:
- am Nachmittag
- Hinlegen und Schlaf

Verschlimmerung:
- am Mittag
- durch Sonne

Geist-Gemüt-Symptome:
- introvertiert und verschlossen
- ernst und nachtragend

Die Frauen ziehen sich zurück, sie würden ihre Schmerzen niemandem mitteilen und möchten lieber alleine sein und Kummer und Leid mit sich selbst austragen. Die Schmerzen steigen und fallen mit der Sonne, das heißt, sie erreichen ihren Höhepunkt am Mittag, um dann zum Abend hin wieder besser zu werden.

Nux vomica D12

Leitsymptome:
- reißender Spannungskopfschmerz im Hinterkopf, über den Augen oder in der Stirn
- Magenbeschwerden wie Übelkeit und Würgereiz
- Verlangen nach „Aufputschmitteln" wie Kaffee, Alkohol, Nikotin, Medikamente

Ursache:
- Zeitdruck, Stress, Überarbeitung

Besserung:
- kurzer Schlaf und Ruhe

Verschlimmerung:
- am Morgen

- ▶ Kälte und Zugluft
- ▶ berufliche Sorgen

Geist-Gemüt-Symptome:
- ▶ reizbar, nervös, ständig genervt
- ▶ streitsüchtig und uneinsichtig

Zeitdruck und Hektik machen nervös und reizbar, die Frau fährt schnell aus der Haut. Meist ungeduldige, ehrgeizige Frauen, die viel arbeiten, um ihre selbst gesteckten Leistungsziele zu erreichen (Workaholics).

Phosphorus D12

Leitsymptome:
- ▶ stechender, bohrender Schmerz in der Stirn über den Augen, meist einseitig
- ▶ brennender Schmerz in der Stirn
- ▶ Schwindel

Ursache:
- ▶ äußere Reizüberflutung
- ▶ zu viele Eindrücke

Besserung:
- ▶ Ruhepausen und Schlaf
- ▶ Gesellschaft und Trost

Verschlimmerung:
- ▶ kalte Luft, kaltes Wasser
- ▶ Geräusche, Gerüche
- ▶ Gewitter, Sturm

Geist-Gemüt-Symptome:
- ▶ nervöse Erschöpfung
- ▶ begeisterungsfähig mit wenig Ausdauer

Die Schmerzen sind oft verbunden mit vermehrter Empfindlichkeit gegen Gerüche. Meist kontaktfreudige, offene, herzliche Frauen, die sehr mitfühlend sind und intensiv an Freude und Schmerz anderer teilnehmen.

Pulsatilla D12

Leitsymptome:
- ▶ wandernde Stiche über der Stirn, Schmerz wechselt oft die Stelle
- ▶ Schmerzen, als ob Stirn und Schläfe zerspringen

Ursache:
- ▶ Kummer und Sorgen (meist über Familienangehörige)
- ▶ hormonelle Schwankungen (Periode, Klimakterium)

Besserung:
- ▶ durch Trost und Zuspruch
- ▶ an der frischen Luft
- ▶ leichte Bewegung (Spazierengehen)

Verschlimmerung:
- ▶ in warmen, stickigen Räumen

Geist-Gemüt-Symptome:
- ▶ nachgiebig und sanft
- ▶ unzufrieden und launisch

Die Frau sucht ihr Glück im Heim und in der Familie. Harmonie ist ihr sehr wichtig, sie opfert sich für die Familie auf. So nachgiebig sie ist, kann sie unter Belastung oder Sorgen um die Familie auch launisch reagieren. Sie weint sehr schnell und leidet häufig unter Stimmungsschwankungen.

Teil III – Organische Beschwerden

5 Migräne

Homöopathische Arzneien, richtig gewählt, können einen Migräneanfall mindern und die begleitenden Symptome abschwächen. Eine vollständige Heilung kann sicher nicht erreicht werden, ein Versuch dazu wäre eine Konstitutionsbehandlung bei einem Homöopathen.

Migräne ist gekennzeichnet durch Schmerzattacken, die bis zu 72 Std. andauern können. Wenn man eine Ursache ausmachen kann, so ist dies immer ein wichtiger Hinweis auf die richtige Arznei. Eine weitere Unterscheidungsmöglichkeit bietet die Abgrenzung zwischen den verschiedenen Begleitsymptomen, wie Übelkeit/Erbrechen oder Sehstörungen. Wenn beides vorkommen sollte, bitte zur Auswahl das Symptom hinzuziehen, welches am schlimmsten erscheint.

5.1 Migräne mit Übelkeit und Erbrechen

Übelkeit und Erbrechen sind häufige Begleitsymptome bei Migräneanfällen.

Abgrenzung der Arzneien:

Die hier aufgeführten Arzneien haben in ihrem Arzneimittelbild als Begleitsymptom bei Migräne Übelkeit und Erbrechen. Zur Abgrenzung der Arzneien müssen weitere Unterscheidungsmerkmale hinterfragt werden.

Unterscheidungs-merkmal	arzneiweisende Symptome	passende Arznei
Folge von hormoneller Umstellung	linksseitiger Schmerz; Sehstörung; weinerlich; Bedürfnis nach Wärme	**Cyclamen D6**
	Schmerz wandert; weinerlich; Bedürfnis nach Kälte und frischer Luft	**Pulsatilla D6**
	rechtsseitiger Schmerz über dem Auge; Hitzewallungen; Schmerz am Mittag am schlimmsten	**Sanguinaria D6**
Migräne an Ruhetagen	saures Aufstoßen und Erbrechen; Sehstörung mit Flimmern und verschwommener Sicht	**Iris versicolor D6**
Folge von Kummer/Streit	klopfender, hämmernder Schmerz; Sehstörung mit Sehausfällen; introvertiert, zurückhaltend	**Natrium chloratum D6**
Schmerzen am Mittag am schlimmsten	klopfender, hämmernder Schmerz; Sehstörung mit Sehausfällen; introvertiert, zurückhaltend	**Natrium chloratum D6**
	berstender, pulsierender Schmerz; Hitzewallung; reizbar; ungeduldig	**Sanguinaria D6**

Dosierung:

Zu Beginn der Beschwerden alle 15–30 min eine Gabe, eine Besserung sollte nach 2–3 Stunden erfolgen. Wenn nötig danach 3-mal täglich weiternehmen, bis die Schmerzen abklingen.

Wenn die Schmerzen schon länger bestehen, am ersten Tag alle 2 Stunden und danach 3-mal täglich eine Gabe.

Cyclamen D6

Leitsymptome:

▶ meist linksseitiger Stirn- und Schläfenkopfschmerz
▶ Sehstörung mit Flimmern und Funken

Teil III – Organische Beschwerden

- Schwindel, Schwäche und Benommenheit
- Schmerz beginnt morgens und steigert sich bis zum Erbrechen

Ursache:
- hormonelle Umstellung
- Stress, Überforderung

Besserung:
- nach dem Erbrechen
- Wärme, Bewegung

Verschlimmerung:
- Kälte

Geist-Gemüt-Symptome:
- melancholisch und weinerlich, will ihre Ruhe haben

Die Sehstörungen sind meist die ersten Symptome und kündigen einen Migräne-anfall an.

Iris versicolor D6

Leitsymptome:
- meist rechtsseitiger Stirnkopfschmerz
- saures Aufstoßen, Erbrechen, Sodbrennen und Übelkeit
- Erbrechen erleichtert nicht
- Sehstörungen mit Flimmern und verschwommener Sicht

Ursache:
- Ruhetage (Sonntag, freie Tage, Wochenende)

Besserung:
- nach Harnabgang
- Bewegung, Ablenkung

Verschlimmerung:
- Ruhephasen, am Abend und in der Nacht
- kalte Luft

Iris ist die passende Arznei für die typische „Wochenendmigräne".

Natrium chloratum D6

Leitsymptome:
- ▶ klopfender Kopfschmerz wie von kleinen Hämmern, meist rechtsseitig
- ▶ Taubheit der Lippen, Zunge oder Nase
- ▶ Sehstörungen mit Flimmern oder Zickzacklinien, kurze Sehausfälle
- ▶ Übelkeit und Erbrechen

Ursache:
- ▶ lange bestehender Kummer oder Kränkung
- ▶ Folge von Liebesentzug, Beleidigung, Streit

Besserung:
- ▶ am Nachmittag
- ▶ Hinlegen und Schlaf

Verschlimmerung:
- ▶ am Mittag
- ▶ Sonne

Geist-Gemüt-Symptome:
- ▶ introvertiert und verschlossen
- ▶ ernst und nachtragend

Die Frauen ziehen sich zurück, sie würden ihre Schmerzen niemandem mitteilen und möchten lieber alleine sein und Kummer und Leid mit sich selbst austragen. Die Schmerzen steigen und fallen mit der Sonne, das heißt, sie erreichen ihren Höhepunkt am Mittag, um dann zum Abend hin wieder besser zu werden.

Pulsatilla D6

Leitsymptome:
- ▶ wandernde Stiche über der Stirn, Schmerz wechselt oft die Stelle
- ▶ Schmerzen, als ob Stirn und Schläfe zerspringen
- ▶ Übelkeit und Erbrechen
- ▶ Aufstoßen mit bitterem Geschmack

Teil III – Organische Beschwerden

Ursache:
- ▶ warme, stickige Luft
- ▶ fettes Essen
- ▶ hormonelle Veränderungen

Besserung:
- ▶ durch Trost und Zuspruch
- ▶ an der frischen Luft
- ▶ leichte Bewegung (Spazierengehen)

Verschlimmerung:
- ▶ in warmen, stickigen Räumen

Geist-Gemüt-Symptome:
- ▶ nachgiebig und sanft
- ▶ unzufrieden, launisch und weinerlich

Die Frau verträgt kein fettes Essen, hat oft Stunden danach noch Magenprobleme. Auffallend ist der hormonelle Zusammenhang (im Klimakterium aber auch vor, während oder nach der Periode).

Sanguinaria D6

Leitsymptome:
- ▶ berstende, pulsierende, meist rechtsseitige Schmerzen
- ▶ Schmerz beginnt im Hinterkopf, setzt sich über dem rechten Auge fest
- ▶ Hitzewallungen mit hochrotem Gesicht, absteigend von oben nach unten
- ▶ Übelkeit und galliges Erbrechen

Ursache:
- ▶ hormonelle Umstellung

Besserung:
- ▶ Ruhe und Schlaf
- ▶ durch Erbrechen
- ▶ Dunkelheit

Verschlimmerung:
- am Mittag
- Lärm
- Hitze/Kälte

Geist-Gemüt-Symptome:
- reizbares, energisches, ungeduldiges Gemüt

Der Schmerz steigt und fällt mit der Sonne, die Schmerzspitze ist am Mittag erreicht und zum Abend hin wird es wieder besser. Ein hormoneller Zusammenhang kann, muss aber nicht bestehen.

5.2 Migräne mit Sehstörungen

Sehstörungen unterschiedlicher Art können die ersten Anzeichen für einen beginnenden Migräneanfall darstellen.

Abgrenzung der Arzneien:

Sehstörungen werden unterschiedlich von den Patienten wahrgenommen. Eine genaue Beschreibung der Beschwerden hilft, die einzelnen Arzneien voneinander zu unterscheiden.

Unterscheidungs-merkmal	arzneiweisende Symptome	passende Arznei
Doppeltsehen	Schmerzen steigern sich zum Erbrechen; Stirn- und Schläfenschmerz; weinerlich	**Cyclamen D6**
	dumpfer Hinterkopfschmerz; Harnabgang bessert; apathisch und schwach	**Gelsemium D6**

▶

Teil III – Organische Beschwerden

Unterscheidungs-merkmal	arzneiweisende Symptome	passende Arznei
Blitze und Funken	Schmerzen steigern sich zum Erbrechen; Stirn- und Schläfenschmerz; weinerlich	Cyclamen D6
	Schmerzexplosion; Gefühl, die Augen treten aus ihren Höhlen; hochrotes Gesicht	Glonoinum D6
Flimmern	Schmerzen steigern sich zum Erbrechen, welches erleichtert; Stirn- und Schläfenschmerz; weinerlich	Cyclamen D6
	Sodbrennen, saures Aufstoßen; Erbrechen, welches nicht erleichtert; Migräne an Ruhetagen	Iris versicolor D6
	Sehausfälle und Zickzacklinien; hämmernder Schmerz; Taubheit von Lippen, Zunge, Nase; introvertiert und zurückhaltend	Natrium chloratum D6
verschwommenes Sehen	dumpfer Hinterkopfschmerz; apathisch und schwach; Folge von Aufregung und Sorgen	Gelsemium D6
	Sodbrennen, saures Aufstoßen; Erbrechen, welches nicht erleichtert; Migräne an Ruhetagen	Iris versicolor D6
weitere besondere Sehstörungen	Schielen	Gelsemium D6
	Gegenstände halb hell, halb dunkel	Glonoinum D6
	Sehausfälle, vorübergehendes Erblinden	Natrium chloratum D6

Dosierung:

Zu Beginn der Beschwerden alle 15–30 min eine Gabe, eine Besserung sollte nach 2–3 Stunden erfolgen. Wenn nötig, danach 3-mal täglich weiternehmen, bis die Schmerzen abklingen.

Wenn die Schmerzen schon länger bestehen, am ersten Tag alle 2 Stunden und danach 3-mal täglich eine Gabe.

Cyclamen D6

Leitsymptome:
- Sehstörung mit Augenflimmern, Funken und Doppeltsehen
- meist linksseitiger Stirn- und Schläfenkopfschmerz
- Schwindel, Schwäche und Benommenheit
- Schmerz beginnt morgens und steigert sich bis zum Erbrechen

Ursache:
- hormonelle Umstellung
- Stress, Überforderung

Besserung:
- nach dem Erbrechen
- Wärme, Bewegung

Verschlimmerung:
- Kälte

Geist-Gemüt-Symptome:
- melancholisch und weinerlich, will ihre Ruhe haben

Die Sehstörungen sind meist die ersten Symptome und kündigen einen Migräneanfall an.

Gelsemium D6

Leitsymptome:
- verschwommene Sicht, Doppeltsehen und Schielen vor und während des Schmerzes
- dumpfe, schwere Hinterkopfschmerzen
- Schmerz vom Nacken zu den Augen aufsteigend

Ursache:
- Gemütsbewegung, Kummer und Sorgen
- bevorstehende Ereignisse

Teil III – Organische Beschwerden

- grippaler Infekt, Sommergrippe

Besserung:
- Harnabgang bessert auffallend
- Ruhe

Verschlimmerung:
- Sonne
- Bewegung
- Tabak

Geist-Gemüt-Symptome:
- apathisch und benommen, schlapp und energielos, schwach und zittrig

Die Frau möchte sich nur noch hinlegen, der Kopf ist schwer und sie fühlt sich schwach und energielos.

Glonoinum D6

Leitsymptome:
- Blitze- und Funkensehen, Gegenstände werden halb hell, halb dunkel gesehen
- Gefühl, die Augen sind zu groß und werden aus den Höhlen gedrängt
- klopfender, berstender Kopfschmerz (Schmerzexplosionen)
- plötzliche, heftigste, pulsierende Völle im Kopf, mit hochrotem Gesicht
- plötzliches Schwitzen mit Schwindel

Besserung:
- Abkühlen, im Freien
- Ruhe

Verschlimmerung:
- Alkohol, besonders Wein
- Wärme, Sonnenhitze
- Bewegung, Erschütterung

Die Frau hat das Gefühl, jeden Pulsschlag im Kopf zu fühlen, bzw. als ob das Gehirn zu groß für den Schädel sei.

Iris versicolor D6

Leitsymptome:
► Sehstörungen mit Flimmern und verschwommener Sicht vor dem Kopfschmerz
► eingeschränktes Sichtfeld mit Schleier
► meist rechtsseitiger Stirnkopfschmerz
► saures Aufstoßen, Erbrechen, Sodbrennen und Übelkeit
► Erbrechen erleichtert nicht
Ursache:
► Ruhetage (Sonntag, freie Tage, Wochenende)
Besserung:
► nach Harnabgang
► Bewegung, Ablenkung
Verschlimmerung:
► Ruhephasen, am Abend und in der Nacht
► kalte Luft

Iris ist die passende Arznei für die typische „Wochenendmigräne".

Natrium chloratum D6

Leitsymptome:
► Sehstörungen mit Flimmern oder Zickzacklinien, kurze Sehausfälle
► Sehstörungen vor und während des Schmerzes
► klopfender Kopfschmerz, wie von kleinen Hämmern, meist rechtsseitig
► Taubheit der Lippen, Zunge oder Nase
► Übelkeit und Erbrechen
Ursache:
► lange bestehender Kummer oder Kränkung

Teil III – Organische Beschwerden

- ▸ Folge von Liebesentzug, Beleidigung, Streit

Besserung:
- ▸ am Nachmittag
- ▸ Hinlegen und Schlaf

Verschlimmerung:
- ▸ am Mittag
- ▸ durch Sonne

Geist-Gemüt-Symptome:
- ▸ introvertiert und verschlossen
- ▸ ernst und nachtragend

Die Frauen ziehen sich zurück, sie würden ihre Schmerzen niemandem mitteilen und möchten lieber alleine sein und Kummer und Leid mit sich selbst austragen. Die Schmerzen steigen und fallen mit der Sonne, das heißt, sie erreichen ihren Höhepunkt am Mittag, um dann zum Abend hin wieder besser zu werden.

5.3 Migräne mit hormoneller Ursache

Die infrage kommenden Mittel wurden bereits im Teil III, Kap. 4.4, 5.1 und 5.2 ausführlich erläutert. Neu ist hier das Mittel Cyclamen, welches in Teil III, Kap. 4.4, 5.1 und 5.2 bereits besprochen wurde. Daher erfolgt an dieser Stelle nur die Abbildung der Tabelle zur Auswahl des geeigneten Mittels. Einzelheiten zu den Arzneien sind in den genannten Kapiteln nachzuschlagen.

Abgrenzung der Arzneien:
Da die Ursache bei dieser Indikation immer gleich und die Schmerzcharakteristik manchmal schwer zu hinterfragen ist, bietet es sich hier an, die einzelnen Arzneien zunächst aufgrund der Modalitäten von einander zu unterscheiden.

Unterscheidungsmerkmal	arzneiweisende Symptome	passende Arznei
Besserung durch Wärme	pulsierender meist rechtsseitiger Schmerz; empfindliche Kopfhaut; besser beim Rückwärtsbeugen des Kopfes	Belladonna D6
	Nackenschmerzen zum linken Auge und linken Arm ausstrahlend; niedergeschlagen	Cimicifuga D6
	linksseitiger Stirn- und Schläfenkopfschmerz; Sehstörungen, Schwindel, Erbrechen	Cyclamen D6
	halbseitige Schmerzen mit Stechen vom Auge zum Hinterkopf; Übelkeit; reizbar	Sepia D6
Besserung durch Kälte, frische Luft	berstende Schmerzen, als ob der Kopf platzt; Schmerzexplosionen; Erbrechen	Glonoinum D6
	meist linksseitiger Schmerz über den Augen und der Nasenwurzel; geschwätzig	Lachesis D12
	wandernder Schmerz; schlimmer in warmen, stickigen Räumen; Übelkeit und Erbrechen; trostbedürftig, anhänglich	Pulsatilla D6
Verschlimmerung durch Hitze und Kälte	empfindliche Kopfhaut; besser beim Rückwärtsbeugen des Kopfes	Belladonna D6
	Schmerz setzt sich über dem rechten Auge fest; besser durch Erbrechen	Sanguinaria D6

Dosierung:

Zu Beginn der Beschwerden alle 15–30 min eine Gabe, eine Besserung sollte nach 2–3 Stunden erfolgen. Wenn nötig, danach 3-mal täglich weiternehmen, bis die Schmerzen abklingen.

Teil III – Organische Beschwerden

Wenn die Schmerzen schon länger bestehen, am ersten Tag 5-mal täglich und danach 3-mal täglich eine Gabe.

5.4 Migräne mit besonderem Auslöser

Migräneattacken werden häufig durch bestimmte, individuell spezielle Ereignisse oder Umstände ausgelöst.

Abgrenzung der Arzneien:
Da die Auslöser und Ursachen den Patientinnen meistens bekannt sind, ist es möglich, die Abgrenzung der Mittel danach vorzunehmen (siehe auch Teil III, Kap. 5.3 Migräne mit hormoneller Ursache).

Unterscheidungs-merkmal	arzneiweisende Symptome	passende Arznei
seelischer Auslöser	Gemütsbewegung, bevorstehende Ereignisse; dumpfer Hinterkopf-schmerz; Sehstörungen; apathisch und energielos	Gelsemium D6
	frischer Kummer, Streit; Nagelkopf-schmerz; Magenkrämpfe; launisch und widersprüchlich	Ignatia D6
	alter Kummer, Kränkung; hämmernder Schmerz; Sehstörung; Übelkeit, Erbre-chen; introvertiert und verschlossen	Natrium chloratum D6

Unterscheidungsmerkmal	arzneiweisende Symptome	passende Arznei
Folge von besonderer Wetterlage	zu viel Sonne, Verkühlen nach Schwitzen; pulsierende Schmerzen; empfindliche Kopfhaut	Belladonna D6
	zu viel Sonne, Föhnwind; dumpfer Hinterkopfschmerz; Sehstörungen	Gelsemium D6
	zu viel Sonne; berstender, explodierender Kopfschmerz, Sehstörungen	Glonoinum D6
	kalter Wind, Zugluft; dumpfer Schmerz vom Nacken zur Stirn; großes Wärmebedürfnis	Silicea D12
	feuchtkalte Witterung; linksseitiger, neuralgischer Schmerz bis in die Augen; tränendes Auge	Spigelia D6
Folge von Erkältung	pulsierender, meist rechtsseitiger Schmerz; empfindliche Kopfhaut	Belladonna D6
	dumpfer Hinterkopfschmerz; Sehstörungen	Gelsemium D6
	linksseitiger, neuralgischer Schmerz bis in die Augen; tränendes Auge	Spigelia D6
Folge von Nasennebenhöhlenentzündung	klopfender Schmerz über Auge, Wange oder Nasenwurzel; Sehstörung; Übelkeit, Erbrechen	Kalium bichromicum D6
	dumpfer Schmerz vom Nacken zur Stirn; neuralgischer Gesichtsschmerz; großes Wärmebedürfnis	Silicea D12
Folge von Ruhe, freien Tagen	rechtsseitiger Stirnkopfschmerz; Sodbrennen, Erbrechen, Sehstörungen	Iris versicolor D6

Dosierung:

Zu Beginn der Beschwerden alle 15–30 min eine Gabe, eine Besserung sollte nach 2–3 Stunden erfolgen. Wenn nötig, danach 3-mal täglich

Teil III – Organische Beschwerden

weiternehmen, bis die Schmerzen abklingen.
Wenn die Schmerzen schon länger bestehen, am ersten Tag 5-mal täglich und danach 3-mal täglich eine Gabe.

Belladonna D6

Leitsymptome:
▶ pulsierende, klopfende, meist rechtsseitige Kopfschmerzen
▶ starker Blutandrang zum Kopf mit hochrotem Gesicht und klopfender Halsschlagader
▶ empfindliche Kopfhaut

Ursache:
▶ grippaler Infekt
▶ zu viel Sonne, Sonnenstich
▶ Verkühlen, Zugluft nach Schwitzen

Besserung:
▶ Ruhe
▶ Wärme (aber keine Hitze und Sonne, diese verschlimmern)
▶ Rückwärtsbeugen des Kopfes
▶ halb aufrechte Lage

Verschlimmerung:
▶ alle Sinneseindrücke: Licht, Geräusche, Berührung, Erschütterung
▶ flaches Hinlegen
▶ Kälte, Zugluft, Hitze, Sonne

Hochrotes, heißes Gesicht, eventuell begleitet von geröteten Augen. Hinlegen verschlimmert sehr, nur in halb aufrechter Lage, zum Beispiel mit einem Kissen im Rücken, sind die Schmerzen zu ertragen.

Gelsemium D6

Leitsymptome:
▶ verschwommene Sicht, Doppeltsehen und Schielen vor und während des Schmerzes

▶ dumpfe, schwere Hinterkopfschmerzen
▶ Schmerz vom Nacken zu den Augen aufsteigend

Ursache:
▶ Gemütsbewegung, Kummer und Sorgen, bevorstehende Ereignisse
▶ grippaler Infekt, Sommergrippe
▶ zu viel Sonne, Föhnwind

Besserung:
▶ Harnabgang bessert auffallend
▶ Ruhe

Verschlimmerung:
▶ Sonne
▶ Bewegung
▶ Tabak

Geist-Gemüt-Symptome:
▶ apathisch und benommen, schlapp und energielos, schwach und zittrig

Die Frau möchte sich nur noch hinlegen, der Kopf ist schwer und sie fühlt sich schwach und energielos.

Glonoinum D6

Leitsymptome:
▶ Blitze- und Funkensehen, Gegenstände werden halb hell, halb dunkel gesehen
▶ Gefühl, die Augen sind zu groß und werden aus den Höhlen gedrängt
▶ klopfender, berstender Kopfschmerz (Schmerzexplosionen)
▶ plötzliche, heftigste, pulsierende Völle im Kopf, mit hochrotem Gesicht
▶ plötzliches Schwitzen mit Schwindel
▶ Erbrechen

Ursache:
▶ zu viel Sonne, Sonnenstich

Teil III – Organische Beschwerden

- ▶ überheizte Räume

Besserung:
- ▶ Abkühlen, im Freien
- ▶ Ruhe

Verschlimmerung:
- ▶ Alkohol, besonders Wein
- ▶ Wärme, Sonnenhitze
- ▶ Bewegung, Erschütterung

Die Frau hat das Gefühl, jeden Pulsschlag im Kopf zu fühlen, bzw. als ob das Gehirn zu groß für den Schädel sei.

Ignatia D6

Leitsymptome:
- ▶ pochender Schmerz, als ob ein Nagel oder eine Nadel ins Hirn getrieben wird
- ▶ Schmerz im Bereich der Augen, Augenbrauen oder über der Nasenwurzel
- ▶ Schmerz, der ständig wandert oder auf andere Körperteile überspringt
- ▶ Magenkrämpfe

Ursache:
- ▶ frischer Kummer und Leid
- ▶ Streit und Kränkung

Besserung:
- ▶ Wärme
- ▶ Harnabgang

Verschlimmerung:
- ▶ Tabak
- ▶ Sprechen, Aufregung

Geist-Gemüt-Symptome:
- ▶ Seufzen und Jammern
- ▶ emotionales und widersprüchliches Verhalten

Migräne nach einer Auseinandersetzung oder auch nach einem Besuch in einem verrauchten Lokal. Häufig Frauen mit launischem und sehr emotionalem Verhalten.

Iris versicolor D6

Leitsymptome:
▶ meist rechtsseitiger Stirnkopfschmerz
▶ saures Aufstoßen, Erbrechen, Sodbrennen und Übelkeit
▶ Erbrechen erleichtert nicht
▶ Sehstörungen mit Flimmern und verschwommener Sicht
▶ eingeschränktes Sichtfeld mit Schleier

Ursache:
▶ Ruhetage (Sonntag, freie Tage, Wochenende)

Besserung:
▶ nach Harnabgang
▶ Bewegung, Ablenkung

Verschlimmerung:
▶ Ruhephasen, am Abend und in der Nacht
▶ kalte Luft

Iris ist die passende Arznei für die typische „Wochenendmigräne".

Kalium bichromicum D6

Leitsymptome:
▶ klopfender, schießender Schmerz über einem Auge oder der Wange
▶ Kopfschmerz über der Nasenwurzel
▶ Schmerz, der auf punktuelle Stellen beschränkt ist, meist halbseitig
▶ Schmerzen in den Schädel- oder Kopfknochen
▶ vor dem Migräneschmerz undeutliches Sehen
▶ Übelkeit, Erbrechen

Ursache:
▶ Nasennebenhöhlenentzündung

Besserung:
▶ Wärme (Inhalation)
▶ frische Luft
▶ nach Absonderung der Sekrete
Verschlimmerung:
▶ Kälte

Das Sekret ist gelb und sehr zähflüssig. Man kann es als „fadenziehende" Absonderung beschreiben.

Natrium chloratum D6

Leitsymptome:
▶ klopfender Kopfschmerz, wie von kleinen Hämmern, meist rechtsseitig
▶ Taubheit der Lippen, Zunge oder Nase
▶ Sehstörungen mit Flimmern oder Zickzacklinien, kurze Sehausfälle
▶ Übelkeit und Erbrechen
Ursache:
▶ lange bestehender Kummer oder Kränkung
▶ Folge von Liebesentzug, Beleidigung, Streit
Besserung:
▶ am Nachmittag
▶ Hinlegen und Schlaf
Verschlimmerung:
▶ am Mittag
▶ Sonne
Geist-Gemüt-Symptome:
▶ introvertiert und verschlossen
▶ ernst und nachtragend

Die Frauen ziehen sich zurück, sie würden ihre Schmerzen niemandem mitteilen und möchten lieber alleine sein und Kummer und Leid mit sich selbst austragen.

Die Schmerzen steigen und fallen mit der Sonne, das heißt, sie erreichen ihren Höhepunkt am Mittag, um dann zum Abend hin wieder besser zu werden.

Silicea D12

Leitsymptome:
- dumpfe, drückende Schmerzen vom Nacken zur Stirn, setzen sich über den Augen fest
- neuralgische Schmerzen im Gesicht
- ständiges Frieren mit dem großen Bedürfnis nach Wärme

Ursache:
- kalter Wind, Zugluft

Besserung:
- festes Bandagieren des Kopfes
- warmes Einhüllen
- Dunkelheit

Verschlimmerung:
- Drehen, Bücken, Sprechen
- Kälte

Geist-Gemüt-Symptome:
- sanft, schüchtern, nachgiebig

Eventuell besteht bei der Patientin auch eine Neigung zu immer wiederkehrender Seitenstrangangina oder Nasennebenhöhlenentzündung.

Spigelia D6

Leitsymptome:
- linksseitiger, heftiger, pulsierender, brennender Schmerz
- Schmerzen bis in die Augen mit Tränenbildung
- Schmerz strahlt über die Augen und den Unterkiefer bis in Nacken oder Schulter aus
- Schmerzbeginn am Morgen mit Höhepunkt am Mittag, besser am Abend

Teil III – Organische Beschwerden

Ursache:
► Wetterwechsel, feuchtkalte Witterung
► grippaler Infekt

Besserung:
► Ruhe, Liegen
► am Abend

Verschlimmerung:
► Berührung, Erschütterung

Der Schmerz zieht auch oft bis zu den Zähnen und hat einen neuralgischen Charakter. Der Schmerz steigt und fällt mit der Sonne.

6 Neuralgische Kopf- und Gesichtsschmerzen

Neuralgien sind immer wiederkehrende Schmerzen durch Reizung eines Nerves.

Abgrenzung der Arzneien:

Eine Möglichkeit der Unterscheidung ist es, die Ursache der Schmerzen zu hinterfragen. Wenn diese aber der Patientin nicht bekannt ist, so muss anhand der unterschiedlichen Schmerzcharakteristik eine Auswahl getroffen werden.

Unterscheidungs-merkmal	arzneiweisende Symptome	passende Arznei
Ursache		
Kälte	plötzlicher, heftiger schneidender Schmerz; Taubheitsgefühl; ängstlich und panisch	Aconitum D6
	blitzartiger, krampfartiger Schmerz; Sehstörung; besser durch Reiben	Magnesium phosphoricum D6
	dumpfer, drückender Schmerz; besser durch warmes Einhüllen des Kopfes; schüchternes und sanftes Gemüt	Silicea D12
	linksseitiger Schmerz mit Augen-beteiligung; Beginn morgens, am schlimmsten am Mittag	Spigelia D6
Erschöpfung, nach Erkrankung	brennender Schmerz; Bedürfnis nach Wärme; innere Unruhe; besorgt um die Gesundheit	Arsenicum album D12

▷

Unterscheidungs-merkmal	arzneiweisende Symptome	passende Arznei
Ärger	halbseitiger Schmerz, der kaum auszu-halten ist; rote Gesichtshälfte; reizbar, ungeduldig	Chamomilla D6
hormonelle Umstellung	berstende, rechtsseitige Schmerzen; Hitzewallung; Übelkeit und Erbrechen	Sanguinaria D6
Schmerzcharakter		
plötzlich, heftig, ein-schießend	schneidender Schmerz; Taubheits-gefühl; ängstlich und panisch; großer Durst	Aconitum D6
	blitzartiger, krampfartiger Schmerz; Sehstörung; besser durch Reiben	Magnesium phosphoricum D6
rechtsseitiger Schmerz	berstende Schmerzen vom Hinterkopf zum Auge; Hitzewallung; Übelkeit und Erbrechen	Sanguinaria D6
linksseitiger Schmerz	pulsierender Schmerz mit Augen-beteiligung; Schmerz über gesamte Gesichtshälfte bis in Nacken oder Schulter	Spigelia D6
drückender Schmerz	halbseitiger Schmerz, der kaum auszu-halten ist; rote Gesichtshälfte; reizbar, ungeduldig	Chamomilla D6
	dumpfer Schmerz; besser durch warmes Einhüllen des Kopfes; schüch-ternes und sanftes Gemüt	Silicea D6
brennender Schmerz	blasses Gesicht; Bedürfnis nach Wärme; innere Unruhe; besorgt um die Gesundheit	Arsenicum album D12
	halbseitiger Schmerz, der kaum auszu-halten ist; rote Gesichtshälfte; reizbar, ungeduldig	Chamomilla D6

Dosierung:
Zu Beginn der Beschwerden alle 15–30 min eine Gabe, eine Besserung sollte nach 2–3 Stunden erfolgen. Wenn nötig, danach 3-mal täglich weiternehmen, bis die Schmerzen abklingen.

Wenn die Schmerzen schon länger bestehen, am ersten Tag 5-mal täglich und danach 3-mal täglich eine Gabe.

Aconitum D6

Leitsymptome:
▶ plötzlicher, heftiger, schießender oder schneidender Nervenschmerz
▶ Taubheitsgefühl, Prickeln und Ameisenlaufen bis zu den Lippen
▶ Gesicht rot und heiß oder blass
▶ großer Durst auf kalte Getränke

Ursache:
▶ kalter Wind, Zugluft
▶ Schock, Schreck, Panik

Besserung:
▶ Schwitzen

Verschlimmerung:
▶ abends, nachts
▶ Berührung

Geist-Gemüt-Symptome:
▶ ängstlich, unruhig, panisch

Die Schmerzen kommen sehr plötzlich und werden als unerträglich empfunden.

Arsenicum album D12

Leitsymptome:
▶ stechender, brennender Nervenschmerz, wie von heißen Nadeln
▶ Taubheit und Prickeln
▶ Gesicht ist blass mit kaltem Schweiß
▶ großer, unstillbarer Durst, kann aber nur schluckweise trinken

Teil III – Organische Beschwerden

▶ große Unruhe mit Bewegungsdrang

Ursache:
▶ Erschöpfungszustand, auch nach Erkrankungen

Besserung:
▶ Wärme

Verschlimmerung:
▶ um Mitternacht
▶ Kälte

Geist-Gemüt-Symptome:
▶ ängstliche Unruhe, sehr besorgt

Obwohl der Schmerz brennenden Charakter hat, hat die Patientin ein Verlangen nach Wärme. Sie ist sehr besorgt um ihre Gesundheit. Die innere Unruhe treibt sie nachts aus dem Bett, sie muss umhergehen und sich bewegen.

Chamomilla D6

Leitsymptome:
▶ halbseitige Nervenschmerzen, die bis in die Ohren oder Zähne ausstrahlen
▶ drückende, stechende Schmerzen, wie elektrische Schläge
▶ Schwitzen und (einseitige) Röte des Gesichts
▶ sehr schmerzempfindlich, kann den Schmerz kaum aushalten

Ursache:
▶ nach Ärger oder unterdrückter Wut

Besserung:
▶ Bewegung

Verschlimmerung:
▶ Kaffee
▶ Ärger und geistige Anstrengung

Geist-Gemüt-Symptome:
▶ enorme Überempfindlichkeit und Reizbarkeit
▶ launisches Verhalten – nichts kann man recht machen

Die einseitige Rötung des Gesichts ist seitengleich mit dem Schmerz. Typisch ist die reizbare Stimmung, die Frau fährt bei dem geringsten Anlass aus der Haut.

Magnesium phosphoricum D12

Leitsymptome:
▶ blitzartig einschießender, krampfartiger Nervenschmerz
▶ Schmerz meist rechtsseitig über das Gesicht zum Nacken ausstrahlend
▶ eventuell Sehstörungen mit Funken oder Akkomodationsstörungen
Ursache:
▶ Abkuhlung
Besserung:
▶ Wärme
▶ Reiben
Verschlimmerung:
▶ jegliche Art von Kälte
▶ Berührung

Die Schmerzen kommen so plötzlich, dass die Betroffene aufschreien möchte. Fester Druck oder Reiben verbessert die Beschwerden, wobei leichte Berührung eher unangenehm ist.

Sanguinaria D6

Leitsymptome:
▶ berstende, pulsierende, meist rechtsseitige Nervenschmerzen
▶ Schmerz beginnt im Hinterkopf, setzt sich über dem rechten Auge fest
▶ Hitzewallungen mit hochrotem Gesicht, absteigend von oben nach unten
▶ Übelkeit und galliges Erbrechen
Ursache:
▶ hormonelle Umstellung

Teil III – Organische Beschwerden

Besserung:
- ▶ Ruhe und Schlaf
- ▶ Erbrechen
- ▶ Dunkelheit

Verschlimmerung:
- ▶ am Mittag
- ▶ Lärm
- ▶ Hitze/Kälte

Geist-Gemüt-Symptome:
- ▶ reizbares, energisches, ungeduldiges Gemüt

Der Schmerz steigt und fällt mit der Sonne, die Schmerzspitze ist am Mittag erreicht und zum Abend hin wird es wieder besser. Ein hormoneller Zusammenhang kann, muss aber nicht bestehen.

Silicea D12

Leitsymptome:
- ▶ dumpfe, drückende Schmerzen vom Nacken zur Stirn, setzen sich über den Augen fest
- ▶ neuralgische Schmerzen im Gesicht
- ▶ ständiges Frieren mit großem Bedürfnis nach Wärme

Ursache:
- ▶ kalter Wind, Zugluft

Besserung:
- ▶ festes Bandagieren des Kopfes
- ▶ warmes Einhüllen
- ▶ Dunkelheit

Verschlimmerung:
- ▶ Drehen, Bücken, Sprechen
- ▶ Kälte

Geist-Gemüt-Symptome:
- ▶ sanft, schüchtern, nachgiebig

Eventuell besteht bei der Patientin auch eine Neigung zu immer wiederkehrender Seitenstrangangina oder Nasennebenhöhlenentzündung.

Spigelia D6

Leitsymptome:
- linksseitiger, heftiger, pulsierender, brennender Nervenschmerz
- Schmerzen bis in die Augen mit Tränenbildung
- Schmerz strahlt über die Augen und den Unterkiefer bis in Nacken oder Schulter aus
- Schmerzbeginn am Morgen mit Höhepunkt am Mittag, besser am Abend

Ursache:
- Wetterwechsel, feuchtkalte Witterung
- grippaler Infekt

Besserung:
- Ruhe, Liegen
- am Abend

Verschlimmerung:
- Berührung, Erschütterung

Ein bewährtes Mittel bei wiederholter, linksseitiger Gesichtsneuralgie oder Trigeminusschmerzen. Der Schmerz steigt und fällt mit der Sonne.

Teil III – Organische Beschwerden

7 Reizmagen/Reizdarm

Die Symptome des Reizmagens oder Reizdarms können sehr vielfältig sein und auch bei der gleichen Person jedes Mal anders. Ärztlich sollte eine Abklärung stattfinden, um eine organische Ursache ausschließen zu können. Die Frauen klagen u.a. über Durchfälle abwechselnd mit Verstopfung, Schmerzen, Blähungen, Sodbrennen und Völlegefühl.

Abgrenzung der Arzneien:

Es ist zunächst sinnvoll, eine mögliche Ursache der Beschwerden zu hinterfragen, z.B. einen zeitlichen Zusammenhang mit der Aufnahme besonderer Nahrungsmittel oder mit seelischen Zuständen. Wenn dies zu keinem Ergebnis führen sollte, kann man besondere Leitsymptome oder Modalitäten zur Unterscheidung heranziehen..

Unterscheidungs-merkmal	arzneiweisende Symptome	passende Arznei
Folge von Ärger, Streit oder Leitsymptom Krämpfe	unerträgliche Schmerzen; Wärme gut, aber Druck und Berührung schlecht	Chamomilla D6
	Schmerzen mit Bedürfnis nach Zusammenkrümmen; Wärme und Druck bessern	Colocynthis D6
	Krämpfe und Kopfschmerzen; Verstopfung; Würgen, ohne zu erbrechen; sehr gestresst	Nux vomica D6
Folge von Stress	Krämpfe und Kopfschmerzen; Verstopfung; Würgen, ohne zu erbrechen; sehr reizbar	Nux vomica D6

▶

Unterscheidungs-merkmal	arzneiweisende Symptome	passende Arznei
Folge von Reizmitteln (Kaffee, Nikotin ...)	unerträgliche Schmerzen; weiterer Kaffee verschlimmert noch mehr	Chamomilla D6
	Krämpfe und Kopfschmerzen; Verstopfung; Würgen, ohne zu erbrechen; sehr gestresst; weiterhin Verlangen nach Kaffee	Nux vomica D6
	Sodbrennen vom Mund bis in die Speiseröhre; Gefühl von stumpfen Zähnen	Robinia pseudoacacia D6
bevorstehende Ereignisse	nervöser Durchfall; viele Ängste und Vorahnungen	Argentum nitricum D12
	Blähungen, Sodbrennen; große Versagensängste mit reizbarem Verhalten	Lycopodium D6
Leitsymptom Sodbrennen	Sodbrennen vom Mund bis in die Speiseröhre; Gefühl von stumpfen Zähnen	Robinia pseudoacacia D6
	Blähungen; Trommelbauch; kann nichts Enges am Bauch ertragen	Lycopodium D6
	Krämpfe und Kopfschmerzen; Verstopfung; Würgen, ohne zu erbrechen; sehr reizbar und gestresst	Nux vomica D6
Leitsymptom Blähungen	nervöser Durchfall; schlimmer durch Süßigkeiten; viele Ängste und Vorahnungen	Argentum nitricum D12
	Schmerzen mit Bedürfnis nach Zusammenkrümmen; Wärme und Druck bessern	Colocynthis D6
	Sodbrennen; Trommelbauch; kann nichts Enges am Bauch ertragen; besser durch Süßigkeiten	Lycopodium D6
	Sodbrennen vom Mund bis in die Speiseröhre; Gefühl von stumpfen Zähnen	Robinia pseudoacacia D6

Teil III – Organische Beschwerden

Dosierung:
Zu Beginn der Beschwerden alle 15–30 min eine Gabe, eine Besserung sollte nach 2–3 Stunden erfolgen. Wenn nötig, danach 3-mal täglich weiternehmen, bis die Beschwerden abklingen.
Wenn die Beschwerden schon länger bestehen, am ersten Tag 5-mal täglich und danach 3-mal täglich eine Gabe.

Argentum nitricum D12

Leitsymptome:
► nervöser Durchfall
► Erbrechen und Übelkeit
► Blähungen und saures Aufstoßen
Ursache:
► bevorstehende Ereignisse
► Aufregung, Nervosität, Lampenfieber
Besserung:
► Aufstoßen
► frische Luft
Verschlimmerung:
► Süßigkeiten (aber Verlangen danach)
► Wärme
Geist-Gemüt-Symptome:
► viele Ängste und Vorahnungen

Für impulsive, hektisch handelnde Frauen, die immer in Eile sind.

Chamomilla D6

Leitsymptome:
► anfallsartige, krampfartige Schmerzen
► übel riechende grün-schleimige Durchfälle
► unerträgliche Schmerzen

Ursache:
- Aufregung, Ärger
- zu viel Kaffee, Nikotin

Besserung:
- lokale Wärme

Verschlimmerung:
- Berührung, Annäherung

Geist-Gemüt-Symptome:
- wütend, ungehalten, ärgerlich

Die Frau zeigt eine enorme Überempfindlichkeit und Reizbarkeit mit launischem Verhalten – nichts kann man ihr recht machen. Lokale Wärme, z. B. eine Wärmflasche, würde die Beschwerden verbessern, doch kann die Frau den Druck und die Berührung am Bauch nicht ertragen.

Colocynthis D6

Leitsymptome:
- quälende Bauchkrämpfe, die zum Zusammenkrümmen zwingen
- Blähungskoliken mit Durchfall
- Gefühl, als ob im Bauch Steine aneinander reiben

Ursache:
- Ärger, Streit
- Entrüstung, Demütigung
- Genuss von unreifem Obst, kalte Getränke

Besserung:
- Zusammenkrümmen, Anziehen der Beine
- Wärme
- fester Druck
- Stuhl- und Blähungsabgang

Verschlimmerung:
- Essen und Trinken

Geist-Gemüt-Symptome:
- ärgerlich und reizbar, reagiert mit Wutanfällen auf Kleinigkeiten

Teil III – Organische Beschwerden

Bei der Frau schlägt alles auf den Magen. Jeder Ärger und Emotionen führen zu Krämpfen oder neuralgischen Beschwerden. Eine fest in den Bauch gedrückte Wärmflasche bessert die Beschwerden. Colocynthis ist auch das geeignete Mittel bei Krämpfen und Schmerzen bedingt durch Gallen- oder Nierensteine.

Lycopodium D6

Leitsymptome:
▶ Blähungen und Bauchkoliken
▶ Trommelbauch und laute Darmgeräusche
▶ Sodbrennen und saures Aufstoßen
▶ Verstopfung mit vergeblichem Stuhldrang
▶ Heißhungerattacken mit schnellem Sättigungsgefühl
Ursache:
▶ Genuss von Hülsenfrüchten, Zwiebeln, Knoblauch
▶ bevorstehende Herausforderungen
Besserung:
▶ Süßigkeiten
Verschlimmerung:
▶ morgens
▶ am Nachmittag zwischen 16 und 20 Uhr
▶ Druck und enge Kleidung
Geist-Gemüt-Symptome:
▶ reizbar, cholerisch, rechthaberisch

Die Frau ist in ihrem Inneren sehr unsicher mit großen Versagensängsten. Neue bevorstehende Aufgaben und Herausforderungen können die Magenbeschwerden verschlimmern.

Nux vomica D6

Leitsymptome:
▶ Übelkeit mit krampfartigem Würgen, ohne Erbrechen zu können
▶ bitteres und saures Aufstoßen, 1–2 Stunden nach dem Essen

- Bauchkrämpfe
- Kopfschmerzen
- Verstopfung mit vergeblichem Stuhldrang

Ursache:
- schweres, üppiges Essen
- zu viel Alkohol, Kaffee, Nikotin
- Medikamenteneinnahme
- Stress, Ärger, Reizüberflutung

Besserung:
- nach kurzem Schlaf
- am Abend
- nach dem Erbrechen

Verschlimmerung:
- morgens
- nach dem Essen (1–2 Stunden danach)

Geist-Gemüt-Symptome:
- reizbar

Das Mittel der Wahl bei Folge von Stress und zu viel „Aufputschmitteln". Passend für ungeduldige, ehrgeizige Frauen, die viel arbeiten, um ihre selbst gesteckten Leistungsziele zu erreichen (Workaholics).

Robinia pseudoacacia D6

Leitsymptome:
- Sodbrennen mit Magenschmerzen
- Brennen vom Mund bis in die Speiseröhre
- saures Aufstoßen und Erbrechen
- Blähungskoliken

Ursache:
- Nikotin
- ungesunde Ernährung

Verschlimmerung:
- ▶ Essen
- ▶ nachts

Die Frau hat das Gefühl, jede Mahlzeit verwandelt sich in Saures, selbst der Stuhl riecht säuerlich. Sie hat ständiges Aufstoßen mit Magensäure im Mund und ein Gefühl von stumpfen Zähnen.

8 Harnwege

Probleme im Bereich der Harnwege sind „frauentypisch". Anatomisch bedingt leiden Frauen häufiger unter Harnwegsinfektionen als Männer. Infolge von Schwangerschaft und Geburt ist auch die Harninkontinenz ein wichtiges Thema.

8.1 Harninkontinenz

Bei der Harninkontinenz handelt es sich meist um eine Funktionsstörung des Blasenschließmuskels, die mit einer Schwäche des Beckenbodens einhergeht. Organisch sollte eine Abklärung durch den Arzt erfolgen, um eine andere Ursache ausschließen zu können.
Homöopathische Mittel können bei einer Beckenbodenschwäche keine Heilung erreichen, aber doch eine Verzögerung des Prozesses.
Auch bei akut auftretender Inkontinenz durch z. B. Infekte oder nach Operationen kann die Homöopathie eine große Hilfe sein.

Abgrenzung der Arzneien:
Bei der Harninkontinenz sollte man zunächst die Ursache der Beschwerden hinterfragen. Wenn dies nicht möglich ist, kann man ein bewährtes Mittel wählen und die genaueren Symptome hinterfragen.

Unterscheidungs-merkmal	arzneiweisende Symptome	passende Arznei
Folge von Operationen	Harnabgang nachts im ersten Schlaf; lähmende, niedergeschlagene Stimmung	Causticum D12
	plötzlicher Harndrang, kann Toilette kaum erreichen	Petroselinum D6
	Senkungsbeschwerden; gestresst und reizbar	Sepia D12
Folge von Schwangerschaft	weinerlich, anhänglich, sucht Nähe und Trost	Pulsatilla D12
	erschöpft, gestresst, will Ruhe und Distanz	Sepia D12
Folge von Stress, Überforderung	Harnabgang nachts im ersten Schlaf; lähmende, niedergeschlagene Stimmung; besser bei feuchtem Wetter	Causticum D12
	Senkungsbeschwerden; gestresst und reizbar; schlimmer bei feuchtem Wetter	Sepia D12
Folge von Infekten	unwillkürlicher Harnabgang; Neigung zu Verkühlen; weinerlich, anhänglich	Pulsatilla D12
keine Ursache erkennbar	unwillkürlicher Harnabgang; Gefühl einer zu vollen Blase, nicht besser nach dem Wasserlassen	Equisetum D6
	plötzlicher Harndrang, kann Toilette kaum erreichen	Petroselinum D6

Dosierung:

2-mal täglich (Ausnahme: Equisetum und Petroselinum 3-mal täglich) eine Gabe über einen längeren Zeitraum (maximal 4–6 Wochen) geben. Die Arznei wird spätestens dann abgesetzt, wenn die Beschwerden deutlich nachlassen.

Causticum D12

Leitsymptome:
- ► unfreiwilliger, spontaner Harnabgang, z. B. beim Husten oder Niesen
- ► Harnabgang nachts im ersten Schlaf

Ursache:
- ► Blasenschwäche nach seelischer Überforderung
- ► Blasenschwäche oder -lähmung nach Operation oder Geburt

Besserung:
- ► feuchtes Wetter

Verschlimmerung:
- ► seelische Ereignisse (Aufregung, Schreck)
- ► Kälte

Geist-Gemüt-Symptome:
- ► lähmende, niedergeschlagene Stimmung

Die Frau ist häufig voller Sorge um Angehörige und empfindet großes Mitgefühl mit anderen.

Equisetum D6

Leitsymptome:
- ► Harndrang sofort wieder nach dem Wasserlassen
- ► Gefühl, die Blase sei zu voll, keine Erleichterung nach dem Wasserlassen
- ► unwillkürlicher Abgang von Urin und Stuhl

Ursache:
- ► Blasenschwäche

Verschlimmerung:
- ► Kälte
- ► langes Sitzen

Reizblase mit dem Übergang zur Inkontinenz vor allem bei älteren Frauen.

Teil III – Organische Beschwerden

Petroselinum D6

Leitsymptome:
▶ plötzlich einsetzender Harndrang, kann kaum die Toilette erreichen
▶ häufiger Harndrang mit Brennen beim Wasserlassen
Ursache:
▶ Blasenschwäche
▶ Gebärmutteroperation
Verschlimmerung:
▶ nachts

Vielleicht kann die Frau auch von einem Gefühl des Kribbelns und Juckens längs der Harnröhre berichten.

Pulsatilla D12

Leitsymptome:
▶ häufiges, auch unwillkürliches Wasserlassen, z.B. beim Lachen, Husten
▶ brennende oder krampfartige Beschwerden bei und nach dem Wasserlassen
Ursache:
▶ Durchnässen, Infekte
▶ kalte, nasse Füße
▶ hormonelle Veränderungen (Schwangerschaft)
Verschlimmerung:
▶ Liegen
▶ in der Nacht
▶ warme, stickige Zimmerluft
Geist-Gemüt-Symptome:
▶ weinerlich und anhänglich

Die Frau sucht Nähe und Trost, sie will nicht alleine sein.

Sepia D12

Leitsymptome:
▶ Stressinkontinenz
▶ Senkungsbeschwerden mit Harnabgang beim Husten und Niesen

Ursache:
▶ hormonelle Veränderungen (Schwangerschaft)
▶ Überforderung, Stress
▶ nach Gebärmutteroperation

Besserung:
▶ Überkreuzen der Beine

Verschlimmerung:
▶ Kälte, Nässe

Geist-Gemüt-Symptome:
▶ erschöpft, ausgebrannt, innerliche Leere

Die Frau fühlt sich gestresst und sucht Ruhe und Distanz, auch zu ihren engsten Familienangehörigen.

8.2 Harnwegsinfekte

Plötzliche, heftige Beschwerden mit Fieber oder Blut im Urin und Beschwerden, die sich mit einer homöopathischen Therapie nach ca. 24 Stunden nicht deutlich bessern, müssen ärztlich abgeklärt werden.

Abgrenzung der Arzneien:

Bei der Blasenentzündung kann man die meisten Arzneien nach der Heftigkeit und der Art der verschiedenen Symptome unterscheiden. Andere Arzneien sind nur dann passend, wenn die Ursache zutrifft.

Teil III – Organische Beschwerden

Unterscheidungs-merkmal	arzneiweisende Symptome	passende Arznei
akuter Infekt mit Fieber (nur zur Erstversorgung bis zum Arzttermin)	Schüttelfrost; blasse, trockene Haut; großer Durst; Folge von trockener Kälte	Aconitum D6
	Schwitzen; roter Kopf, heißer Körper, kalte Hände und Füße; kein Durst; Folge von feuchter Kälte oder zu viel Sonne	Belladonna D6
akuter Infekt mit brennenden Beschwerden	stechende Schmerzen; besser durch Kälte; schlimmer durch Wärme	Apis D6
	schneidende Schmerzen; besser durch Wärme; schlimmer durch Kälte	Cantharis D6
akuter Infekt mit krampfartigen Beschwerden	vergeblicher Versuch, Wasser zu lassen; brennende Schmerzen; Folge von Stress; nervöse, überreizte Stimmung	Nux vomica D6
weniger akuter Infekt; Folge von Verkühlen	Neigung zu Erkältung; besser durch Wärme	Dulcamara D6
	unwillkürlicher Harnabgang; schlechter durch Wärme; weinerliche Stimmung	Pulsatilla D6
Infekt nach Geschlechtsverkehr	erstes Mittel der Wahl; Abgrenzung zu Sepia: zurückhaltend und verletzlich, mag keine lauten Ausbrüche und Streit	Staphisagria D12
	erschöpfte und gereizte Stimmung; Abneigung gegen Sex; will Ruhe und Distanz	Sepia D12
Infekt nach Operation oder Katheterisierung	schmerzhafte tropfenweise Blasenentleerung	Staphisagria D12

Dosierung:

Bei akuten Beschwerden gibt man anfangs halbstündlich bis stündlich eine Gabe, am nächsten Tag dann 3–5-mal täglich eine Gabe bis zur

Besserung. Bei weniger akuten Beschwerden am ersten Tag 5-mal eine Gabe, danach 3-mal täglich. Die Arznei wird spätestens dann abgesetzt, wenn die Beschwerden deutlich nachlassen.

Aconitum D6

Leitsymptome:
- plötzlich auftretende, unerträgliche Schmerzen
- Urin heiß und spärlich
- Fieber und Schüttelfrost
- blasse, trockene Haut
- großer Durst auf kaltes Wasser

Ursache:
- trockene Kälte, Zugluft
- seelische Ereignisse (Schock, Schreck, Panik)

Besserung:
- Schweißausbrüche

Geist-Gemüt-Symptome:
- unruhig und ängstlich

Ein Mittel für Infekte im Anfangsstadium, eine Besserung muss innerhalb eines halben Tages festzustellen sein. Die Abklärung durch den Facharzt sollte auch bei Besserung der Symptome vorgenommen werden.

Apis D6

Leitsymptome:
- stechendes, brennendes Gefühl in der Harnröhre
- Blase „wie zugeschnürt", Gefühl, nicht fertig zu sein
- häufiger Gang zur Toilette
- entweder sehr wenig oder sehr viel Urin
- Angst, den Urin nicht halten zu können
- wenig Durst

Teil III – Organische Beschwerden

Besserung:
▶ Kälte

Verschlimmerung:
▶ Wärme in jeder Form

Auffallend ist hier die Besserung bei kalten Anwendungen und das geschwollene Gefühl in der Harnröhre.

Belladonna D6

Leitsymptome:
▶ plötzlicher Beginn mit brennenden, krampfartigen Schmerzen
▶ vergeblicher Harndrang oder reichlich Urin
▶ schnell ansteigendes Fieber, hochrotes Gesicht
▶ dampfender, schweißiger Körper, aber kalte Hände und Füße
▶ kein Durst

Ursache:
▶ zu viel Sonne, Überhitzung
▶ feuchtkaltes Wetter

Besserung:
▶ Ruhe
▶ Bettwärme

Verschlimmerung:
▶ Kälte
▶ Bewegung und Erschütterung

Ein Mittel für Infekte im Anfangsstadium, eine Besserung muss innerhalb eines halben Tages festzustellen sein. Die Abklärung durch den Facharzt sollte auch bei Besserung der Symptome vorgenommen werden.

Cantharis D6

Leitsymptome:
▶ brennende, schneidende Schmerzen

- Schmerzen vor, während und nach dem Urinieren
- heftiger, andauernder Harndrang
- spärlicher, tropfenweiser Harnabgang
- starker Durst, aber Abneigung gegen Getränke, da Verschlimmerung

Besserung:
- Ruhe
- Wärme

Verschlimmerung:
- Trinken (v. a. Kaffee)
- Berührung und Bewegung
- kaltes Wasser

Häufig das Mittel der ersten Wahl bei einer akuten Blasenentzündung.

Dulcamara D6

Leitsymptome:
- häufiges, schmerzhaftes Urinieren mit wenig Urin
- drückende Schmerzen im letzten Teil der Harnröhre
- Harn eventuell trüb und schleimig

Ursache:
- feuchtkaltes Wetter
- kalte, nasse Füße
- Baden, Durchnässen

Besserung:
- Wärme

Verschlimmerung:
- Kälte
- Nässe

Die Frau verkühlt sich sehr leicht und meistens ist die Blase betroffen.

Nux vomica D6

Leitsymptome:
- ▶ starke, krampfartige Schmerzen
- ▶ häufiger, vergeblicher Versuch, Wasser zu lassen
- ▶ Blase erscheint übervoll, trotzdem nur tröpfchenweiser Harnabgang
- ▶ brennender Schmerz im Blasenhals

Ursache:
- ▶ Stress, Überarbeitung

Besserung:
- ▶ Wärme
- ▶ Ruhe

Verschlimmerung:
- ▶ Kälte (kalter Luftzug)
- ▶ Kaffee

Geist-Gemüt-Symptome:
- ▶ nervös und überreizt

Hier stehen die krampfartigen Beschwerden im Vordergrund.

Pulsatilla D6

Leitsymptome:
- ▶ häufiges, auch unwillkürliches Wasserlassen
- ▶ Schmerzen strahlen in die Oberschenkel aus
- ▶ brennende oder krampfartige Beschwerden während und nach dem Wasserlassen
- ▶ kein Durst

Ursache:
- ▶ Durchnässen
- ▶ kalte, nasse Füße

Verschlimmerung:
- ▶ Lachen, Husten (unwillkürlicher Harnabgang)
- ▶ Liegen

- in der Nacht
- warme, stickige Zimmerluft

Geist-Gemüt-Symptome:
- weinerlich und anhänglich

Die Frau friert sehr leicht, aber Wärme wird schlecht vertragen.

Sepia D12

Leitsymptome:
- häufiger, nächtlicher Harndrang
- Harn kommt erst nach längerem Warten und hat einen unangenehmen Geruch

Ursache:
- nach Geschlechtsverkehr

Besserung:
- Wärme

Verschlimmerung:
- Kälte

Geist-Gemüt-Symptome:
- erschöpft, ausgebrannt, innerliche Leere
- wünscht sich Ruhe und Distanz

Ein bewährtes Mittel für Blasenentzündung oder Reizblase nach Geschlechtsverkehr.

Staphisagria D12

Leitsymptome:
- schmerzhafte, tropfenweise Harnentleerung

Ursache:
- nach Operationen oder Katheterisierung
- nach Geschlechtsverkehr

Besserung:
▶ Liegen
Verschlimmerung:
▶ Kälte
Geist-Gemüt-Symptome:
▶ schüchtern und zurückhaltend
▶ empfindsam und verletzlich

Ein bewährtes Mittel für Blasenentzündung nach Geschlechtsverkehr.

8.3 Reizblase

Bei der Reizblase kommt es zu den typischen Symptomen eines Harnwegsinfekts (z. B. gehäufter Harndrang, leichte Schmerzen, unwillkürlicher Harnabgang), ohne dass ein Erreger nachzuweisen ist. Dies setzt natürlich eine Abklärung durch den Arzt voraus.

Abgrenzung der Arzneien:
Hier ist es ratsam, die mögliche Ursache der Beschwerden zu hinterfragen. Zur genaueren Abgrenzung der Mittel ist es notwendig abzuklären, ob eine leichte Entzündung vorliegen könnte oder nur ein unwillkürlicher Harnabgang.

Unterscheidungs-merkmal	arzneiweisende Symptome	passende Arznei
Folge von Verkühlen	Neigung zum Verkühlen; besser durch Wärme	Dulcamara D6
	unwillkürlicher Harnabgang; schlechter durch Wärme	Pulsatilla D6
Folge von Aufregung, Nervosität	nervöse Blase und nervöse Durchfälle	Argentum nitricum D6

▶

Unterscheidungs-merkmal	arzneiweisende Symptome	passende Arznei
keine Ursache fest-zustellen	(allgemein bewährtes Mittel zur Stärkung einer Reizblase)	Sarsaparilla D6
Übergang zur Inkontinenz	unwillkürlicher Harnabgang; Gefühl einer zu vollen Blase, nicht besser nach dem Wasserlassen	Equisetum D6
brennende Schmerzen (leichte Entzündungssymptome)	Neigung zum Verkühlen; besser durch Wärme	Dulcamara D6
	unwillkürlicher Harnabgang; schlechter durch Wärme	Pulsatilla D6
	Harnabgang besser im Stehen und schlimmer im Sitzen	Sarsaparilla D6
unwillkürlicher Harnabgang	Gefühl einer zu vollen Blase, nicht besser nach dem Wasserlassen	Equisetum D6
	brennende Schmerzen; Folge von Verkühlen	Pulsatilla D6

Dosierung:

Bei akuten Beschwerden gibt man anfangs stündlich eine Gabe, am nächsten Tag dann 3–5-mal täglich eine Gabe bis zur Besserung. Bei Beschwerden, die schon etwas länger bestehen wird 2-mal täglich eine Gabe über einen längeren Zeitraum (maximal 4–6 Wochen) gegeben. Die Arznei wird spätestens dann abgesetzt, wenn die Beschwerden deutlich nachlassen.

Argentum nitricum D12

Leitsymptome:
▶ nervöse Reizblase
▶ nervöse Durchfälle
Ursache:
▶ bevorstehende Ereignisse

Teil III – Organische Beschwerden

- Aufregung, Nervosität, Lampenfieber
Besserung:
- frische Luft
Verschlimmerung:
- Wärme
Geist-Gemüt-Symptome:
- viele Ängste und Vorahnungen

Für impulsive, hektisch handelnde Frauen, die immer in Eile sind.

Dulcamara D6

Leitsymptome:
- Harnverhalt oder drückende Schmerzen oder Brennen im letzten Teil der Harnröhre beim Wasserlassen
- Harn eventuell trüb und schleimig
Ursache:
- feuchtkaltes Wetter
- kalte, nasse Füße
- Baden, Durchnässen
Besserung:
- Wärme
Verschlimmerung:
- Kälte
- Nässe

Die Frau verkühlt sich sehr leicht und meistens ist die Blase betroffen.

Equisetum D6

Leitsymptome:
- Harndrang sofort wieder nach dem Wasserlassen
- Gefühl, die Blase sei zu voll, keine Erleichterung nach dem Wasserlassen

- ▶ unwillkürlicher Abgang von Urin und Stuhl

Ursache:
- ▶ Blasenschwäche

Verschlimmerung:
- ▶ Kälte
- ▶ langes Sitzen

Reizblase mit dem Übergang zur Inkontinenz, vor allem bei älteren Frauen.

Pulsatilla D12

Leitsymptome:
- ▶ häufiges, auch unwillkürliches Wasserlassen
- ▶ brennende oder krampfartige Beschwerden bei und nach dem Wasserlassen

Ursache:
- ▶ Durchnässen
- ▶ kalte, nasse Füße

Verschlimmerung:
- ▶ Lachen, Husten (unwillkürlicher Harnabgang)
- ▶ Liegen
- ▶ in der Nacht
- ▶ warme, stickige Zimmerluft

Geist-Gemüt-Symptome:
- ▶ weinerlich und anhänglich

Die Frau sucht Nähe und Trost, sie will nicht alleine sein.

Sarsaparilla D6

Leitsymptome:
- ▶ häufiger Harndrang
- ▶ brennender Schmerz am Ende des Wasserlassens oder schmerzfrei

Teil III – Organische Beschwerden

Besserung:
▶ Stehen (Harn kann frei abfließen)

Verschlimmerung:
▶ Sitzen (hier nur tropfenweiser Harnabgang möglich)

Ein bewährtes Mittel bei einer Reizblase ohne erkennbare Ursache, auch wenn die besonderen Modalitäten der Arznei nicht zutreffen sollten.

9 Genitalbereich

Probleme im Genitalbereich müssen immer ärztlich abgeklärt werden, bevor eine Selbstmedikation möglich ist. Viele Frauen haben schon einen langen Leidensweg hinter sich und kennen ihre Symptome genau. Häufig befinden sie sich auch längst in schulmedizinischer Behandlung und suchen nun, evtl. ergänzend dazu, eine homöopathische Alternative.

9.1 Herpesrezidive

Die Arzneien, die hier beschrieben werden, sind ein Vorschlag für eine eher konstitutionelle Behandlung von immer wiederkehrenden Herpes simplex-Infektionen. Sie können eine ausführliche Anamnese und Arzneimittelgabe eines Homöopathen nicht ersetzen, wohl jedoch unterstützend zur schulmedizinischen Behandlung eingenommen werden.
Die akute Herpes simplex-Infektion im Genitalbereich muss unbedingt von einem Facharzt behandelt werden.

Abgrenzung der Arzneien:
Zunächst sollte die mögliche Ursache der Beschwerden hinterfragt werden. Wenn dies zu keinem Ergebnis führt, kann man anhand der unterschiedlichen Modalitäten die Arzneien voneinander abgrenzen.

Unterscheidungs- merkmal	arzneiweisende Symptome	passende Arznei
Folge von Durch- nässen, Verkühlen	große Neigung zum Verkühlen z. B. Blasenentzündung; Juckreiz nachts schlimmer	Dulcamara D12
	große Unruhe mit Bewegungsdrang; Bläschen mit wässrigem Sekret	Rhus toxicodendron D12

▶

Unterscheidungs-merkmal	arzneiweisende Symptome	passende Arznei
Folge von Erkältung	große Unruhe mit Bewegungsdrang; Neigung zu Rheuma	Rhus toxicodendron D12
	fettige Gesichtshaut; Neigung zu Warzen und urogenitalen Beschwerden	Thuja D12
Folge von Sonne, Ekel, seelischen Konflikten	mit scharfem, wässrigen Sekret gefüllte Bläschen; Neigung zu Mischhaut; schlimmer durch Wärme	Natrium chloratum D12
Folge von Überanstrengung	große Unruhe mit Bewegungsdrang; Neigung zu Rheuma, besser durch Wärme	Rhus toxicodendron D12
	mit scharfem Sekret gefüllte Bläschen; Neigung zu Mischhaut; schlimmer durch Wärme	Natrium chloratum D12
schlimmer durch Wärme	trockene oder nässende Ekzeme; frostige, mollige, träge Frauen	Graphites D12
	mit scharfem, wässrigem Sekret gefüllte Bläschen; Neigung zu Mischhaut; Folge von Sonne, Ekel oder Kummer	Natrium chloratum D12
besser durch Wärme	große Neigung zum Verkühlen z.B. Blasenentzündung; Juckreiz nachts schlimmer	Dulcamara D12
	große Unruhe mit Bewegungsdrang	Rhus toxicodendron D12
	fettige Gesichtshaut; Neigung zu Warzen und urogenitalen Beschwerden	Thuja D12

Dosierung:
2-mal täglich eine Gabe über einen längeren Zeitraum (maximal 4–6 Wochen) einnehmen. Die Arznei dann absetzen und abwarten. Eventuell

nach 2–3 Monaten wiederholen. Wenn keine Veränderung eingetreten ist, muss zur weiteren Hilfe ein homöopathischer Therapeut aufgesucht werden.

Dulcamara D12

Leitsymptome:
▶ brennendes, stechendes Jucken
▶ Ausschläge wie Flohstiche
▶ Hautprobleme wechseln sich oft ab mit anderen Erkrankungen, wie z.B. Asthma oder Rheuma
▶ Neigung zu schnellem Verkühlen
Ursache:
▶ feuchtkaltes Wetter
▶ kalte, nasse Füße
▶ Baden, Durchnässen
Besserung:
▶ Bewegung
▶ Wärme
Verschlimmerung:
▶ Kälte und Nässe
▶ Juckreiz schlimmer nachts und in kalter Luft

Auffallend ist hier der Wechsel der verschiedenen Beschwerden, die eine Erkrankung löst die andere ab. Die Frauen haben generell eine Neigung, sich leicht zu verkühlen, jedes Sitzen auf kalten Steinen löst eine Blasenentzündung aus. Die Beschwerden treten vermehrt im Herbst auf. Erkältungen beginnen mit dem Wechsel der warmen zu kälteren Tagen.

Graphites D12

Leitsymptome:
▶ entweder trockene, rissige, schrundige Ausschläge oder

- nässende Ausschläge mit klebrigen, wund machenden Absonderungen
- juckende, brennende Bläschen
- Neigung zu Übergewicht und Ernährungsfehlern
- Neigung zu Schrunden und Hautrissen an Körperöffnungen (z. B. Mundwinkel)
- Neigung zu Erkältungen

Besserung:
- an der frischen Luft

Verschlimmerung:
- Hitze und Bettwärme
- während der Periode

Geist-Gemüt-Symptome:
- träge und verzagt
- trübe, vergesslich, tagesschläfrig

Frostige, träge, dickliche Frauen, zur Bequemlichkeit und eventuell zu Verstopfung neigend. Intellektuellen Anforderungen sind sie meist nicht gewachsen, sie sind eher langsame Denker. Ihre Stimmung wechselt von Lethargie zu verdrießlicher Reizbarkeit. Sie haben eine große Neigung zu Hautproblemen.

Natrium chloratum D12

Leitsymptome:
- wunde, rote, juckende Bläschen, entzündlich angeschwollen
- mit scharfem, klarem Sekret gefüllte Bläschen
- Neigung zu Mischhaut, fettige Stellen um Nase und Kinn

Ursache:
- intensive Sonnenbestrahlung
- am Meer, durch Fischgerichte
- Ekel
- Kummer, alte seelische Konflikte

Besserung:
- frische Luft

Verschlimmerung:
- Schwitzen, Überhitzung
- Überanstrengung

Geist-Gemüt-Symptome:
- introvertiert und verschlossen
- ernst und nachtragend

Für Frauen, die Probleme haben, ihre Gefühle zu zeigen und sich emotional auf etwas oder jemanden einzulassen. Sie haben Angst vor Verletzungen, häufig durch alte Erfahrungen, können aber auch tiefe Anteilnahme für die Bedürfnisse anderer zeigen und aufopfernd helfen. Sie nehmen Trost schlecht an und ziehen sich lieber zurück. Auslösender Faktor ist daher häufig das Grübeln über alten Kummer oder die Konfrontation mit alten Enttäuschungen und Verletzungen.

Rhus toxicodendron D12

Leitsymptome:
- kleine, knötchenförmige Bläschen
- mit wässrigem Sekret gefüllte Bläschen
- juckende, brennende, stechende Schmerzen mit Rötung der Haut
- Neigung zu rheumatischen Beschwerden
- große Unruhe mit Bewegungsdrang

Ursache:
- körperliche Überanstrengung
- Erkältung, Durchnässen

Besserung:
- Wärme
- Bewegung

Verschlimmerung:
- Ruhe
- feuchtkaltes Wetter

Auffallend sind bei dieser Arznei, die Dulcamara sehr ähnlich ist, die große Unruhe und der Bewegungsdrang. Alle Beschwerden, vor allem die rheumatischen, werden schlimmer in der Ruhe. Der anfängliche Bewegungsschmerz und die Steifheit können nur mit fortgesetzter Bewegung verbessert werden. Daher meiden die Patientinnen ruhiges Sitzen oder Liegen und wirken sehr ruhelos.

Thuja D12

Leitsymptome:
► juckende, stechende, brennende Schmerzen
► nässende, eiternde Bläschen oder rote Flecken
► fettige, glänzende, unreine Gesichtshaut
► Neigung zu Warzen
► Neigung zu Atemwegserkrankungen und urogenitalen Beschwerden

Ursache:
► nach Impfungen
► Erkältungen

Besserung:
► Wärme
► Bewegung

Verschlimmerung:
► feuchtkaltes, nebliges Wetter
► kalte Luft

Geist-Gemüt-Symptome:
► niedergeschlagen und traurig mit Sorgen um die Zukunft

Für verfrorene Frauen, die feuchtkaltes Wetter schlecht vertragen. Die Frauen fühlen sich in ihrem Inneren hässlich und nicht liebenswert. Sie haben ein geringes Selbstbewusstsein. Sie wollen nicht auffallen und passen sich daher an Gesellschaft und Umgebung an. Sie kleiden sich entweder möglichst unauffällig oder passen sich neuesten modischen Trends an. Sie wollen nichts von sich preisgeben und verbergen unangenehme Tatsachen und Ereignisse vor anderen, um dem perfekten Image nicht zu schaden.

9.2 Trockene Scheide

Eine trockene Scheide kann für die Frau trotz sexueller Bereitschaft sehr belastend in der Liebe und Partnerschaft sein. Wenn eine Abneigung gegen Geschlechtsverkehr aufgrund der Trockenheit besteht, kann das geeignete Mittel außerdem helfen, Seele und Körper wieder ins Gleichgewicht zu bringen.

Abgrenzung der Arzneien:
Zur Unterscheidung können entweder die Ursache der Beschwerden oder besondere Leitsymptome hinterfragt werden.

Unterscheidungs-merkmal	arzneiweisende Symptome	passende Arznei
Folge von hormoneller Umstellung	Senkungsbeschwerden; Blasenentzündung nach Sex; reizbar, erschöpft; will ihre Ruhe	**Sepia D12**
	wunde, gerötete, stark juckende Scheide; schlimmer in der Bettwärme	**Sulfur D12**
Folge von Medikamenten-Nebenwirkung	wunde, gerötete, stark juckende Scheide; schlimmer in der Bettwärme	**Sulfur D12**
Abneigung gegen Geschlechtsverkehr	Schmerzen beim Sex; schlimmer durch Schwitzen; ernste, introvertierte Frauen, die schwer Gefühle zeigen können	**Natrium chloratum D12**
	Senkungsbeschwerden; Blasenentzündung nach Sex; reizbar, erschöpft; will ihre Ruhe	**Sepia D12**

▶

Teil III – Organische Beschwerden

Unterscheidungs-merkmal	arzneiweisende Symptome	passende Arznei
allgemein Probleme mit trockenen Schleimhäuten	großer Durst auf reichlich kalte Flüssigkeit; Neigung zu Verstopfung; reizbar und übergeschäftig	Bryonia D12
	Schmerzen beim Sex; schlimmer durch Schwitzen; ernste, introvertierte Frauen, die schwer Gefühle zeigen können	Natrium chloratum D12

Dosierung:

2-mal täglich eine Gabe über einen längeren Zeitraum (maximal 4–6 Wochen) geben. Die Arznei wird spätestens dann abgesetzt, wenn die Beschwerden deutlich nachlassen.

Bryonia D12

Leitsymptome:
▶ sehr trockene Schleimhäute
▶ trockene, aufgesprungene Lippen
▶ großer Durst auf kalte Flüssigkeit
▶ Neigung zu Verstopfung

Verschlimmerung:
▶ Hitze, Wärme

Geist-Gemüt-Symptome:
▶ reizbar und jähzornig
▶ will ihre Ruhe haben

Die Frau ist übergeschäftig und fühlt sich immer getrieben. Sie hat das Gefühl, mit der Arbeit nie fertig zu werden, die Arbeit wird als zu viel empfunden. Sie sehnt sich nach Ruhe und Alleinsein und wird noch wütender, wenn dies nicht zu ermöglichen ist.

Natrium chloratum D12

Leitsymptome:
- trockene Schleimhäute
- Schmerzen beim Geschlechtsverkehr
- Abneigung gegen Geschlechtsverkehr

Besserung:
- frische Luft

Verschlimmerung:
- Schwitzen, Überhitzung

Geist-Gemüt-Symptome:
- introvertiert und verschlossen
- ernst und nachtragend

Für Frauen, die Probleme haben, ihre Gefühle zu zeigen und sich emotional auf etwas oder jemanden einzulassen. Sie haben Angst vor Verletzungen, nagen an altem Kummer und können Vergangenes nicht ruhen lassen. Sie nehmen Trost schlecht an und ziehen sich lieber zurück.

Sepia D12

Leitsymptome:
- Senkungsbeschwerden oder ein Gefühl, als ob alles nach unten hinausdrängt
- Blasenentzündung nach Geschlechtsverkehr
- Abneigung gegen Geschlechtsverkehr
- Abneigung gegen den Partner

Ursache:
- hormonelle Umstellungen

Besserung:
- Wärme

Verschlimmerung:
- Kälte

Geist-Gemüt-Symptome:
- erschöpft, ausgebrannt, innere Leere
- wünscht sich Ruhe und Distanz

Die Frau fühlt sich leicht angegriffen und reagiert schnell gereizt. Sie entwickelt eine Abneigung gegen die engsten Familienangehörigen bzw. den Lebenspartner.

Sulfur D12

Leitsymptome:
- trockene, wunde, gerötete Scheide
- juckende Scheide, man muss dauernd kratzen

Ursache:
- hormonelle Umstellung
- Nebenwirkung von Medikamenten

Besserung:
- Kälte

Verschlimmerung:
- Wärme und Bettwärme
- Waschen

Geist-Gemüt-Symptome:
- aktiv und ungeduldig mit vielen Plänen und Tatendrang, dann wieder niedergeschlagen und antriebslos

Die Frau klagt vielleicht zusätzlich über sehr leichten Schlaf, jedes kleinste Geräusch lässt sie erwachen. Gegen 11 Uhr spürt sie ein flaues Gefühl im Magen, sie hat starkes Verlangen nach Süßigkeiten.

9.3 Vaginalausfluss/Vaginalmykose

Beschwerden in diesem Bereich, die länger anhalten bzw. häufiger auftreten, müssen ärztlich abgeklärt werden. Es ist jedoch immer möglich, unterstützend zur schulmedizinischen Behandlung eine passende homöopathische Arznei zu geben.

Abgrenzung der Arzneien:

Da die Symptome meistens sehr ähnlich sind, werden zur Unterscheidung besondere Symptome der Arzneien gewählt.

Unterscheidungs-merkmal	arzneiweisende Symptome	passende Arznei
weißer, klebriger Ausfluss	Neigung zu Aphthenbildung; bewährt bei Candida-Infektion	Borax D6
Senkungsgefühl des Unterleibs	starker Juckreiz; Verlangen nach Sex	Lilium tigrinum D6
	auch Probleme mit trockener Scheide; Abneigung gegen Sex	Sepia D12
übel riechender Ausfluss	starker Juckreiz; Kratzen verschlimmert; Neigung zu Zahnfleischproblemen	Kreosotum D6
Beschwerden in Zusammenhang mit der Periode	weißer, klebriger Ausfluss; Neigung zu Aphthenbildung; schlimmer nach der Periode	Borax D6
	übel riechender Ausfluss; starker Juckreiz; Kratzen verschlimmert; Neigung zu Zahnfleischproblemen; schlimmer nach der Periode	Kreosotum D6
	milder, dicker Ausfluss; bewährt bei jungen Mädchen; Beginn vor der Periode	Pulsatilla D6

Teil III – Organische Beschwerden

Dosierung:
Bei akuten Beschwerden gibt man anfangs 5-mal täglich, dann 3-mal täglich eine Gabe bis zur Besserung. Bei weniger akuten Beschwerden 3-mal täglich eine Gabe. Die Arznei wird spätestens dann abgesetzt, wenn die Beschwerden deutlich nachlassen.

Borax D6

Leitsymptome:
▶ weißlicher, klebriger, brennender Ausfluss wie Eiweiß oder Kleister
▶ juckende, brennende Schamlippen mit Aphthen oder Bläschenausschlag
▶ weißliche Beläge auf der Vaginalschleimhaut
▶ Neigung zu Aphthen der Mundschleimhaut

Ursache:
▶ Candida-Infektion

Verschlimmerung:
▶ nach der Periode
▶ morgens
▶ Kälte und Nässe

Ab und zu wird von einem Gefühl berichtet, als ob warmes Wasser an den Oberschenkeln herabfließt.

Lilium tigrinum D6

Leitsymptome:
▶ gelblich-grüner Ausfluss
▶ starker Juckreiz
▶ Senkungsgefühl des Unterleibs
▶ stechende Schmerzen in der Gegend der Eierstöcke
▶ Verlangen nach Sex

Ursache:
▶ hormonelle Umstellung

- ▶ Trichomonaden-Infektion

Besserung:
- ▶ Bewegung und Beschäftigung

Verschlimmerung:
- ▶ warme Räume
- ▶ abends und nachts

Häufig hat die Frau auch mit unregelmäßiger Periodenblutung zu tun. Auffallend ist (ähnlich wie bei Sepia) das Gefühl, dass der Unterleib aus der Scheide herausdrängt. Die Frau hat das Bedürfnis, die Hand gegen die Scheide zu drücken.

Kreosotum D6

Leitsymptome:
- ▶ übel riechender, weißer oder gelblicher Ausfluss
- ▶ brennender, scharfer Ausfluss
- ▶ stark juckende, wunde, geschwollene Schamlippen, man muss sich ständig kratzen
- ▶ Neigung zu Zahnfleischbluten und -entzündung

Besserung:
- ▶ Wärme, Bewegung

Verschlimmerung:
- ▶ nach der Periode
- ▶ Kälte

Das Kratzen verschlimmert den Juckreiz noch mehr und bringt keine Erleichterung.

Pulsatilla D6

Leitsymptome:
- ▶ milder, gelb-grüner, milchiger, dicklicher Ausfluss
- ▶ juckende und brennende Beschwerden
- ▶ wechselnde Beschwerden und wechselnde Stimmung

Teil III – Organische Beschwerden

Ursache:
▶ hormonelle Umstellungen

Verschlimmerung:
▶ vor und während der Periode

Geist-Gemüt-Symptome:
▶ weinerlich und anhänglich
▶ Stimmungsschwankungen

Hier ist der Zusammenhang mit der hormonellen Umstellung deutlich gegeben, die Beschwerden beginnen meistens vor der Periode. Ein bewährtes Mittel für junge Mädchen.

Sepia D12

Leitsymptome:
▶ gelb-grüner, milchiger Ausfluss
▶ wunde, stechende Schmerzen
▶ geschwollene, rote Schamlippen
▶ trockene Scheide
▶ Abneigung gegen Geschlechtsverkehr

Ursache:
▶ hormonelle Umstellungen

Besserung:
▶ Wärme

Verschlimmerung:
▶ Kälte

Geist-Gemüt-Symptome:
▶ erschöpft, ausgebrannt, innere Leere
▶ wünscht sich Ruhe und Distanz

Die Frau fühlt sich leicht angegriffen und reagiert schnell gereizt. Sie entwickelt eine Abneigung gegen die engsten Familienangehörigen bzw. den Lebenspartner.

10 Venöse Beschwerden

Zu den venösen Beschwerden gehören die Krampfadern und die Hämorrhoiden als eine Art Krampfadern im Enddarmbereich. Ursache ist eine Bindegewebsschwäche mit Venenklappendefekt, infolgedessen der Rückfluss des venösen Blutes gestört ist. Frauen sind zu einem hohen Prozentsatz betroffen, besonders bei Übergewicht oder nach Schwangerschaften.

10.1 Hämorrhoiden

Hämmorrhoiden machen sich durch Juckreiz, Schmerzen und Brennen bemerkbar. Eine ärztliche Diagnose ist notwendig, vor allem bei blutenden Hämorrhoiden. Meist haben Hämorrhoiden eine spezielle Ursache oder einen bestimmten Zeitpunkt des Beginns der Beschwerden.

Abgrenzung der Arzneien:
Zur Unterscheidung können entweder die Ursache oder besondere Leitsymptome hinterfragt werden.

Unterscheidungs- merkmal	arzneiweisende Symptome	passende Arznei
Folge von Schwangerschaft	Venenschwäche; Kreuzschmerzen; Beschwerden in der Schwangerschaft	Aesculus D6
	Verstopfung und Hämorrhoiden	Collinsonia D6
	Beschwerden nach der Schwangerschaft	Hamamelis D6

▶

Unterscheidungs-merkmal	arzneiweisende Symptome	passende Arznei
Folge von mangelnder Bewegung	Venenschwäche; äußere Hämorrhoiden; stechende Schmerzen	Aesculus D6
	innere Hämorrhoiden; Verstopfung; Folge von Stress; reizbares Gemüt	Nux vomica D6
Hämorrhoiden mit Analfissuren	lang anhaltender Schmerz nach dem Stuhlgang; blutende Fissuren	Acidum nitricum D12
	unerträgliche Schmerzen; nässender After	Paeonia D6
schlimmer in der Bettwärme	Venenschwäche; Kreuzschmerzen; äußere Hämorrhoiden; stechende Schmerzen	Aesculus D6
	juckende Beschwerden; alle Körperöffnungen gerötet; Durchfall und Verstopfung	Sulfur D6
zur Nachsorge bei operativer Entfernung		Hamamelis D6
bei missbräuchlicher Anwendung von Abführmitteln		Nux vomica D6

Dosierung:
Bei akuten Beschwerden gibt man anfangs 5-mal täglich, dann 3-mal täglich eine Gabe bis zur Besserung. Bei weniger akuten Beschwerden 3-mal täglich eine Gabe. Die Arznei wird spätestens dann abgesetzt, wenn die Beschwerden deutlich nachlassen.

Acidum nitricum D12

Leitsymptome:
▸ lang anhaltende Schmerzen nach hartem Stuhlgang mit Blutung

- ▶ stechende, splitterartige Schmerzen
- ▶ Neigung zu blutenden Analfissuren
- ▶ Neigung zu Schleimhautgeschwüren im Magen und Darm
- ▶ eingerissene Mundwinkel, rissige Lippen

Verschlimmerung:
- ▶ abends, nachts

Ein weiteres, auffallendes Symptom bei dieser Arznei: der Urin riecht nach Pferdeharn und auch der Fußschweiß ist sehr übel riechend.

Aesculus D6

Leitsymptome:
- ▶ große, äußere, blaurote Hämorrhoiden
- ▶ brennende Hämorrhoiden mit Fremdkörpergefühl
- ▶ stechende Schmerzen wie durch Holzsplitter
- ▶ dumpfe Kreuzschmerzen
- ▶ Schmerzen nach dem Stuhlgang

Ursache:
- ▶ Venenschwäche
- ▶ Schwangerschaft
- ▶ mangelnde Bewegung

Besserung:
- ▶ Kälte

Verschlimmerung:
- ▶ Bettwärme

Ein bewährtes Mittel bei Venenschwäche und damit verbundener Neigung zu Besenreisern und Krampfadern sowie für Hämorrhoiden, die in der Schwangerschaft beginnen.

Teil III – Organische Beschwerden

Collinsonia D6

Leitsymptome:
- ▶ Hämorrhoiden mit chronischer Verstopfung (harter, knolliger Stuhl)
- ▶ Blähungskoliken
- ▶ Gefühl wie ein Pflock im Anus
- ▶ Hämorrhoiden an der Vagina
- ▶ Jucken, Brennen

Ursache:
- ▶ Schwangerschaft

Besserung:
- ▶ warme Anwendungen

Verschlimmerung:
- ▶ Kälte

Ein Mittel für Hämorrhoiden kombiniert mit Verstopfung in der Schwangerschaft.

Hamamelis D6

Leitsymptome:
- ▶ große äußere dunkelrote bis bläuliche Hämorrhoiden
- ▶ sehr schmerzhaft, entzündet und berührungsempfindlich
- ▶ After fühlt sich wund an, wie gequetscht
- ▶ dunkle, venöse Blutung nach dem Stuhlgang
- ▶ Neigung zu Krampfadern in der Schwangerschaft

Ursache:
- ▶ Verstopfung
- ▶ Schwangerschaft

Verschlimmerung:
- ▶ Berührung
- ▶ feuchte Wärme

Bewährt bei Hämorrhoiden, die nach der Schwangerschaft (z. B. durch eine Geburt) auftreten, oder zur Nachsorge bei operativer Entfernung von Hämorrhoiden.

Nux vomica D6

Leitsymptome:
- innere, stark juckende Hämorrhoiden
- empfindliche, leicht austretende Hämorrhoiden
- Verstopfung mit vergeblichem Stuhldrang und ungenügender Entleerung

Ursache:
- sitzende Berufe
- Stress und Ärger
- Missbrauch von Abführmitteln

Besserung:
- am Abend

Verschlimmerung:
- morgens

Geist-Gemüt-Symptome:
- reizbar

Ein Mittel für ungeduldige, ehrgeizige Frauen, die viel arbeiten, um ihre selbst gesteckten Leistungsziele zu erreichen (Workaholics). Sie haben immer wiederkehrend (vor allem in beruflichen Stresssituationen) Probleme mit Hämorrhoiden.

Paeonia D6

Leitsymptome:
- juckende Hämorrhoiden
- unerträgliche, splitterartige, brennende Schmerzen
- starke Schmerzen nach dem Stuhlgang
- nässender, wunder, rissiger After, Neigung zu Analfissuren

Verschlimmerung:
- Berührung und Bewegung
- nachts

Ein Mittel bei Hämorrhoiden mit Fissuren und unerträglichen Schmerzen beim Stuhlgang. Ein weiteres Leitsymptom ist die purpurrote Farbe der Hämorrhoiden.

Sulfur D6

Leitsymptome:
► brennende, juckende Hämorrhoiden
► gerötete Stellen am After und auch an anderen Körperöffnungen
► Durchfall abwechselnd mit Verstopfung
Besserung:
► Kälte
Verschlimmerung:
► Bettwärme
► Waschen

Die Frau klagt vielleicht zusätzlich über sehr leichten Schlaf, jedes kleinste Geräusch lässt sie erwachen. Gegen 11 Uhr spürt sie ein flaues Gefühl im Magen, sie hat starkes Verlangen nach Süßigkeiten.

10.2 Krampfadern

Krampfadern können mit homöopathischen Mitteln nicht geheilt werden. Dennoch können die Schmerzen gemindert und eine Verzögerung des Fortschreitens der Beschwerden erreicht werden. Die Behandlung sollte so früh wie möglich beginnen. Bei sehr schmerzhaften Entzündungen oder starken Schwellungen muss eine ärztliche Abklärung erfolgen.

Abgrenzung der Arzneien:
Zur Unterscheidung kann hier die Ursache der Beschwerden in Zusammenhang mit besonderen Leitsymptomen hinterfragt werden.

Unterscheidungs-merkmal	arzneiweisende Symptome	passende Arznei
Folge von hormoneller Umstellung (im Vordergrund die Geist-Gemüt-Symptome)	geschwätzig, ständig im Redefluss; kann nichts Enges ertragen; schwitzt leicht; Kälte bessert	Lachesis D12
	weinerlich und anhänglich, sucht Nähe zu anderen; muss die Beine hochlegen; friert viel, mag aber keine Wärme	Pulsatilla D6
	gereizt, erschöpft; sucht Ruhe und Distanz; friert leicht, besser in der Wärme	Sepia D12
Folge von Venen- oder Bindegewebsschwäche (im Vordergrund die organischen Symptome)	schießende Schmerzen; viel schlimmer beim Stehen; Kreuzschmerzen und Verstopfung	Aesculus D6
	linksseitige Beschwerden mit Entzündungsneigung; berührungsempfindlich	Lachesis D12
	schwere, geschwollene, müde Beine; wechselnde Beschwerden; Entzündungsneigung	Pulsatilla D6
	schwere Beine; Neigung zu Ödemen und Lymphschwellungen	Sabdariffa D6
	Neigung zu Senkungsbeschwerden	Sepia D12
Folge von Schwangerschaft	schießende Schmerzen; viel schlimmer beim Stehen; Kreuzschmerzen und Verstopfung; schlimmer seit Beginn der Schwangerschaft; Kompressionsstrumpfhose hilft gut	Aesculus D6
	Wundheitsgefühl; berührungsempfindlich; hat erst in der Schwangerschaft begonnen; Kompressionsstrumpfhose wird nicht ertragen	Hamamelis D6

▶

Unterscheidungs- merkmal	arzneiweisende Symptome	passende Arznei
Folge von Operationen	zur Nachsorge bei operativer Entfernung	Hamamelis D6
	gestaute Krampfadern; Lymphschwellungen und Ödeme als Folge der Operation	Sabdariffa D6

Dosierung:
Bei akuten Beschwerden gibt man anfangs 5-mal täglich, dann 3-mal täglich eine Gabe bis zur Besserung. Bei weniger akuten Beschwerden 3-mal täglich eine Gabe. Die Arznei wird spätestens dann abgesetzt, wenn die Beschwerden deutlich nachlassen.

Aesculus D6

Leitsymptome:
▸ Krampfadern mit schießenden Schmerzen in den Beinen
▸ Spannungs- und Schweregefühl der Beine
▸ weitere Symptome: Verstopfung, Kreuzschmerzen, Hämorrhoiden
Ursache:
▸ Venenschwäche
▸ Schwangerschaft
▸ mangelnde Bewegung
Besserung:
▸ Kälte
▸ an der frischen Luft
Verschlimmerung:
▸ morgens
▸ Sitzen, Stehen
▸ Wärme (Bettwärme)

Ein bewährtes Mittel bei Venenschwäche und damit verbundener Neigung zu Besenreisern und Krampfadern sowie für Krampfadern, die in der Schwangerschaft schlimmer werden. Eine Kompressionsstrumpfhose bringt merkliche Erleichterung.

Hamamelis D6

Leitsymptome:
▶ dunkelbläuliche Venenzeichnung
▶ gestaute Venen mit Knöchelödemen
▶ Wundheits-, Zerschlagenheitsgefühl

Ursache:
▶ Schwangerschaft
▶ Operationen

Besserung:
▶ Ruhe
▶ ruhiges Liegen

Verschlimmerung:
▶ Berührung
▶ Druck
▶ Erschütterung

Bewährt bei Krampfadern, die in der Schwangerschaft erst auftreten, oder zur Nachsorge bei operativer Entfernung von Krampfadern. Eine Kompressionsstrumpfhose wird, bedingt durch die Verschlimmerung bei Berührung, nur schlecht ertragen.

Lachesis D12

Leitsymptome:
▶ dunkelblaue, bläulichrote Venenverfärbung bei Krampfadern
▶ berührungs- und wärmeempfindlich
▶ Entzündungsneigung
▶ Beschwerden mehr links

Ursache:
- ▸ Venenschwäche
- ▸ hormonelle Umstellungen

Besserung:
- ▸ kalte Anwendungen

Verschlimmerung:
- ▸ morgens, nach dem Schlaf
- ▸ Wärme
- ▸ Berührung, Beengung

Geist-Gemüt-Symptome:
- ▸ geschwätzig, im ständigen Redefluss
- ▸ ständig unter Hochspannung, emotionale Ausbrüche dienen als Ventil

Die Frau kann nichts Enges ertragen, eine Kompressionsstrumpfhose wäre für sie unerträglich.

Pulsatilla D6

Leitsymptome:
- ▸ gestaute Venen, Besenreiser
- ▸ schwere müde Beine, Schwellung der Beine
- ▸ Krampfadern mit Entzündungsneigung
- ▸ wechselnde Beschwerden

Ursache:
- ▸ Venenschwäche
- ▸ hormonelle Schwankungen

Besserung:
- ▸ frische Luft
- ▸ Hochlegen und Strecken der Beine

Verschlimmerung:
- ▸ Wärme
- ▸ nachts

Geist-Gemüt-Symptome:
- ▶ nachgiebig und sanft
- ▶ unzufrieden und launisch

Die Frau ist weinerlich, anhänglich und starken Stimmungsschwankungen unterworfen. Lachen und Weinen sind nahe beieinander. Trotz ständigen Frierens ist Wärme für sie unerträglich.

Sabdariffa D6

Leitsymptome:
- ▶ geschwollene Beine mit Schwere- und Spannungsgefühl
- ▶ gestaute Krampfadern
- ▶ Neigung zu Ödemen und Lymphschwellungen

Ursache:
- ▶ Bindegewebsschwäche
- ▶ Operationen

Besserung:
- ▶ Bewegung

Verschlimmerung:
- ▶ Sitzen, Stehen

Die Frau neigt zu Lymphschwellungen und Wasseransammlungen in den Knöcheln.

Sepia D12

Leitsymptome:
- ▶ gestaute Venen
- ▶ kalte Hände und Füße
- ▶ Neigung zu Senkungsbeschwerden

Ursache:
- ▶ Venen- und Bindegewebsschwäche
- ▶ hormonelle Umstellungen

Teil III – Organische Beschwerden

Besserung:
- ▶ Bewegung, körperliche Tätigkeiten
- ▶ Bettwärme

Verschlimmerung:
- ▶ Kälte, Nässe
- ▶ Wetterwechsel

Geist-Gemüt-Symptome:
- ▶ erschöpft, ausgebrannt, innere Leere
- ▶ reizbar mit plötzlichen Wutausbrüchen, möchte ihre Ruhe haben

Die Frau fühlt sich leicht angegriffen und reagiert schnell gereizt. Sie entwickelt eine Abneigung gegen die engsten Familienangehörigen.

Anhang

Weiterführende Literatur

Boerike, W. Homöopathische Mittel und ihre Wirkungen. 7. Aufl., Wissenschaftlicher Autorenverlag, Leer 2002

Deutsche Homöopathie-Union, Remedia Homoeopathica. 11. Aufl., Deutsche Homöopathie-Union, Karlsruhe 2006

Eisele, M., Friese, K.-H., Notter, G., Schlumpberger, A. Homöopathie für die Kitteltasche. 2. Aufl., Deutscher Apotheker Verlag, Stuttgart 2004

Gothe, A., Drinnenberg J. Homöopathische Leit-Bilder, 1. Aufl., Haug Verlag, Stuttgart 2005

Graf, F.P. Ganzheitliches Wohlbefinden – Homöopathie für Frauen. 6. Aufl., Herder Verlag, Freiburg 2007

Haverland, D. Homöopathie für Schwangere, Stillende und Kinder. 1. Aufl., Deutscher Apotheker Verlag, Stuttgart 2007

Helferich, M. Handbuch Homöopathie. 6. Aufl., Weltbild-Verlag, Augsburg 2006

Lockie A., Geddes N. Das große Buch der Homöopathie für Frauen. 1. Aufl., Weltbild Verlag, Augsburg 1995

Mezger, J. Gesichtete homöopathische Arzneimittellehre. 11. Aufl., Haug Verlag, Stuttgart 1995

Odermatt, C., Hartmann, S., Ernst, B. Homöopathie-Arzneimittelbilder. 1. Aufl., K2-Verlag, CH-Schaffhausen

Richberg, I.-M. Homöopathie für Frauen. 1. Aufl., Wilhelm Goldmann Verlag, München 2006

Sommer, S. Homöopathie (GU-Kompass). 9. Aufl., Gräfe und Unzer Verlag, München 2005

Wiesenauer, M. Homöopathie Quickfinder. 4. Aufl., Gräfe und Unzer Verlag, München 2005

Wiesenauer M., Kerckhoff A. Homöopathie für die Seele. 2. Aufl., Gräfe und Unzer Verlag, München 2003

Anhang: Übersicht zu Mitteln und Indikationen

Arznei	Indikation	Fundstelle (Teil/Kap.)
Acidum hydrofluoricum	Nagelprobleme	III/2
Acidum nitricum	Hämorrhoiden	III/10.1
Acidum phosphoricum	Amenorrhö	I/2.1
	Milchmangel	I/5.2
	Schwäche und Erschöpfung in der Stillzeit	I/5.5
	Erschöpfung/Müdigkeit/Abgeschlagenheit	II/3
	Konzentrations- und Gedächtnisstörungen	II/4
	Trauer/Traurigkeit/Niedergeschlagenheit	II/10
	Kopfschmerzen durch Erschöpfung/Überarbeitung	III/4.1
	Haarausfall	III/1
Acidum picrinicum	Kopfschmerzen durch Erschöpfung/Überarbeitung	III/4.1
Acidum sulfuricum	Übermäßiges Schwitzen	I/6.3
Aconitum	Amenorrhö	I/2.1
	Panikattacken/Platzangst	II/1.5
	Nervöse Unruhe	II/5
	Schlafstörungen	II/7
	Trauer/Traurigkeit/Niedergeschlagenheit	II/10
	Neuralgische Kopf- und Gesichtsschmerzen	III/6
	Harnwegsinfekte	III/8.2
Aesculus	Hämorrhoiden	III/10.1
	Krampfadern	III/10.2
Agaricus	Nervöse Unruhe	II/5
Agnus castus	Milchmangel	I/5.2
Alumina	Verstopfung in der Schwangerschaft	I/3.7
Ambra	Konzentrations- und Gedächtnisstörungen	II/4
	Nervöse Unruhe	II/5
	Schlafstörungen	II/7
	Schüchternheit/Mangel an Selbstvertrauen	II/8
	Trauer/Traurigkeit/Niedergeschlagenheit	II/10
Anacardium	Prüfungsangst/Lampenfieber	II/1.6
	Konzentrations- und Gedächtnisstörungen	II/4
	Schüchternheit/Mangel an Selbstvertrauen	II/8
	Kopfschmerzen durch Erschöpfung/Überarbeitung	III/4.1
Antimonium crudum	Nagelprobleme	III/2
Apis	Ödeme	I/3.3
	Brustentzündung	I/5.1
	Harnwegsinfekte	III/8.2
Argentum nitricum	Zwischenblutungen	I/2.6
	Angst vor Krankheit	II/1.3
	Höhenangst/Flugangst	II/1.4
	Panikattacken/Platzangst	II/1.5
	Prüfungsangst/Lampenfieber	II/1.6
	Nervöse Unruhe	II/5
	Schlafstörungen	II/7

Anhang

	Migräne mit hormoneller Ursache	III/5.3
Cocculus	Dysmenorrhö	I/2.2
	Erschöpfung/Müdigkeit/Abgeschlagenheit	II/3
	Konzentrations- und Gedächtnisstörungen	II/4
	Schlafstörungen	II/7
	Kopfschmerzen durch Erschöpfung/Überarbeitung	III/4.1
	Kopfschmerzen durch Muskelverspannung	III/4.2
Coffea	Dysmenorrhö	I/2.2
	Nervöse Unruhe	II/5
	Schlafstörungen	II/7
	Kopfschmerzen mit seelischem Auslöser	III/4.6
Colchicum	Übelkeit und Erbrechen in der Schwangerschaft	I/3.6
Collinsonia	Verstopfung in der Schwangerschaft	I/3.7
	Hämorrhoiden	III/10.1
Colocynthis	Dysmenorrhö	I/2.2
	Ärger/Zorn/Wutausbrüche	II/2
	Reizbarkeit	II/6
	Reizmagen/Reizdarm	III/7
Croton tiglium	Schmerzen beim Stillen	I/5.4
Cuprum metallicum	Muskelkrämpfe in der Schwangerschaft	I/3.2
	Nachwehen	I/4.3
Cyclamen	Unregelmäßiger Zyklus	I/2.5
	Migräne mit Übelkeit und Erbrechen	III/5.1
	Migräne mit Sehstörungen	III/5.2
	Migräne mit hormoneller Ursache	III/5.3
Dulcamara	Amenorrhö	I/2.1
	Milchmangel	I/5.2
	Harnwegsinfekte	III/8.2
	Reizblase	III/8.3
	Herpesrezidive	III/9.1
Equisetum	Harninkontinenz	III/8.1
	Reizblase	III/8.3
Erigeron	Hypermenorrhö	I/2.3
Eupatorium perfoliatum	Kopfschmerzen mit organischer Ursache	III/4.5
Gelsemium	Dysmenorrhö	I/2.2
	Prüfungsangst/Lampenfieber	II/1.6
	Erschöpfung/Müdigkeit/Abgeschlagenheit	II/3
	Kopfschmerzen durch Muskelverspannung	III/4.2
	Kopfschmerzen durch besondere Wetterlage	III/4.3
	Kopfschmerzen mit organischer Ursache	III/4.5
	Kopfschmerzen mit seelischem Auslöser	III/4.6
	Migräne mit Sehstörungen	III/5.2
	Migräne mit besonderem Auslöser	III/5.4
Glonoinum	Hitzewallungen	I/6.1
	Kopfschmerzen durch besondere Wetterlagen	III/4.3
	Kopfschmerzen mit hormoneller Ursache	III/4.4
	Migräne mit Sehstörungen	III/5.2
	Migräne mit hormoneller Ursache	III/5.3
	Migräne mit besonderem Auslöser	III/5.4

Anhang

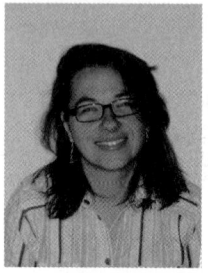

Daniela Haverland
Ausbildung zur PTA und erste Berufserfahrung in einer homöopathischen Apotheke. Studium der Pharmazie in Würzburg, Approbation 1995, anschließend Tätigkeit in der öffentlichen Apotheke. Homöopathische Ausbildung bei der Österreichischen Gesellschaft für homöopathische Medizin (ÖGHM) in Baden bei Wien (1997–1998). Weiterbildung zur Fachapothekerin für Offizinpharmazie (1999). Seit 2004 Referentin für Homöopathie und Biochemie bei der DHU und für die Apothekerkammern Hamburg und Schleswig-Holstein. Ausbildung zur Heilpraktikerin mit Abschluss im April 2008.